改訂第2版

専門医がやさしく語る

はじめての精神医学

渡辺雅幸

中山書店

妻と娘へ

改訂第2版刊行にあたって

　精神医学について，わかりやすく，標準的な本を書きたいとの思いから，2007年に本書の初版を出版したところ，幸いにして好評を得て，さまざまな学校でテキストとして採用していただき，嬉しく思っていました．

　しかし，初版刊行以来，時が経ち内容に古い箇所も出てきましたので，このたび改訂版を出すことになりました．この間，精神医学の分野ではDSM-5の刊行とその日本語訳の出版という大きな出来事もありましたし，新薬の登場や法律の改正なども行われています．

　本改訂版では，そのような新しい動きを一応，取り入れたつもりです．

　この改訂版が旧版と同様に，精神医学に関心のある読者の皆さまに少しでもお役に立つことを願っています．

2015年7月

渡辺雅幸

　第2版発行に際して，私の執筆活動を支えてくれている家族，
特に，龍，理奈，太雅に感謝します．

はじめに

　私はこれまで精神科の診療と研究に携わってきました．研究はもっぱら精神薬理を中心としたものであり，したがって生物学的アプローチのほうにより関心があったのは事実です．しかし，診療にあたってはどのような精神障害に対しても薬物とともに精神療法的実践が欠かせないことは当然のことであり，必要に迫られてその方面の勉強も随時行ってきたつもりです．勤務先は卒後研修などで精神科病院での診療経験もありましたが，主に大学病院や研究所に在籍していた時代が長かったのです．

　臨床医の仕事では診療，研究，教育の3分野がともに重要であるといわれています．その中でどの分野に重点を置くかは時と場所，立場によって異なってきます．全ての面の仕事を完璧にこなす先生方も大勢いらっしゃるとは思いますが，少なくとも私には能力の限界があり，その3分野全てをいつも完全にこなすということは正直に言って不可能でした．病棟や外来で患者を受け持てば，患者の治療を行う重大な責任があるので，これを最優先にしなければならないのは当然です．また大学や研究所にいれば研究業績を出すことが求められますので，それもおろそかにはできません．すると私の場合は，以前は教育については十分に時間をさくことができず，それを思うとかつて教育した学生や研修医の方々には申し訳ないという気持ちがあります．

　年齢を重ねてから，私は診療や研究の実際の現場からやや距離を置き，保健医療学部というコメディカル職種の学生諸君を教育する場に職を得ました．ここでは何といっても教育が主ですので，私は初めて精神医学の教育に専念することになったのです．当初は戸惑いも多く，手探りで講義の準備を行いました．精神医学専任の教員は私一人ですので，精神医学全般の講義を全て行うということは初めての体験でした．医学部では自分の得意とする分野に限って講義を行うことが通常ですので，保健医療学部での1年目の講義の準備はかなり大変でした．しかし，そのおかげで久しぶりに研修医時代に戻ったように精神医学全般の勉強を行うことができ，それなりに楽しむこともできました．

　学生諸君には講義時間毎に詳細なプリントを作成し，それをもとに講義を進めました．そのようなやり方でよいのかどうか不安な面もあったのですが，卒業生

諸君から,「先生のプリントはよくまとまっていて勉強しやすく,重宝していた」「実習先にももっていって役にたったし,臨床に従事する今でも愛用している」との意見を聞くことができ,意を強くしていました.そしていつか,書きためた講義用の材料を本として出版できないかとの希望をもつようになりました.

そのような時,中山書店の廣江久子氏と知遇を得る機会があり,当方の希望を述べたところ執筆を勧めてくださり,ここにこの本の出版が可能になったのです.廣江氏には執筆について適宜,督励をいただき,また一般読者の視点から不明な点,わかりにくい点を丁寧にご指摘いただき,様々な貴重な意見を承りました.その結果,本書の内容が大幅に改善されることとなりました.また廣江氏のあとお手伝いいただいた柄澤薫子氏にも原稿の内容を詳細にチェックしていただき,様々なご意見をいただきました.ここに両者のお名前を記し感謝の意をささげます.

またこの本は私がこれまでともに勉強してきた,精神科および基礎医学研究の諸先輩,同僚,後輩の皆様方との交流なしには生まれることはなかったわけであり,この場をお借りして御礼申し上げます.特に,精神医学の最初のご指導をたまわった保崎秀夫名誉教授をはじめとする慶應義塾大学医学部精神医学教室の諸先生方,基礎医学的研究の手ほどきをいただいた塚田裕三名誉教授以下の慶應義塾大学医学部生理学教室の諸先生方に深謝いたします.

さらに私がこれまで診療に携わり,ともに病気と戦い,ともに病気を学んできた多くの患者さんたちに厚く御礼申し上げます.

この本でいくつか症例があげられています.それは私が診療してきた多くの患者さんたちがモデルになっていますが,プライバシー保護のため,経過,病状は適宜変更してあります.

本書中では patient のことを患者と記しました.最近は患者さん,あるいは患者様と呼ぶことが一般化しつつあるようです.これは医療もサービス業であるとの思想からでしょうし,患者が医療従事者に全てをおまかせするという過去の paternalism が強く批判されたことからきているのでしょう.

しかし,医療とは,「患者様」が上にあって医療従事者に一方的に奉仕を要求するものでもありません.例えば,外科では手術という身体に苦痛を加えることが行われますし,精神科では時には強制入院という患者さんの意志に反することも行わなければなりません.医療が完全にサービス業であるならば,このような患者さんに苦痛や苦悩を加える行為自体がおかしいはずです.医療という行為は患者ないし医療従事者のどちらが上ということではなく,患者さんも医療従事者も

ともに協力しあって病気という敵と戦っている戦友なのだということではないでしょうか？　したがって私は患者様という呼び方は好きではなく，患者さんという呼び方を好みます．この本ではさらに煩わしさを避けるため，患者とのみ記しました．しかし，その中には過去そして現在もおつきあいしている多くの戦友である患者さんへの感謝の気持ちがあることをくみ取っていただけたらと思います．

　この本には一応，精神医学および精神医療についての過去の歴史から最新の研究成果までをもりこんだつもりです．これを読んでいただければ精神医学について，ほぼもれなく一通りの知識は得られるでしょう．また何か精神医学，精神医療関係で知りたい事項があれば，辞典的に使用していただくことも可能と思います．

　この本が精神医学を学ぶ医学部や保健医療学部などの学生の皆さん，精神医療の現場で実際に汗を流しておられる精神科医やコメディカルなどの医療従事者の方々，場合によっては患者さん自身やそのご家族，さらには精神医学に関心のある一般読者にとっても何らかのお役にたつことができれば幸いです．

2007年9月
渡辺雅幸

専門医がやさしく語る
はじめての精神医学 改訂第2版
目次

目次

第1章 精神科医療，精神医学とは何か ― 1

I. 精神科医療の歴史 ― 2
- A. 古代から近代へ　2
- B. 近代精神医学の誕生　4
- C. ナチスドイツの悲劇　5
- D. わが国がたどった道　6
- E. 向精神薬の発見とその影響　8

II. 心理現象の生物学的基礎 ― 11
- A. 神経機能の生理学　11
- B. 遺伝子と神経機能　14

III. 精神障害の定義と分類 ― 17
- A. 疾患と障害　17
- B. 伝統的3分類　18
  心因性精神障害／外因性精神障害［身体因性精神障害，（広義の）器質性精神障害］／内因性精神障害
- C. 最近の国際分類　23

IV. 精神科的面接・検査 ― 25
- A. 面接　25
- B. インフォームドコンセント　27
- C. 精神科の検査　28
  心理テスト／精神症状評価尺度／身体医学的検査

第2章 精神科の病気とその症状 ― 35

I. 神経症とストレス関連障害 ― 36
- A. 神経症とは何か　36
  心因と性格／神経症についての理論／国際分類における神経症の位置
- B. 神経症の各論　40
  不安症群／不安障害群／強迫症および関連症群／強迫性障害および関連障害群／身体症状症および関連症群／解離症群／解離性障害群と変換症／転換性障害／その他の神経症性障害／心的外傷およびストレス因関連障害群
- C. 神経症とストレス関連障害の治療　55
  薬物療法／環境調整と精神（心理）療法

II. 心身症 ——— 58
- A. 心身症とは何か　58
- B. 心身症と性格　59
- C. 精神科に関係するいくつかの心身症　60
  摂食障害／書痙／過換気症候群
- D. 心身症の治療　62

III. 統合失調症 ——— 64
- A. 統合失調症とは何か　64
- B. 発病年齢，頻度　65
- C. 病因　65
  生物学的成因論／心理社会的成因論／生物学的・心理社会的複合論（脆弱性・ストレス仮説）
- D. 病前性格　69
- E. 症状の内容　69
  感情の障害／意欲障害／自閉性／思考障害／幻覚／自我意識障害／病識の欠如／その他の症状／ブロイラーとシュナイダーの提案／最近の統合失調症の症状の区分／統合失調症の生活障害
- F. 病型　80
  妄想型統合失調症／破瓜型統合失調症／緊張型統合失調症／単純型統合失調症／鑑別不能型統合失調症／精神病後抑うつ／残遺型統合失調症／その他
- G. 診断基準　83
- H. 経過と予後　84
- I. 治療　86
  薬物療法／心理社会療法／薬物療法と心理社会療法との関連／通電療法（電気けいれん療法）
- J. 統合失調症関連の精神病　91
  非定型精神病／妄想性障害

IV. 気分障害（感情障害） ——— 95
- A. 気分障害とは何か　95
- B. 発病年齢，頻度　95
- C. 原因　96
- D. 性格と誘因　97
  病前性格／誘因
- E. 症状　98
  躁状態／うつ状態
- F. うつ病のDSM-5による診断基準　103
- G. 経過と予後　104
- H. 治療　105
  双極性障害の治療／単極型うつ病の治療
- I. 気分障害に関連したトピックス　110

V. 外因性精神障害（身体因性精神障害，広義の器質性精神障害） ——— 113
- A. 外因性精神障害（身体因性精神障害，広義の器質性精神障害）とは何か　113
- B. 意識障害　114
  意識障害とは何か／特殊な意識障害

C. 認知症　　　　　　　　　　　　　　　　　　　　　　116
　　　認知症とは何か／認知症検査スケール／老年期の認知症と生理的脳老化との鑑別／
　　　認知症の中核症状と周辺症状
　D. 高次脳機能障害（失語，失行，失認）　　　　　　　　119
　　　運動と感覚／神経心理学的症状

VI. 器質性精神障害 ―――――――――――――――――― 127
　A. アルツハイマー型認知症（アルツハイマー病）　　127
　　　原因など／症状／予後／治療
　B. 脳血管性認知症　　　　　　　　　　　　　　　　　132
　　　原因など／症状／治療，予防／アルツハイマー型認知症と脳血管性認知症の鑑別点
　C. レビー小体型認知症　　　　　　　　　　　　　　　134
　D. その他の認知症を生じるような器質性の脳の病気（変性疾患）　135
　　　ピック病／ハンチントン舞踏病／進行性核上性麻痺
　E. 脳神経外科的疾患　　　　　　　　　　　　　　　　136
　　　慢性硬膜下血腫／正常圧水頭症
　F. 頭蓋内感染症　　　　　　　　　　　　　　　　　　137
　　　進行麻痺／日本脳炎／単純ヘルペス脳炎／感染後脳炎，接種後脳炎／
　　　クロイツフェルト・ヤコブ病／エイズ脳症
　G. 傍腫瘍性辺縁系脳炎ならびに抗NMDA受容体脳炎　　141

VII. 症状性精神障害（症状精神病）とコンサルテーション・リエゾン精神科 ― 142
　A. 全身感染症　　　　　　　　　　　　　　　　　　　142
　B. 内分泌疾患　　　　　　　　　　　　　　　　　　　143
　　　汎下垂体機能低下症（シモンズ病）／甲状腺疾患／副腎皮質疾患
　C. 膵臓疾患　　　　　　　　　　　　　　　　　　　　144
　D. 肝臓疾患　　　　　　　　　　　　　　　　　　　　144
　　　肝性脳症／ウィルソン病／インターフェロンの副作用
　E. 尿毒症　　　　　　　　　　　　　　　　　　　　　145
　F. 分娩にともなうもの　　　　　　　　　　　　　　　145
　G. 膠原病　　　　　　　　　　　　　　　　　　　　　146
　H. 術後精神障害，ICU（集中治療室）精神病　　　　　146
　I. 栄養障害　　　　　　　　　　　　　　　　　　　　147
　　　ペラグラ／ウェルニッケ脳症
　J. がんと精神医学的問題　　　　　　　　　　　　　　148
　　　がんが人間の心理に及ぼす影響／こころががんに及ぼす影響

VIII. 物質関連障害群，物質依存症 ――――――――――― 151
　A. 物質関連障害，物質依存症とは何か　　　　　　　　151
　B. アルコール依存，アルコール関連障害群　　　　　　152
　　　アルコール依存症候群／治療
　C. その他の依存性物質　　　　　　　　　　　　　　　157
　　　バルビツール酸型依存／モルヒネ型依存（麻薬依存），オピオイド関連障害群／
　　　コカイン型依存／大麻型依存（カンナビス，マリファナ），大麻関連障害群／
　　　アンフェタミン型依存（覚せい剤依存）／幻覚剤型依存，幻覚薬関連症候群／

　　　　　有機溶剤型依存，吸入剤関連障害群／危険ドラッグ／薬物依存の治療
　　D. その他の依存　　　　　　　　　　　　　　　　　　　　　　　160
　　　　　依存症の生物学的基礎

IX. てんかん　　　　　　　　　　　　　　　　　　　　　　　　　162
　　A. てんかんとは何か　　　　　　　　　　　　　　　　　　　　162
　　　　　定義／原因
　　B. 症状　　　　　　　　　　　　　　　　　　　　　　　　　　162
　　　　　全般発作／部分発作／上記以外のてんかんおよびてんかん類似の病態
　　C. 治療，対応　　　　　　　　　　　　　　　　　　　　　　　166
　　D. てんかんと精神症状　　　　　　　　　　　　　　　　　　　166

X. 老年期精神障害　　　　　　　　　　　　　　　　　　　　　　168
　　A. 老年期の精神医学的問題の特徴　　　　　　　　　　　　　　168
　　B. 老年期の機能性精神障害　　　　　　　　　　　　　　　　　169
　　　　　老年期うつ病／幻覚妄想状態／感覚障害が誘因となる老年期特有の疾患

XI. 児童・青年期の精神障害　　　　　　　　　　　　　　　　　171
　　A. 心理的発達の障害　　　　　　　　　　　　　　　　　　　　171
　　　　　特異的発達障害／広汎性発達障害
　　B. その他の神経発達症群　　　　　　　　　　　　　　　　　　176
　　　　　注意欠如・多動症／注意欠如・多動性障害／チック症群／チック障害群
　　C. その他の小児の精神障害　　　　　　　　　　　　　　　　　178
　　　　　反抗挑発症／反抗挑戦性障害／素行症／素行障害／分離不安症／分離不安障害／
　　　　　選択性緘黙／反応性アタッチメント障害／反応性愛着障害／遺尿症／
　　　　　回避・制限性食物摂取症／睡眠障害／統合失調症／気分障害／不登校／家庭内暴力
　　D. 青年期の心理的問題　　　　　　　　　　　　　　　　　　　182
　　E. 児童・青年期の精神障害の治療の特徴　　　　　　　　　　　182

XII. 知的能力障害（知的発達症／知的発達障害）　　　　　　　　183
　　A. 知的障害とは何か　　　　　　　　　　　　　　　　　　　　183
　　B. 原因による知的障害の分類　　　　　　　　　　　　　　　　184
　　　　　生理的知的障害／病理的原因による知的障害／心理的・環境的原因による知的障害
　　C. 病理的原因による知的障害各論　　　　　　　　　　　　　　185
　　D. 治療など　　　　　　　　　　　　　　　　　　　　　　　　189

XIII. パーソナリティ（人格）障害　　　　　　　　　　　　　　　191
　　A. パーソナリティ障害とは何か　　　　　　　　　　　　　　　191
　　B. 分類　　　　　　　　　　　　　　　　　　　　　　　　　　192
　　C. 境界性パーソナリティ障害　　　　　　　　　　　　　　　　192
　　D. 治療など　　　　　　　　　　　　　　　　　　　　　　　　195

XIV. その他の障害 —— 197
A. 睡眠障害　197
不眠／ナルコレプシー／反復性過眠症／睡眠時無呼吸症候群／概日リズム睡眠障害／その他の睡眠障害
B. 性別違和　200
C. 衝動制御障害　201

第3章　精神科の治療法 —— 203

I. 薬物療法と身体的治療法 —— 204
A. 向精神薬　204
B. 抗精神病薬　204
臨床効果／種類／治療の特徴／副作用／生化学的作用機序
C. 抗うつ薬　212
臨床効果／種類と特徴／作用機序と治療の特徴／SSRIの有効な病態／抗うつ薬のその他の適応
D. 気分安定薬　214
臨床効果／種類／治療の特徴と作用機序
E. 抗不安薬　215
種類と臨床効果／作用機序／副作用
F. 睡眠薬　217
ベンゾジアゼピン受容体に作用する睡眠薬の種類／副作用
G. 抗てんかん薬　219
H. 精神刺激薬（覚せい剤）とその関連の薬剤　220
I. 抗酒薬　220
J. 抗認知症薬　221
K. 身体的治療法　221
通電療法／ロボトミー／光治療

II. 精神（心理）療法 —— 223
A. 精神療法とは何か　223
B. 支持療法　224
C. 洞察療法　224
精神分析療法／分析的心理学（ユング派精神分析）／ロゴテラピー，実存分析／非指示的精神療法（ロジャーズ法）
D. 訓練療法　235
森田療法／内観療法／自律訓練法／行動療法／認知療法，認知行動療法
E. その他の精神療法　243
遊戯療法（プレイセラピー）／箱庭療法／催眠療法

III. 精神科リハビリテーション，社会療法と生活療法 —— 244
A. 統合失調症と社会療法　244
B. 生活療法　245

C. 治療共同体　　　　　　　　　　　　　　　246
　　D. 作業療法　　　　　　　　　　　　　　　　246
　　E. 芸術療法　　　　　　　　　　　　　　　　247
　　　　芸術療法とは何か／絵画療法／音楽療法／詩歌療法
　　F. デイケア　　　　　　　　　　　　　　　　249
　　G. 地域生活支援サービス　　　　　　　　　　250
　　H. 就労支援　　　　　　　　　　　　　　　　251

Ⅳ. 法と精神医学　　　　　　　　　　　　　　252
　　A. 刑法と精神医学　　　　　　　　　　　　　252
　　　　精神障害と犯罪／精神障害者の責任能力／現在の問題点
　　B. 精神障害と運転免許　　　　　　　　　　　255
　　C. 成年後見制度　　　　　　　　　　　　　　255
　　D. 精神保健福祉法　　　　　　　　　　　　　255
　　　　精神保健指定医／精神科入院／入院中の行動制限

Ⅴ. 病跡学　　　　　　　　　　　　　　　　　260

症例

パニック症 43／強迫症 46／統合失調症 71／妄想性障害 92／双極性障害 99／うつ病 101／アルツハイマー病 128／術後せん妄 147／アルコール依存 153／自閉症 175／境界性パーソナリティ障害 193

文献　　263
索引　　267

第1章
精神科医療，精神医学とは何か

I 精神科医療の歴史

まず最初に精神科医療の歴史について記したいと思います．温故知新という言葉がありますが，歴史を振り返ることによって身体障害と比較しての，精神障害と精神科医療の特殊性や困難さが浮かび上がることになると思うからです．

A. 古代から近代へ

身体の病気や障害は患者本人にもまた他人の目から見ても明らかに病気であって，つらそうであるということがわかるものです．

例えば呼吸器の炎症があれば発熱や咳，痰，呼吸困難の症状が具体的にあらわれてきます．骨折した場合はその場所の痛みを生じ腫れて折れ曲がった状態を見てとれます．このような場合に手当てや治療が必要であることは人々の目に明らかですし，その結果，古来より病人や怪我人の治療にあたる"医療"という行為が成立してきました．現代ではさらに画像診断や血液検査などでいっそう明らかな検査所見が得られ，それらを診断に役立てることができます．

これに対し多くの精神障害では患者の話の内容や行動が奇妙であるという症状が主であり，身体疾患と比べると病気であるという具体的な証拠に乏しい面があります．これは検査技術の発達した現代であっても同様で，精神科では身体疾患のような客観的検査による異常所見を見出せない障害のほうが多いのです．また精神障害者の多くは，自ら具合が悪いということを訴えることがありません．

したがって昔から精神障害は治療を必要とする病気とは理解されず，多くの偏見や誤解の目で見られてきたという不幸な歴史をもっています．

古来，精神障害者は悪霊，悪魔あるいは動物に取りつかれた者として虐待されてきたようですが，反対に神霊を受けた者として宗教的にあがめられることもあったようです．

しかし古代ギリシャのヒポクラテス（紀元前4〜5世紀）は心理現象が脳によって営まれるとの考えをもち，てんかんやヒステリー，せん妄などを病気として記述しており現代にも通じる科学的思考をもっていました．

その後ローマ時代にキリスト教が広まりました．キリスト教の教えはスピリ

チュアル spiritual な面で偉大な影響を人類に及ぼし，現在に至るまで人々の心理的救済に大きな役割を演じてきたことに疑いの余地はありません．

しかし，中世ヨーロッパではローマカトリックの権威があまりにも強くなり，聖書の教えに反するものは全て異端とされる思想的には暗黒時代と呼ばれる時代に入りました．精神障害者も悪魔に取りつかれた者とみなす考えが再燃し，迫害が行われます．特に15世紀にヨーロッパ各地で，多くの災難は悪魔に取りつかれた魔女の仕業であるとして魔女狩りが行われ，その疑いのかけられた者の逮捕，拷問，処刑が組織的に行われました．犠牲者は100万人ともいわれ，その中の多くが精神障害者であったと推測されます．その当時，ドミニコ会の2人の僧侶によって書かれた『魔女への鉄槌』という本が魔女狩りのマニュアルになりました．

しかし中世においても精神障害者への迫害の歴史ばかりでなく，自然発生的な精神障害者のコロニーが成立したという側面もあります．ベルギーのゲールという町です．その場所にあった昔の王女の遺体が精神障害者に治癒をもたらすとの伝説が広まり，多くの患者がゲールに巡礼するようになり，患者たちは地元の民家に宿泊し，住民の保護を受けるようになりました．その伝統は今日まで続いています．

さらにルネサンスの時代が始まり，中世の神中心の文化から人間中心の文化への転換が生じました．16世紀のオランダの医師ワイアー（Weyer, J.）が魔女狩りに反対し，精神障害はほかの身体疾患と同じく病気であると主張したものの当時は全く相手にされませんでした．

魔女狩り終息後も精神障害者は犯罪者，浮浪者と同類にされ迫害された歴史がありました．15〜16世紀頃からようやく精神科病院が設置されるようになったものの，当時はこれといった治療法もなく，患者は鎖，拘束衣などによって自由を奪われ，一生を病院内に監禁されてすごす状態であったようです．また精神科病院に収容されている患者たちが一般人の見せ物にされていたという状況さえあったようです．

そのような中で1789年のフランス革命が起こります．周知のようにフランス革命はそれまでの絶対王政を転覆させ，自由，平等，友愛の理想を掲げた市民革命ですが，その基本理念は万人が基本的人権を有しているとのヒューマニズム思想です．フランスのピネル（Pinel, P.）という精神科医がフランス革命下の1793年，パリの精神科病院で長い間鎖につながれていた病者を解放し，精神障害者を人間的に処遇するきっかけとなりました．

また19世紀にかけてイギリスにあってもチューク（Tuke, W.）はクエーカー

教徒としての立場から精神障害者のための理想的な休息施設を作り，コノリー（Conolly, J.）は無拘束治療運動を展開しました．アメリカの女性学校教師だったディックス（Dix, D.L.）は患者擁護のため精神科病院の改革運動を進めました．このようにしてようやく精神障害者を人道的に処遇する思想が広まるようになりました．このような治療法を人道療法 moral treatment と呼びます．

B. 近代精神医学の誕生

さらに 19 世紀頃から精神障害についての近代的な研究がさかんになりました．クレペリン（Kraepelin, E.）とフロイト（Freud, S.）の業績が有名です．この両者はともに 1856 年に生まれています．

ドイツの精神科医クレペリンは重症の精神障害者を収容していた精神科病院で多数の患者の症状，経過，転帰（最終の結末）を長期間じっくりと観察し，客観的な精神障害の分類を行いました．生涯にわたって教科書を改訂し続け，分類の見直しを行い続けたことで有名です．

クレペリンは精神疾患において，一定の病因（原因）から一定の経過をたどった後，一定の転帰（結末）をとるものを一つの病気として把握するという疾患概念を確立し，内因性精神障害（後述）を統合失調症（精神分裂病）と躁うつ病［今日の気分障害（双極性障害と単極型うつ病）］の二大精神病に分類するという疾患単位を提唱しました．病因を重視した記述的精神病理学の創始者といわれます．

クレペリンが行った精神現象をありのままに記述する記述的精神病理学は，さらにドイツのヤスパース（Jaspers, K.）によって厳密な現象学（病者の主観的体験をそのままに記述する）として発展しました．

ヤスパースの精神病理学では精神現象が了解可能なものか了解不能なものかを区別します．例えばつらい経験で悲しむことは正常心理から十分了解可能ですが，平穏な日常を送っている人が皆から迫害されていると信じ込むことは了解不能であると考えます．実際には存在しない人の声がありありと聞こえてくる幻聴という症状も正常心理からは了解不能です．了解不能な精神現象は，正常心理を越えたものであり，脳の中の病的過程を想定しなければなりません．統合失調症の症状は了解不能なものがあり，したがって脳の病的過程の産物であるとします．これに対し神経症の症状は了解可能であって，病的過程を想定する必要はないとするのです．

フロイトはユダヤ人ですが，オーストリアのウィーンで精神科の開業医をし

ており主に神経症の患者を多数診療していました．フロイトは神経症の臨床から，深層心理という，こころの奥深い仕組みが重要であると主張して精神分析を確立し，力動精神医学の基礎を築きました．抑圧された意識されない精神過程が精神疾患の成立において重要な役割を果たすとし，特に神経症の発症の研究，治療に貢献したのです．

C. ナチスドイツの悲劇

　このように精神医学という学問に対してかつてはドイツ語圏の学者の貢献が大きかったのです．これは精神医学に限らず医学全般についていえることで，明治政府はドイツに多数の医学者を留学させ，当時の進んでいたドイツ医学を輸入，吸収させました．その影響は今でもかすかに日本の医療現場に残っており，例えば，診療記録をカルテといい，患者のことをクランケというなど単語として使われることがあります．しかし現在では他の学問分野と同じく（精神医学を含む）医学の分野でも英語が国際語になっています．

　ところが，第二次世界大戦中，近代精神医学を生んだそのドイツにおいて精神障害者は社会に有害であるとして，多くの患者が殺害されたという悲劇が起こりました．その当時のドイツの高名な精神医学者たちがナチスの障害者迫害の手助けをしたという悲しむべき事実もありました．当時のナチスドイツは明確な人種差別の思想をもちユダヤ人を劣等民族と考え，その不純なユダヤ人が優秀なゲルマン民族と共生していると，ゲルマン民族の純血性を汚すことになるとしてガス室で組織的にユダヤ人を大量に殺害しました．精神障害も原因の一部に遺伝性があるとの研究があったために，精神障害者は有害な遺伝因子を残すので子孫に伝わることを予防すべきであるとして多くの精神障害者が組織的にユダヤ人と同様に殺害されたのです．遺伝性疾患の場合，その障害を子孫に伝えないため子孫を作らせないようにするという思想を優生思想といいます．優生思想はこのような危険性を有している面があり，注意すべきものです．

　ところでナチスドイツほどに極端ではありませんが現代のような人権に敏感な時代になっても，精神障害者の人権については大きな問題が残り続けています．その理由としては精神障害者の社会に対して訴える力が弱いという面があるからでしょう．精神障害者が正当な訴えを行っても，一般社会の人はどうしても色眼鏡で見てしまう傾向があることは否めません．

　アメリカにおいても精神科病院が収容所化し，非人間的な扱いを受ける状態が20世紀初めにビアーズ（Beers, C.W.）によって告発され，アメリカ各地で精神科病院での患者の処遇を改善する運動が起こったという歴史があります．ビ

アーズは，自身がうつ状態から自殺企図を起こし精神科病院に入院させられたのですが，そこで医療従事者による患者に対する暴行を体験し，その経験を記した『わが魂に会うまで』を出版して精神科医療の改革を訴えました．これがアメリカの精神衛生運動の始まりになったといわれています．

D. わが国がたどった道

ヨーロッパに比べてわが国では古来より，精神障害者が組織的な迫害を受けることはなかったといわれています．その理由として仏教思想では精神障害者に対する偏見が少なかったことが一因とする意見があります．昔からわが国では各地の仏教寺院に患者を参籠させ効能を受けさせようとする動きがありました．

最も古いものは京都の岩倉村の大雲寺です．11世紀に後三条天皇の皇女が精神障害を発症したが同寺にこもり霊泉を飲用したところ全快したとの故事があり，以来精神障害者が岩倉村に集まり祈祷をするようになったとのことです．患者たちは農家などに下宿し，村人の世話を受けたと伝えられています．

江戸時代頃から全国の寺院の境内などに精神障害者の収容施設が作られ，それらの多くが明治時代になってから精神科病院に移行していったようです．

明治時代の1900年に精神障害者に関する初めての法律として精神病者監護法が制定され，許可なく精神障害者を監禁することが禁止されたのですが，一方，手続きさえとれば，精神障害者を私宅監置として，自宅の座敷牢などに幽閉することが許されることになってしまいました．この法律は医療よりも公安的，社会防衛的色彩が強いものでした．その結果，大多数の精神障害者は私宅監置のもと悲惨な状況におかれることになったのです．

呉秀三（くれ・しゅうぞう）はヨーロッパに留学し，クレペリンらの元で学んだ後，帰朝して東京帝国大学精神科教授および東京府立巣鴨病院（後の都立松沢病院）院長に就任した日本精神医学のパイオニア的存在です．呉は全国の私宅監置の実際を調査し，その報告書（1918年）の中でわが国の精神科医療の遅れを指摘し，「わが国の精神障害者は精神病になった不幸に加えて，惨めな処遇しか受けられない日本に生まれ育った不幸をも合わせもっている」と述べ，厳しい告発を行っています．呉の努力により1919年，精神病院法が制定され公共の責任で精神科病院が設置されることになりましたが，予算的問題のため公的病院の設置は遅れ，民間病院が作られることが多かったのです．

第二次世界大戦中は一般国民と同様に精神科病院内の患者も栄養状態が悪く，そのための死亡は多かったのですが，ナチスドイツのような精神障害者へ

の組織的迫害はありませんでした.

　大戦後，精神医療行政は内務省（警察）の手を離れて，厚生省の管轄となり，1950年精神衛生法が施行されます．これにより私宅監置が廃止され都道府県立精神科病院設置が義務づけられます．反面，その頃より民間精神科病院が急増し，病者は精神科病院に収容されていき社会から隔離される時代となっていきました．諸外国では精神科病院は公立病院が主なのですが，わが国では民間病院が多いという特徴があります．この背景には当時，精神科病院は医師，看護師などの人員や高価な医療器具が一般病院よりも少なくてすみ，利潤をあげやすかったという事情があったようです．

　しかしその頃からようやく，精神科医療に向精神薬という画期的な治療法が導入され（後述），諸外国ではむしろ精神障害者の社会復帰への気運が高まっていたのです．

　アメリカでは1963年のケネディ大統領の教書によって精神科医療が入院医療中心から地域生活中心へと変換を目指していたにもかかわらず，わが国では民間精神科病院を中心に入院中心の状態が続き精神科病床数は増え続け，社会復帰対策は大きく出遅れたのです．

　そのような事情を背景としてわが国の精神科病院でも職員による入院患者への人権侵害という不祥事が多発し，精神科医療への批判が高まりました．特に1983年に起こった宇都宮病院事件では職員による患者リンチ殺人事件が発覚します．翌年その事件が世界的に報道され国際委員会による日本の精神科医療への査察という事態に至り，わが国における精神科医療の惨状が厳しく非難されることになります．これを契機として，入院中心主義からの脱却，病者の人権への配慮などの精神科医療の改革が強く叫ばれるようになり，現在は脱施設化（病院などの施設から病状が改善すればなるべく早期に退院させること），地域精神科医療の展開が進行中であるといってよいでしょう．現在のわが国の精神保健の中心となっている「精神保健及び精神障害者福祉に関する法律（精神保健福祉法）」でも患者の人権の保護，社会復帰対策などが記されています．それでもなお精神科入院患者数は諸外国に比べて多すぎる（2011年に32万人の入院患者がおり，その中で1年以上の長期入院患者が約20万人いる）との批判は強く，さらに脱施設化を促進する必要があります．

　現在，ストレス社会を反映して，わが国の精神疾患患者数は320万人に及ぶと推定されており（2011年），厚生労働省はがん・脳卒中・心筋梗塞・糖尿病に精神疾患を加えて「5大疾病」としました．

E. 向精神薬の発見とその影響

　1950年頃から，さまざまな精神障害に有効な薬物（まとめて向精神薬と呼ばれます）が発見され精神障害の治療に革命を起こしたといわれます．1949年にまずリチウムという躁病の治療薬（気分安定薬）が発見され，1952年にはクロルプロマジンの抗統合失調症効果がフランスのドゥレイ（Delay, J.）により見いだされました．1957年にはうつ病への三環系抗うつ薬，1960年には主に神経症に使用されるベンゾジアゼピンという抗不安薬が開発されました．薬剤の出現は精神科診療の仕組みを大きく変えました．

　向精神薬（精神科治療薬）出現以前の精神科治療法として20世紀前半には持続睡眠法，インスリンショック療法，電気けいれん療法（通電療法，電気ショック療法）などの身体療法が行われるようになっていました．一部の精神障害はその治療によって改善をみる場合もありましたが，その治療効果は限定され，精神科病棟内は，興奮し奇妙な行動をとる患者で満ちあふれ，拘束衣が多用されていたようです．そのような状況下で多くの患者は一生を精神科病院に入院したまま終えることも多かったのです．向精神薬の出現はそのような精神科医療のありかたを一変させました．

　その結果，精神科病棟内では拘束などの必要性が大きく減少しました．そして今では多くの患者が外来通院に切り替わり，一般社会での生活が可能となっています．このような脱施設化は薬物療法の進歩なくしては達成しえないものです．

　1954年，抗精神病薬（統合失調症治療薬）が導入された当時のアメリカで発表されたある論文には次のような劇的な記述がみられます．

　「抗精神病薬療法を始める前の病棟では，10～12人の患者が保護室に隔離され，数人は保護衣を着せられており，大量の鎮静剤（当時，バルビツール酸系の睡眠薬が非特異的鎮静剤として使用されていたようです）と電気ショック療法などが連日必要であった．多弁多動で，攻撃的で，反抗的な患者たちのために病棟では喧騒の絶え間がなかった．食事，洗面，着衣，入浴といった日常生活の介助にきわめて手がかかるので，病棟で働く人たちはうんざりしていた．屈強な看護人が多数必要であり，患者の多くは保護室内で抑制したまま食事を食べさせなければならなかった．抗精神病薬の治療が始まるとすみやかに患者たちの態度や行動に変化があらわれた．抗精神病薬療法が導入されて以来，怒りっぽく闘争的で非社交的な患者が協調的で機嫌のよい穏やかな人間にがらりと変わった．その結果，精神療法を受けたり，リハビリテーションの訓練を受けたりすることができるようになった．忙しく動き回っていた患者はおとなし

くなり，協調的になった．騒がしい患者は静かになったが，片隅にひっこんでじっとしていた患者は他の人と交わるようになった．抗精神病薬療法を行った病棟では，あらゆる種類の拘束や鎮静剤，電気ショック療法などはほとんど必要でなくなった．電気ショック療法に代わるような薬物が出現したとは信じがたいことであったが，明らかにそのような薬物が発見されたのであって，われわれは現代精神医学の治療法に革命が起きたのだと考える」．

　このごく初期の短い記述の中にその後の統合失調症に対する抗精神病薬治療の意義がほぼ全て含まれているといってよいでしょう．抗精神病薬は統合失調症に特異的に有効であり単なる非特異的な鎮静効果によるものではないこと，患者の生活の質 quality of life：QOL の改善に役立つこと，薬物による精神症状の改善がリハビリテーションなどの心理社会的治療法の導入にとっても重要であることなどです．

　さらに向精神薬の発見は，精神障害の自然科学的な研究を促進した面ももっています．精神障害の原因は今でも不明なものが多く，その原因を探る研究は困難をきわめています．しかし，薬物のような化学物質が精神障害に有効なことから，そのような薬物が脳内でどのように作用しているのか詳しいことが明らかになれば，精神障害の起こる仕組みがわかるのではないかとの期待を生じることになりました．精神障害の治療薬は臨床家が偶然にその治療効果を発見したものが多く，初めはそれらの薬剤が脳内でどのように作用しているのか不明なものが大多数でした．しかし，その後これらの薬剤の脳の中で作用する仕組みを探る研究がさかんに行われるようになり，現在ではかなりのことが明らかになってきています．そして，そこから逆に，精神障害の生物学的な発症原因を推測する段階に至っているのです．

　現在の向精神薬の開発以前に，20世紀初頭，クレペリンらの精神医学者によって詳しい臨床的観察をもとに，統合失調症，躁うつ病（気分障害に相当し，双極性障害と単極型うつ病を含む），神経症（ICD-10の神経症性障害，ストレス関連障害および身体表現性障害）などの精神障害の分類が既に行われていました．そのような疾患分類に対していろいろな向精神薬の適応がある程度，対応していることは興味深く思われます．つまり統合失調症には抗精神病薬，うつ病には抗うつ薬，双極性障害には気分安定薬，神経症には抗不安薬とSSRI（選択的セロトニン再取込み阻害薬，セロトニンの機能だけを高める抗うつ薬）といった具合です．現在さまざまな向精神薬の基礎的研究が行われた結果，これらの薬物の生化学的作用メカニズムは種類によって大きく異なっていることが判明しています．したがってもともと臨床観察から提唱され分類されたさま

ざまな精神障害は，向精神薬の作用と関連する病態の相違という明確な生物学的基盤をもっている可能性があると思われます．各種向精神薬はさまざまな精神障害のかなり特徴的な生物学的病態に作用している可能性があり，原因療法（例えば，細菌性感染症をその菌に合った抗菌薬で治療し根治させる）ではないが，単なる対症療法（発熱に対して原因に関係なく解熱剤を投与する）でもないように思われるのです．

Ⅱ 心理現象の生物学的基礎

現在わかっている生物学的観点からみた脳の機能について簡単に説明をしておきます．

A．神経機能の生理学

脳の主な構成要素は神経細胞（neuron，日本語でもニューロンという場合がある）です．精神活動に重要な役割をになう大脳には約140億個の神経細胞が存在します．

神経細胞の形は特殊であり，細胞体は樹状突起という文字どおり樹木の枝状の多くの突起を出しています．さらに神経細胞の1端は軸索（神経線維）という部分が長く延びていき，さらにその軸索の末端がまた細かく枝分かれをしています．その部位を神経終末と呼んでいます．神経終末は隣接する別の神経細胞に接続しています（図1）．軸索は通常，髄鞘という絶縁物質によって取り囲まれていて情報が効率良く伝わることを助けています．

このように神経細胞同士が脳内で複雑なネットワーク（神経回路網）を形成しています．神経細胞はその特徴として活動電位（action potential，インパルス）という電気信号を発生します．脳内の神経細胞のネットワークを活動電位が行き交うことにより人間の複雑な思考や感情という心理現象まで営まれていると考えられています．コンピュータに例えれば，神経細胞同士の形態的ネットワークはハードな部分ですし，そのネットワークを活動電位が行き交って生じる心理現象をソフト部分と考えることができます．

1つの神経細胞の軸索神経終末と，それに隣接する神経細胞樹状突起との間には微細な隙間（ギリシャ語で結合を意味するシナプス synapse と呼ばれる）があり，電気信号はこの隙間を乗り越えることはできません．

図2にシナプスの構造を示します．刺激を与える軸索神経終末側をシナプス前といい，刺激を受け取る側をシナプス後といいます．神経終末には神経伝達物質で満たされたシナプス小胞と呼ばれる小さい容器が多く存在し，活動電位が神経終末に到達すると，シナプス小胞がシナプス前の細胞膜と接着し，そこから神経伝達物質がシナプス間隙に放出されます．伝達物質は拡散して隣接す

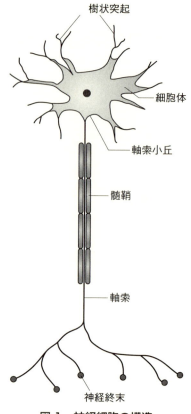

図 1　神経細胞の構造

るシナプス後神経細胞上の受容体（receptor，レセプター）に結合します．このようにして神経細胞間の化学的な情報伝達が行われます．受容体に結合し情報伝達を終えた伝達物質は，多くの場合はシナプス前神経終末上のトランスポーター（transporter，運び屋）と呼ばれる再取込み部位を通って再びシナプス前神経細胞内へ再吸収され，さらにシナプス小胞内に貯えられて次の伝達のために利用されていきます．しかし，アセチルコリンという伝達物質はシナプス間隙に存在するコリンエステラーゼという分解酵素によってその場で分解されて処理されます．このようにして一連の反応が終了するのです．

これまでに発見された神経伝達物質は数多くありますが，精神科治療薬の作用やさまざまな精神障害の成り立ちと関連があると考えられている伝達物質には，アセチルコリン，ノルアドレナリン，ドーパミン，セロトニン，ギャバ（GABA，ガンマアミノ酪酸），グルタミン酸などがあります．

このように脳内で伝達される信号は神経細胞内では電気的に伝えられ，神経細胞同士の間では化学的に伝えられます．

なお受容体には上述したように，隣接する神経細胞から放出される神経伝達

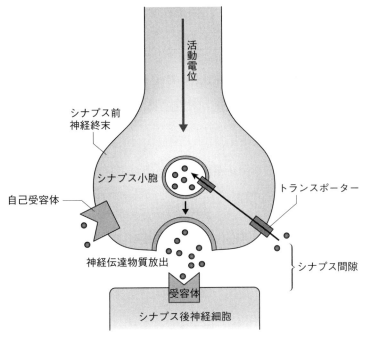

図2　シナプスの構造

物質を受け取るシナプス後神経細胞に存在するものに加えて，自らが放出した神経伝達物質を受け取る自己受容体 autoreceptor というものがあります．この自己受容体は伝達物質放出が多すぎた場合にそれを感じとって，自らの伝達物質放出に抑制をかける陰性フィードバック negative feedback の役割をはたしています．

　向精神薬に限らず多くの薬剤は受容体に結合して作用するものが多いのです．受容体に結合して生理的伝達物質と同様の作用を発揮するものを作動薬 agonist と呼び，むしろ伝達物質の結合を妨げ，その働きを妨害するように働くものを拮抗薬 antagonist といいます．

　統合失調症の治療薬を抗精神病薬といいますが，多くの抗精神病薬は神経細胞間のシナプス（つなぎめ）部分でドーパミンという神経伝達物質を受け取る受容体に結合して，ドーパミンによる情報伝達を妨げるように作用しています．つまり抗精神病薬はドーパミン受容体の拮抗薬です．このメカニズム発見に功績のあったスウェーデンの薬理学者カールソン（Carlsson, A.）は2000年のノーベル医学・生理学賞を受賞しています．

　うつ病の治療薬を抗うつ薬といいますが，抗うつ薬はノルアドレナリンやセロトニンのトランスポーターに結合してシナプス前神経終末への再取込みを妨

げます．するとシナプス間隙でのノルアドレナリンやセロトニンの量が増加し，そのことによってノルアドレナリンやセロトニンによる情報伝達を増加する方向に作用します．抗うつ薬の作用メカニズムのひとつが神経終末へのノルアドレナリンの再取込み阻害作用であることを発見した米国の薬理学者のアクセルロッド（Axelrod, J.）はかなり以前の 1970 年にノーベル医学・生理学賞を受賞しました．

　このような向精神薬の研究からみても人間の心理現象は脳で営まれていることは間違いないところです．しかし人の心理現象の全てが脳の機能のみによって説明されるかどうかについては判断の分かれるところです．これは哲学的な問題でもあり，心理現象が全て脳の機能によって営まれているとする考えを一元論といい，脳の機能と心理現象は別の存在であるとする考えを二元論といいます．哲学者のデカルトは「神はこころと身体を，完全ではあるが別々の機構で作られた」と述べ，二元論を唱えました．過去の偉大な神経科学者の中にも二元論者がいます．カナダの脳神経外科医ペンフィールド（Penfield, W.）は脳の手術中，患者を覚醒させておき，その間さまざまな脳部位の電気刺激実験を行い，脳機能の局在（脳のどの部位がどのような機能を営んでいるか）を調べたことで有名です．なお脳自体を刺激しても疼痛は感じないのです．そのペンフィールドさえも最終的には人間のこころは脳機能のみによっては説明しえないという二元論の立場に至ったのです．

　しかし，現在では，脳神経の科学的研究に従事している多くの研究者は一元論的立場をとっています．つまり，最も複雑な心理現象さえも究極的には脳の作用によって営まれており，さまざまな精神障害は明らかに心理環境の要因が原因であるものも含めて脳機能の障害として説明できるとの立場です．

B. 遺伝子と神経機能

　こころの働きの理解については，前述した神経細胞の生理的機能についての知識に加えて，遺伝子の働きを調べる分子生物学的見方も欠かせません．

　実は遺伝子が脳内神経細胞間の相互連結（ネットワーク）の決定に大きな役割をになっており，その結果，ネットワークの働きによって生じる脳機能の発現にも遺伝子が決定的な役割を演じているのです．遺伝的背景の強い一部の精神障害はそのような遺伝子異常の結果，生じている可能性が大きいでしょう．

　他方，心理社会的環境要因も遺伝子発現やその結果としての神経細胞機能を修飾することによって，大きな影響を及ぼしています．そのことが心因性の精

神障害の発現や，精神（心理）療法による治療効果の基礎となっている可能性があります．

　遺伝子には 2 つの側面があります．
　1 つは自らの遺伝情報を忠実に子孫に伝えていく鋳型 template としての役割です．この過程には環境的コントロールが作用する余地はありません．遺伝子（DNA の塩基配列により決定されている）が突然変異を起こせば，その遺伝子がコードしている蛋白質発現も変異し，その結果，完全な遺伝性疾患を引き起こすことがあります．
　遺伝子のもう 1 つの役割は細胞構造や機能を決定する転写 transcription としての機能です．身体の中の全ての細胞はその核の中に親から受け継いだ全ての遺伝情報をもっています．ところが，肝臓の細胞では肝機能のための遺伝子情報しか発現しませんし，神経細胞では神経機能のための遺伝子情報しか発現しないように調節されています．このように表現型 phenotype 決定にかかわる遺伝子の調節機構を転写といいます．この転写の機能には環境などの外部からの刺激も影響を及ぼすことがあります．遺伝子が周辺環境と相互作用して表現型を決定する事象をエピジェネティクスといいます．心理社会的外部環境も転写にかかわる調節機構に作用することを介して，脳の遺伝子情報の表現型発現を変化させ，ひいては脳機能をも変化させることはありうることなのです．
　薬物も当然のことながら，単にシナプス部分での神経伝達物質の増減をもたらすだけでなく，遺伝子情報の発現をも変化させています．例えば，抗うつ薬投与によってノルアドレナリンやセロトニンのシナプス間隙での量が増えた結果，ノルアドレナリンやセロトニンの情報を受け取ったシナプス後神経細胞の中では，脳由来神経栄養因子 brain-derived neurotrophic factor：BDNF という蛋白質をコードしている遺伝子が活性化して，BDNF 量が増えてくることが明らかになりました．この BDNF は神経細胞の成長と維持に関与しており，そのことが抗うつ薬の作用メカニズム自体と関係している可能性が示唆されています．

　前述したように脳機能ひいては心理機能の物質的背景はおそらく神経回路網でしょう．さらに，その神経回路網の基盤であるシナプス結合は決して固定したものではなく，可塑性（かそせい）といってさまざまな刺激によって変化することが明らかになっています．遺伝子発現は生涯を通して環境因子によって調節され続けており，この過程が脳の微細構造，特にシナプス結合の強度に影響しています．そのことが環境要素が心理活動に影響を与える背景となってい

ると思われます．人間や動物の脳には学習能力がそなわっています．学習という外部刺激によって新たなシナプス形成が生じるのですが，その学習過程が人間の認知や感情のスキーマ（schema，物の見方，とらえ方）の形成をも調節しているのです．このことと精神（心理）療法との関連については後ほど，また述べたいと思います．

　脳機能に遺伝子が関与しているとの言葉を耳にすると，人間の精神活動が生まれながらにして宿命的に決定されており，変えられないものであると考えがちですが，心理環境的要因が遺伝子機能にも影響を与える可能性があることを忘れてはなりません．そもそも脳機能が環境の変動に応じて絶えず適応し変化していくように遺伝的に設計されていなければ，個体が複雑な環境の中で生き延びていくことはできないでしょう．

　遺伝子とそれにより決定される神経細胞の機能は生物学的実体ですが，その機能に心理社会的要因が影響を及ぼしていることが明らかになりつつあります．現在では，心理社会的要因が人間の心理機能に及ぼす生物学的メカニズムを研究し，さまざまな心理現象を生物–心理–社会的 biopsychosocial に統一的に理解することが可能となりつつあるのです．

Ⅲ 精神障害の定義と分類

　精神障害とは何であるかと定義することは実はかなり，むずかしいことです．その中にはさまざまな病態が含まれているうえに，ある人の言動を正常とするか異常とするかは診断する側の立場，見方によって異なることがあるからです．日本の精神保健の基本的法律である精神保健福祉法（精神保健及び精神障害者福祉に関する法律）第5条には，「精神障害者とは統合失調症，精神作用物質による急性中毒又はその依存症，知的障害，精神病質その他の精神疾患を有する者をいう」と定義されています．この中には精神病質という今ではほとんど使用されなくなった病名が記されていたり，重要な精神障害である気分障害（双極性障害と単極型うつ病）という病名が載せられていなかったりするなど，問題点があります．
　そこで精神障害とはどのような状態をさすのかをまず理解していただくために，さまざまな精神障害を分類別に解説していきます．

A. 疾患と障害

　まず最初に，疾患 disease と障害 disorder という用語について述べておきます．
　疾患とは通常，一定の病因（原因），病態，症状，経過，予後，さらに場合によっては病理学所見などが共通して認められる場合をさします．アルツハイマー病などの器質性精神障害は疾患と言ってよく，統合失調症や双極性障害も疾患であろうと推定されています．
　これに対し，障害という用語には2つの用いられ方があります．1つはリハビリテーション領域での用いられ方です．リハビリテーション領域における，障害という用語は，疾患によって社会機能などに支障をきたした状態のことをさしており，医学的概念にさらに福祉的概念が加わった用語です．障害という用語の2つ目の用いられ方として，疾患と同じ意味合いをもって使用されることがあり，そのような用いられ方の典型が精神障害です．
　精神科の病気の場合には，現在でも，病因，病態，症状，経過，予後，病理学所見が一致する医学的疾患単位と見なすことが困難なものが多いので，現在，それらを精神障害 mental disorders と呼ぶことが多く行われています．しかし，近年，精神障害についても病因や病態に関する研究が進歩しているので，将来

的には身体疾患と同じように，精神疾患 mental diseases という用語にまとめられる可能性は高いと思われます．

なお DSM-5 の日本語訳ではいくつかの精神疾患については，disorder の日本語訳を「障害」から「症」へと変えようとの動きもあったようですが，従来の診断名との整合性もはかる必要があることから，「症」と「障害」が併記されています．例えば，社交不安症/社交不安障害といったぐあいです．しかし適応障害，双極性障害などは従来どおり「障害」が使用されており首尾一貫していない状況です．

時に，精神病 psychosis という用語も使用されます．精神病という用語は，精神障害の中でも重症で，幻覚妄想などに支配されて現実的能力が低下し，現実の世界で生活していくことが困難になっている状態を示しています．統合失調症や重症の気分障害をさすことが多いのですが，軽症のうつ病を精神病と呼ぶには躊躇します．これに対して，神経症などの心因性精神障害は現実検討能力まで障害されないことが多く通常は精神病と呼ぶことはありません．しかし，例外はあります．

B. 伝統的 3 分類

精神障害にはずいぶん幅広い障害が含まれます．そのような精神障害を原因別に心因性精神障害，外因性（身体因性）精神障害，内因性精神障害に 3 大別する考え方があります．この考え方には現在かなりの批判があるのですが，伝統的な考え方ですし，精神障害を理解していくのに優れた面があるので紹介しておきます．

心因性精神障害

まず心因性 psychogenic 精神障害について述べましょう．

これはストレスなどの心理，環境的要因が原因となる精神障害をさします．患者のこころの中で欲求不満や心的葛藤があってそれをうまく処理できず発症するものです．しかし世の中には同じストレスを受けても不安を生じやすい人，生じにくい人がいます．したがって患者の性格（例えば，小心，神経質，心配性，緊張しやすい，完全癖が強いなど）も心因性精神障害の発症には大きな役割を演じているということになります．

また心理的原因と症状との間に意味あるつながりがみられることも多いのです．症状は主に不安感を中心とした健常者でも体験しうるものであり，原則と

して幻覚，妄想など非現実的な症状は生じません．

　心因性精神障害には昔から神経症（ノイローゼ Neurose というドイツ語でも知られています．英語では neurosis）と呼ばれている病態が含まれます．

　神経症の具体的な例をあげますと，例えば，思春期や青年期に多い神経症に社交不安症（かつて対人恐怖症といわれた）と呼ばれるタイプがあります．これは，人前に出ると緊張してあがってしまい，不安が強くなって上手に話せないとか，顔が赤くなるので恥ずかしいといって悩む状態です．軽度の症状であれば読者の皆さんの中にもこのようなことを悩んだ方は結構多いのではないでしょうか．つまり，このような傾向は誰でも多かれ少なかれもっているものであり，神経症の患者の症状は正常心理の延長線上にあるものといえます．ヤスパースによれば了解可能の範囲内の症状です．

　心因性精神障害の別の例として，最近 PTSD という言葉をよく耳にします．PTSD とは post-traumatic stress disorder の略で，心的外傷後ストレス障害と訳されます．これは自分または他人の生命に危険が及ぶような急激かつ凄惨な状況を体験した後，こころの傷の後遺症として長期にわたって心身の不調に苦しむ状態をさします．戦争，大災害や犯罪被害者のこころのケアの問題として話題になっています．このように人間であれば誰もが驚愕するような恐ろしい目にあったのであれば，それをきっかけにして以後長きにわたって不安に苦しんでも不思議なことではないでしょうし，その意味では了解可能の範疇といってよいでしょう．PTSD のように明らかに心因が関与して発症する病態を昔は心因反応と呼んでいました．

　したがって，心因性精神障害は脳が大きく形の上で壊れるといった原因で起こるものではありません．このような心因性精神障害はコンピュータでいえばソフト機能の変調ということができるかもしれません．

外因性精神障害［身体因性精神障害，（広義の）器質性精神障害］

　こころの座である脳自体に粗大な病変，すなわち形態学的な変化を生じるような病気を（狭義の）器質性精神障害といいます．非常に簡単な言い方をしますと目に見えて（肉眼的にも，顕微鏡的にも）脳が壊れてくるような病気といってよいでしょう．また脳自体に病変がなくても，脳以外のはっきりした身体疾患（肝臓や腎臓の病気，ホルモンの病気など）があって，その影響で脳機能が二次的に悪影響を受ける状態を症状性精神障害といいます．外因性精神障害という言葉には精神（心理）現象の外部に存在する原因によって生じる精神障害

という意味があります．したがって，この中には外部から摂取した物質（アルコールや麻薬など）の影響による精神障害も含まれます．これを最近は物質関連障害といいます．上にあげた病気は身体医学的原因が明確な精神障害です．したがって，以上の（狭義の）器質性精神障害，症状性精神障害ならびに物質関連障害をあわせて，外因性 exogenous 精神障害，身体因性精神障害，あるいは（広義の）器質性 organic 精神障害というのです．

　外因性［身体因性，（広義の）器質性］精神障害には下記のようなさまざまな病気が原因としてあげられます．

　頭部外傷，脳炎，脳腫瘍，脳梗塞，脳出血，梅毒，伝染性疾患，アルコールやその他の物質，内分泌疾患，代謝疾患，変性疾患など，実に数多くの原因がありますが，症状としては原因にかかわらず，共通したものが起こってきます．

　最もわかりやすい例として，これはむしろ脳神経外科の範囲の障害ですが，交通事故で頭を強く打撲した場合を考えてみましょう．頭を強く打撲すれば脳の一時的な機能障害を起こし，意識障害の状態になります．つまり本人は周囲の状況を把握できなくなり，また周囲の人が外から呼びかけても反応がない状態です．このような急性期の意識障害は運がよければ回復可能であり，しばらくすると意識がもどり後遺症を残さず回復することもあります．ところが脳に器質的な損傷（はっきりとしたキズ）が生じた時には意識障害から回復した後で，脳の損傷の場所と程度によっては，知的能力の障害，つまり認知症を起こします．また，人柄が変わってしまうようなこと（人格の変化）を生じることがあります．例えば，受傷前は温厚だった人が，脳損傷後には怒りやすい人格に変わってしまうことがあります．このような後遺症は回復が困難で持続してしまうことが多いのです．なぜなら脳を形作っている神経細胞はいったん成熟すると細胞分裂能力を失い，損傷されても再生してこないという性質があるので，いったん発症した認知症や人格変化を回復させるのは大変むずかしいと思われるからです．頭部外傷以外の器質性精神障害でも原則として急性期には意識障害（これは回復可能）を起こし，慢性期には回復困難な認知症や人格変化を生じることが多いのです．

　前述のように器質性精神障害には頭部外傷の他にも数多くの種類がありますが，現代の代表的な病気に高齢者になるほど発病が多くなる，アルツハイマー病などの老年期認知症があります．

　このような器質性精神障害はコンピュータでいえばハード部分が大きく壊れたことに例えることができます．

ところで脳神経系のハード部分が壊れた病気を担当する診療科としては精神科以外に神経内科と脳神経外科があります．神経内科と脳神経外科では器質的な脳の病気の診療が主になります．器質的な脳の病気では症状として精神症状である認知症，人格変化などに加えて，麻痺，不随意運動，感覚障害，けいれんなどの症状を生じる病気が含まれてきます．認知症を生じる病気は精神科で診療することもあれば，神経内科で診療することもあります．最近は器質的な脳の病気（ハードな面の故障）は精神科をはなれて神経内科のほうで診療する傾向が強くなっています．ところが神経内科と精神科の区別は一般の人にはわかりにくいようです．既述の心因性精神障害や後述する内因性精神障害といったこころの病気（ソフト機能の異常）は神経内科では診療しないのですが，神経内科にはこのような患者が間違えて受診することが多いということを耳にします．

内因性精神障害

さて，心因性精神障害と身体因性精神障害のちょうど中間に，内因性 endogenous 精神障害と分類される病気があります．これは何らかの身体的基盤が想定されるが，まだ何であるか解明されてはいない精神障害という意味です．内因性精神障害の中に，精神科で診療を行う病気の中で最も重要な病気であるといっても過言でない，統合失調症と気分障害（双極性障害と単極型うつ病）という2つの精神障害が含まれています．統合失調症と気分障害（双極性障害と単極型うつ病）の原因を探るための研究は数多く行われていますが，これまでの研究では誰もが同意できるほどにはっきりとした，脳や神経細胞の形態学的変化はまだ見つかってはいません．したがって，統合失調症と気分障害（双極性障害と単極型うつ病）では原則として意識障害や認知症という症状は生じないのです．その意味では内因性精神障害は器質性精神障害とは区別されて心因性精神障害のほうに近いのです．そのため，心因性精神障害と内因性精神障害とを一緒にして機能性精神障害と呼び，脳のはっきりとした形態学的変化を生じ，認知症という症状の目立つ器質性精神障害と二人別するという分類の仕方もあります．しかし内因性精神障害には粗大な脳病変は発見されていないものの，微細な脳病変の存在する可能性は否定されてはおらず，最近の研究では実際にそのような変化を認めると報告されています．

また，一般的に内因性精神障害と心因性精神障害とを分ける理由としては，心因性精神障害では前に述べたように，その症状や発症が正常心理から了解できるのに対して，内因性精神障害という言葉には統合失調症にしろ，気分障害

表1　精神障害の分類

外因性精神障害 （身体因性精神障害） （〈広義の〉器質性精神障害）	a. （狭義の）器質性精神障害 b. 症状性精神障害 c. 物質関連障害（アルコールなど） d. てんかん
内因性精神障害	a. 統合失調症 b. 気分障害（双極性障害，単極型うつ病）
心因性精神障害	a. 心因反応 b. 神経症（不安症など）
パーソナリティ障害	
知的障害	
心理的発達障害	a. 学習障害 b. 自閉スペクトラム症 c. 注意欠如・多動症など

（双極性障害と単極型うつ病）にしろ，正常心理からは理解できないような症状が内部からひとりでに起こってくるという意味が含まれています．ヤスパースによれば了解不能であり脳の中の病的過程が想定されます．また内因という言葉には，このような病気を発症しやすい素質的なものが遺伝するのではないかとの考えも含まれています．さらに，統合失調症ならびに気分障害（双極性障害と単極型うつ病）のような内因性精神障害には向精神薬による治療がさかんに行われ，薬剤によってかなりの症状をコントロールすることができるのです．そして薬剤のような化学物質が症状を改善しうることから，統合失調症や気分障害（双極性障害と単極型うつ病）のような内因性精神障害の原因として脳の中の生化学的変調があるのではないかとの仮説を生んでいるのです．

このように内因性精神障害についてはコンピュータのソフト部分の障害とする見方もあれば，今はまだよく解明されていない細かなハード部分の故障があるとする見方もあることになります．

表1に精神障害の分類表をあげておきます．

上記の伝統的3分類に加えて，生来的な性格の偏りであるパーソナリティ障害，幼小児期からの知的発達の遅れを示す知的障害，自閉症，学習障害などの小児の心理的発達障害は3分類に当てはめにくい面があり，別個のものとしてあげています．

ところで精神医学や精神障害についてあまり知識をもっていない一般の人たちは全ての精神科の病気の原因について，とかく心因論に傾きがちなことは否めません．ある人が精神科に入院したとの知らせを聞くと，病気の種類のいか

んにかかわらず，その人が職場や家庭で心理的にショックを受けたからであろうなどと短絡的に考えてしまいます．しかし器質的精神障害の原因を心因に求めようとすることは明らかにナンセンスですし，また多くの機能性精神障害についても単純な心因論だけでその発症を説明することはもはや非科学的な考えといってよい状況です．しかし，だからといって精神障害の治療法としての精神（心理）療法の有効性を無視することは，これもまた誤りです．この本ではそのあたりの状況についても説明していきたいと考えています．

C. 最近の国際分類

このように精神障害を病因（病気の原因）別に3種類に分類する仕方は十分に妥当性があり，わかりやすく，かつ実際の診療にも役立つものです．しかし，精神障害の原因については精神医学者の間でもさまざまな議論があり，立場によって大きく異なっています．例えばはっきりした器質的所見が見つからないところから，内因性精神障害までも心因的に解釈しようとする立場の学者もいます．他方では，従来は神経症，すなわち心因性精神障害の中に含まれてきたパニック症や強迫症に対してある特別な薬物が効くことから，このような障害の生物学的な原因を想定する研究者もいます．最近ではPTSDのような明確な心因性精神障害であっても脳の微細な形態学的変化があるとの報告さえあります．

そこで，世界的に多くの精神科医によって使われているアメリカ精神医学会が出している『精神疾患の分類と診断の手引』では，このような病気の原因についての議論はあまり触れず，精神障害をなるべく表面にあらわれている客観的な症状だけで分類するようにしています．これを操作的診断基準といいます．これはかつてのいわゆる記述的精神病理学による分類の仕方です．しかし，もちろん原因を探る努力を軽視してよいものではありません．このような誰でもが受け入れられる客観的な分類に基づいて障害を明確に定義し，それぞれの立場から病気の原因を探り，そしてよりよい治療法を目指す努力をすべきであるということなのです．

精神障害の原因はその多くがまだ解明されていません．また精神医学は人間の生き方とかかわりが強く，各国の文化的，社会的背景の違いによる影響も大きいものがあります．「神様の声が予言として聞こえてくる」と述べる人はわが国では精神障害とみなされても，発展途上国では呪術師として敬われている可能性があります．そのようなことも背景にあって，精神障害の診断基準や分類

は国によって大きな違いがありました．かつて米英の精神科医に同じ患者を診察させたところ，アメリカの精神科医は統合失調症との診断が多く，イギリスの精神科医はうつ病との診断が多かったとの報告がありました．同じ英語圏の精神医学者間にもこのような食い違いがあったのです．このような状態では今後の研究や医療の妨げになるところから，国際的に統一した診断基準と分類を確立する試みがなされるようになったのです．

そのような努力の結果，前述のアメリカ精神医学会の『精神疾患の分類と診断の手引 Diagnostic and Statistical Manual of Mental Disorders，第5版，DSM-5，2013年作成』や，世界保健機関 WHO が作成した『国際疾病分類 International Classification of Diseases，第10版，ICD-10，1992年作成』が世界的に共通して使用されるようになっています．DSM 分類と ICD 分類は相互に影響しあっていて類似しているのですが，いくらか異なっているところもあります．

2013年作成のDSM-5は以前のDSM-Ⅳ（4版）とは内容がかなり異なっています．DSM-Ⅳでは多軸診断が行われました．この多軸診断では，全部で5つの軸があり，第Ⅰ軸には臨床疾患名，第Ⅱ軸にはパーソナリティ障害と知的障害の有無，第Ⅲ軸では一般身体疾患を記載します．第Ⅳ軸には第Ⅰ軸と第Ⅱ軸に記載されている精神障害の診断，治療や予後に影響する心理社会的・環境的要素，つまりストレスの問題を記します．第Ⅴ軸には機能の全体的評定（社会適応の程度）を記録します．DSM-Ⅳの多軸診断はこのように精神障害者についての情報が漏れなく記載されるようになっていました．ところがDSM-5ではこの多軸診断が廃止されました．またDSM-ⅣのⅤ軸では，機能の評価が全体的評価（GAF；Global Assessment of Functioning）尺度に基づいて行われましたが，DSM-5では，それが採用されていません．その代わりに世界保健機関能力低下評価尺度第2版（World Health Organization Disability Assessment Schedule 2.0；WHODAS 2.0）を使用することになっていますが，これはまだ日本語訳が利用できません．さらにDSM-5の疾患名とその日本語訳は，DSM-Ⅳのそれとは異なっているものがかなり多くあり，なじむのにはしばらく時間がかかると思われます．

2019年にICD-11がWHOで正式に承認されましたが，2019年12月の時点ではまだ和訳が出版されていません．したがって本書ではICDに関する箇所はICD-10分類に従って記載しています．

Ⅳ 精神科的面接・検査

　これは精神科診療に限らず，全ての医学的診療に共通することでしょうが，患者との信頼関係を確立することが何よりも大切なことです．それには忍耐強く誠実に患者に接することが重要です．医療従事者と患者との間では言語レベルのみならず，共通の関心や感情を相互的に分かちあえるような感情的な共感を成立させることが大切であり，それが成立した時，疎通性（rapport，ラポール）が確立されたと表現されます．そのことは精神科の場合，治療にとっても重要なステップになります．また，そのような状態が患者や家族との間に確立されていれば，最近増加の一途をたどっている医療訴訟を避けることにもつながるでしょう．

　しかし，精神科の場合は時に，医療従事者が患者の状況にあまりにも感情移入しすぎても，かえって治療関係をむずかしくさせてしまうことがあります．医療従事者にとってはその間のバランスがうまくとれるように修練していくことが肝要です．

　精神科診療では面接自体がすでに治療の一環となっていることが多く，単なる情報収集ではない側面があることは強調しなければなりません．精神科医療従事者は一方的な立場からの患者の観察は困難であって，自分の言動が絶えず患者の心理に影響を与え続けていることを自覚する必要があります．アメリカの精神科医サリバン（Sullivan, H. S.）はこのことを関与しながらの観察 participant observation といっています．

A. 面接

　初診の場合はいうまでもないことですが，まず患者に安堵感を与えるようにすることが大切です．患者にとって治療者との出会いは治療の経過に大きな影響を及ぼすからです．

　精神障害の場合，診察において問診の果たす役割はきわめて大きいものがあります．また患者と接触している時の，態度，表情，話し方，行動などの患者全体から受ける印象も重要なものです．身体疾患の場合，血液検査や画像診断などの諸検査が診断の助けとして有効な場合が多いのですが，精神障害の場合は一部の器質的障害を除いて，そのような客観的診断技術による助けが得られ

ません.

　そのような状況をとらえて，身体領域の医療関係者からは精神科ではいまだに患者の印象から診断をくだすようなことをしており遅れていると揶揄されることがあります．もっとも私たちのほうからも，身体疾患診療科では病気自体や検査所見のみに関心，興味があり，コンピュータの画面のみに注目し，患者本人の顔も見ず，身体にも触らないような診療行為がはびこるのは問題ではないかとも思うこともあります．

　ともかく精神科診察では面接が大切です．次に面接の時，重要と思われることを述べてみます．

　医療者が患者より立派な椅子に座っていると権威的なイメージを生じてしまうので，医療者と患者では共に同じタイプの椅子を使用するほうがいいでしょう．真っ正面に向き合って座ると気詰まりになることがあるので，医療者と患者が机をはさんで90度程度の向きで座ると話しやすいようです．

　面接では患者が医療者を信頼できる雰囲気を作ることが重要です．尋問調にならないように穏やかに，かつはっきりと話しかけることがよいでしょう．

　目を合わせて会話することは大切ですが，じっと見つめすぎると圧迫感を与えるので気をつけたほうがよいでしょう．適度なあいづちをうち，傾聴していることを相手に伝えることもよいでしょう．またずっと無表情だと冷たい感じを与えてしまうので，適度に感情を表情に出す必要もあります．

　尋問調になってはいけないのですが，症状や病気の内容について，「何が，なぜ，いつ，どこで，どのようにして生じたのか」等の質問によって明確にすべきことをきちんと聞き出すことも重要です．

　時に面接者が患者の述べたことを反復，要約することによって，患者自身の考えを面接者と患者自身に再確認する努力も必要です．

　患者が沈黙することがありますが，そのような時はしばらく待ってから，「いま何を考えていましたか」と問題を明確化するような質問をしてもよいことがあります．また患者が泣き出すことがあります．そのような時は黙ってティシューを手渡すなどの気配りをすることもよいでしょうし，「とてもつらかったのですね」と一言述べて患者の気持ちに共感している姿勢を示すことも必要です．

　患者との会話の内容を記録することに集中してしまうと肝心の面接がおろそかになることもあります．記録はメモ程度にとどめ，後で詳しく記載したほうがよいでしょう．

　興奮患者に接する場合は周囲の危険物を除き，無理に患者を制止せず，なる

べく落ち着いた態度で対応するように努力する必要があります．正面で向き合うと敵対しているようにとられることがあるので，横に座って穏やかに話しかけるとよいこともあります．また，個室内においては患者と出口との間に自分の身をおき，いざという時は患者よりも早く出口に到達できるようにしておく準備も必要です．一人の対応では制御しきれないと判断した時は迅速に援助者を呼ぶことが必要になります．多数の医療者の姿を目の前に見るとそれだけで患者が冷静さを取り戻すこともあります．

さまざまな事態に対応するためあらかじめマニュアルや対応策を作っておくことは必要です．しかし予期しないことが起こるのも臨床現場ではあることです．そのような時は，臨機応変に対応することが重要です．常に患者のことを考え，患者の利益を守ることは当然のことですが，医療者自身の身を守ることもそれと同様に大切だと考えなければなりません．

B. インフォームドコンセント

インフォームドコンセント（患者への説明と同意）は現在，身体疾患を診療する医療現場ではあたり前の思想になっています．医療行為の主役は当事者である患者自身であることは当然のことです．これは精神科においても同様で，最近は患者のことを consumer（消費者）と表現することもあります．しかし，精神科の場合はやや特殊な面があることも否定できません．多くの精神障害患者は自分が病気であることを認識していないことがあります．これを病識が欠如しているという言い方をします．そのため精神科での治療や入院を勧めても，自分はどこも悪いところはないといいはって治療を拒否することがあります．そのような場合，精神科では患者の意志に反して，非自発的入院（強制入院）をさせる制度があります．そのほうが結局は患者の利益につながるので，やむをえずそのような制度ができているのです．

また病名告知にも問題があります．最近では，がんの患者にも病名告知が行われる時代です．しかし，精神障害の中でも統合失調症の場合は病名告知自体が患者に心理的ショックを与えることが多いのです．統合失調症が精神分裂病と呼ばれていた時代は特にその傾向が強く，病名が告げられていない人も多くいました．そのようなこともあって，精神分裂病から統合失調症へと病名が変更されたのです．統合失調症へと名前が変わってからは，病名告知が多くなってきています．

さらに治療についても，入院患者が服薬を拒否する場合などには強制的に投

薬することもあります．また通電療法も原則としては患者の同意が望ましいのですが，状況によっては家族の同意を得るだけで行うこともあります．

しかし，精神科においてもできる限り，当事者である患者の同意を得て診療を行っていく必要はあります．そのための努力を惜しんではなりません．病識が乏しくても，粘り強い説得によって治療に同意してくれる人もいるからです．

C. 精神科の検査

精神科では身体疾患を診療する科のようなさまざまな検査はありませんが，それでもいくつかの検査があります．大きく，心理テストと身体医学的検査の2つに分けられます．心理テストは精神科独特の検査といってよいかもしれません．昔からよく利用されていますが，多くの場合，臨床心理士という職種の人が施行しています．

身体医学的検査は脳波のように昔からあるものもありますが，最近では特に画像診断が急速に進歩しています．画像診断の普及は器質性の脳疾患の診断にきわめて有効であり，さらに現在では，機能性精神障害についても微細な脳病変や機能異常を調べるための有力な研究手段になっています．

心理テスト

心理テストは知能テストと性格テストに分けられます．

知能テスト

表2に主な知能テストの種類をあげます．

■ ビネー法

フランスのビネー（Binet, A.）とシモン（Simon, T.）が20世紀初頭に開発したものです．難易度が階段的に上がっていく，学校の学習に関連した一連のタスクから構成されており，判断，理論，推論を検査するためにデザインされています．このテストは全ての知能テストの先駆的なものとなりました．このテストでは知能はIQ（intelligence quotient，知能指数）で表されます．IQは精神年齢を生活年齢で割り，100をかけたものです．精神年齢と生活年齢が一致すれば，IQは100となります．つまりIQの平均値は100ということになります．IQ70未満の人を知的障害と呼びます．

日本ではビネー法を基にした田中・ビネー式知能テストが使用されています．

表2 主な知能テストの種類

ビネー法	子供の知能測定によく利用される（詳細は本文参照）
ウェクスラー法	詳細な知能テスト（詳細は本文参照）
コース立方体組み合わせテスト	図版の模様を見ながら立方体の積木を配列させる動作性の検査であり，重度の知能障害の人でも検査の負担が少ない．
ベンダー・ゲシュタルト・テスト（Bender-Gestalt test）	幾何図形の模写を行わせるテスト．
長谷川式簡易知能評価スケール（改訂版）	老年期認知症の検査に簡単で使用しやすく，わが国ではよく使用される．（117頁参照）

■ ウェクスラー法

ウェクスラー（Wechsler, D.）は知能検査法として5〜15歳の子供のためにWISC（Wechsler intelligence scale for children, ウェクスラー児童用知能テスト）-R（改訂版）を，4〜6歳用にWPPSI（Wechsler preschool and primary scale of intelligence）を，16歳以上の年齢層のためにWAIS（Wechsler adult intelligence scale, ウェクスラー成人用知能テスト）-Rを開発しました．

ウェクスラーは知能は言語的なものだけではないとして，言語性検査と動作性検査の2つの尺度を設けています．

しかし，このテストは量が多く，検査する人も検査される人にも負担が大きいという欠点もあります．

性格（人格）テスト

質問紙法と投影法があります．

■ 質問紙法

被検者に一定の質問に対して，「はい」「いいえ」「どちらでもない」の答えを選択させるものです．この方法は簡便で被検者が正直に回答してくれれば性格を正しく知ることができます．ところが被検者が意識的に嘘をついて自分を偽ることもできるわけで，そのような歪曲の影響は排除できません．

質問紙法には**表3**にあげたような各種テストがあります．

■ 投影法

直接的質問によらず，人格像の内面を何かに投影させて判定するものです．曖昧な問いに対する答えを判定するのでこの判定には高度の技術を要します．

よく知られているロールシャッハ・テストはスイスの精神科医ロールシャッハ（Rorschach, H.）により1921年に考案され，全人格の診断査定のために使用されるものです．

表3 主な質問紙法性格テスト

MMPI (Minnesota multiphasic personality inventory，ミネソタ多面人格テスト)	550問から成っており，面接ではカバーできない多くの人数のスクリーニングに使用されることが多い．個人のパーソナリティのアセスメントに使用される．
矢田部・ギルフォード性格検査 (Y-G検査)	一般用は120問から成る．折線グラフのプロフィールを一見して被検者の性格構造の判定が可能であるように作成されている．
CMI (Cornell Medical Index)	身体的，精神的自覚症状を多項目の質問によって調べるもので，神経症を判別することが可能．

表4 主な投影法性格テスト

ロールシャッハ・テスト	(詳細は本文参照)
TAT (thematic apperception test，絵画統覚検査)	種々の場面を描いた絵画を見せて，画面の人物に関して自由に空想的な物語をさせる．
文章完成テスト (sentence completion test：SCT)	短い刺激文（私の野心は…，女は…，私の母は…等）に続いて，未完成な文章を自由に完成させることにより，人格特徴を分析する．
絵画-欲求不満テスト (the picture-frustration study，PFスタディ)	2人の人物が登場する欲求不満場面が描かれており，人物がどのように応答するか，吹きだしの中に記入させる．
バウムテスト	紙に実のなる1本の木を描かせるテスト．絵に投影された心理状態を分析する．
HTPテスト	紙に家house，木tree，人物personを描かせるテスト．絵に投影された心理状態を分析する．

　10枚のインクのしみ（ブロット）による模様のカードを順番に見せて，どこにどのような理由で何がみえるかについての回答を求めるものです．インクのしみによる刺激は曖昧で，多義的であり，個人がそれを見て反応する時，その知覚には個人の有する諸特性が投影される傾向があり，個人差が出やすいとされます．

　その他，表4に示すような投影法性格テストがあります．

■ **内田・クレペリン精神作業検査**

　横に並んだ1桁の数字の隣り合う部分をできるだけ早く加算し，その答えを2つの数字の下に書かせ，答えが2桁になる時は1位の数字だけ書かせるものです．連続加算作業の過程や結果を通して，意志緊張，興奮，情熱，練習効果，疲労を中心とした人格的特徴を測定するものです．

心理テストの問題点

　上記の心理テストは通常，臨床心理士が行います．このようなテストによって性格傾向などについてある程度の情報が得られます．しかし，このようなテ

表5 精神症状評価尺度の記入者による区分

自己記入式質問票	患者自身が自ら記入するもので，簡便で施行しやすい． 被検者側のバイアスが入りやすい．
評価者面接による評価尺度	訓練を受けた医療者が患者と面接して記入していく． 面接の行われる状況や面接の仕方などによって回答が異なることもある．

表6 精神医学領域別の代表的評価尺度

■精神症状全般を対象とした評価尺度	
簡易精神症状評価尺度 Brief Psychiatric Rating Scale (BPRS)	18症状項目から成るスケール． 統合失調症をはじめ精神疾患の症状評価にもっとも広く使用されている．
機能の全体的評価尺度 Global Assessment of Functioning Scale (GAF)	精神状態のみならず，社会的作業能力，現実検討能力，生活ぶりなど全般的な社会生活機能を評価する．DSM-Ⅳでは精神障害者の機能評価に使用されていたが，DSM-5では削除された．
■統合失調症の評価尺度	
陽性・陰性症状評価尺度 Positive and Negative Syndrome Scale (PANSS)	抗精神病薬の薬効評価などさまざまな統合失調症研究の症状評価においてもっとも広く用いられている． BPRSの18項目を含む全30項目で構成されており，その内訳は陽性尺度7項目，陰性尺度7項目，総合精神病理尺度16項目から成っている．
陰性症状評価尺度 Scale for the Assessment of Negative Symptoms (SANS)	統合失調症陰性症状に焦点をあてて作成された評価尺度．
陽性症状評価尺度 Scale for the Assessment of Positive Symptoms (SAPS)	統合失調症陽性症状に焦点をあてて作成された評価尺度．
■気分（感情）障害の評価尺度	
ハミルトンうつ病評価尺度 Hamilton Rating Scale for Depression (HAM-D)	世界でもっとも広く使用されている，うつ病評価尺度
ツングの自己記入式抑うつ評価尺度 Zung Self-Rating Depression Scale	

ストが身体医学的検査と同様な信頼性と妥当性をもつかについては，これを疑問視する見方もあります．身体医学的検査の場合，例えば脳波検査（脳の電気活動を調べる検査）では被検者についての情報が全くなくても，脳波所見のみから正常か異常か，異常があるならどのような性質の異常かを判定することができます．しかし，心理テストの場合，被検者についての情報を全く与えずにテストを試行させると，被検者の実態とは異なる判定が出ることが多いとのことです．心理テストだけで人間の複雑な性格を判別できると考えることには無理があります．心理テストはあくまでも参考資料の一つとして使用すべきもの

です．

精神症状評価尺度

　精神障害の症状は身体疾患とは異なり，数字で示すことができないものが多いのですが，薬物などの治療効果を判定するために，精神症状の重症度を客観的に測定する必要性が生じてきました．そのために，人間の精神事象など計測機器では測定できず，定量化することが困難な精神症状についても，できる限り定量的に測定できるように工夫をこらした精神症状評価尺度が作成されるようになりました．

　評価尺度には，自己記入式質問票によるものと評価者面接によるものとがあります（表5）．
　精神医学の領域別による代表的尺度には，表6のようなものがあります．

身体医学的検査

画像診断

　最近の医療技術の進展は目をみはるものがあります（表7）．精神科関係では脳の画像診断が顕著な進歩をとげ，器質的な精神障害の診断は昔に比べて格段に進歩しました．
　昔，私が医学部を卒業したての頃は，表7のような画像診断法が全くない時代でした．したがって器質性精神障害の疑いのある症例については，診断について大いに悩まされたことが多かったのです．その頃私が診療した患者で，抑うつ症状で受診され，うつ病と診断して通常の抗うつ薬を処方したところ強い副作用が出た方がいました．後で前頭葉の脳腫瘍であったことが判明し愕然としたことがあります．このようなことは現代では少なくなりました．
　このようなことからも精神科の病気の診断については，まず器質性精神障害の可能性が少しでもないかといったことを考えて身体的診察を行い，それが否定されたうえで，さまざまな機能性精神障害の可能性について考えていくという順序をとるべきだと思います．

脳波

　大脳皮質の電気活動を頭皮上の電極から導出したものが脳波 electroencepha-

表7　主な画像診断法

CT (computed tomography, コンピュータ断層撮影)	X線吸収度をコンピュータで処理し画像化したもの．検査時間が短く簡便なため多用される．
MRI (magnetic resonance imaging, 磁気共鳴画像)	強い磁場の中で，体内の水素原子核が特定の周波数の電磁波に共振する現象を利用し，コンピュータで処理し画像化したもの．画像はCTよりも優れているが，心臓ペースメーカーを使用している人には禁忌．
SPECT (スペクト，単一光子放出コンピュータ断層撮影)	γ（ガンマ）線放出核種を用いて局所脳血流の増減を画像化できる．神経伝達物質受容体などの画像化も可能．
PET (ペット，陽電子放出断層撮影)	陽電子放出核種を使用して，血流やブドウ糖代謝を測定できる．解像度はSPECTより優れている．神経伝達物質受容体などの画像化も可能．
NIRS (near-infrared spectroscopy, 近赤外線スペクトロスコピー，光トポグラフィー)	近赤外線は生体組織への透過性が高い．その近赤外線を頭部に照射後，組織を透過してきた光を数cm離れた部位から検出することによって，大脳皮質の酸素化ヘモグロビン濃度変化を簡便に計測できる．酸素化ヘモグロビン濃度変化は脳血流変化を反映している．近年，機能性精神障害の診断に応用する研究がさかんである．

logram：EEGです．てんかんという脳の電気活動異常が原因の病気の診断には不可欠です．また意識障害や睡眠の状態もよくとらえることができます．

第2章
精神科の病気とその症状

I 神経症とストレス関連障害
neuroses and stress-related disorders

A. 神経症とは何か

　神経症とは心理的あるいは環境的な原因によって発症する心因性の精神障害です．不安を中心として抑うつ，恐怖，強迫などの精神症状や，同時に種々の身体症状もあらわれることがあります．これら心身の症状のため本人は悩み苦しみ，日常生活にも支障をきたす状態をいうものです．

心因と性格

　神経症の発症には「心因」とその人の「性格」とが共に関係してくると考えられます．

　親しい人との別離，受験の失敗，経済的な破綻といった大きな心理的ショックは当然神経症の心因になりうるものです．その人の資質によらず誰に対しても相当なダメージをもたらすと思われる普遍的な心因はストレスとも呼ばれます．ストレスによって生じる症候群をストレス関連障害ともいいます．以前は心因反応ともいいました．しかし，同程度の普遍的心因に遭遇しても，神経症状態におちいる人もいれば，そのような状態にならずにすごしていける人もいます．

　また神経症の心因としては，むしろ患者本人にも明確でないような場合が多いのです．例えば日頃望んでいるような生き方，対人関係などができず，こころが満たされなかったり，そのための葛藤状態におちいっていたりする場合などです．このようにその人の資質に負う部分が大きい心因は個別的な心因と呼ばれます．「人生とは何か，人間はどのように生きるべきか」といった哲学的な事柄を悩む人もいます．いわば実存的な悩みによって生じるものです．しかし，昔はこのような人がわりと多かったようですが，最近の若者にはあまりみられない印象があります．

　さらに，よくよく話を聞いても，特に思い当たる心因がみあたらないという神経症圏内の人もかなり多いものです．

　つまり，神経症の発症には患者自身の性格も大きな要素を占めています．人の性格はさまざまです．通常の人なら悩まないようなことをも，くよくよと思

い煩う性格の人がいる反面，かなりのストレスを受けてもあまり動じることのないタフな性格の人もいるわけです．そして大多数の人はその両極端の間に分散していると考えてよいでしょう．

以下のような性格が神経症発症と関連するような性格です．

ささいなことにこだわりやすい，緊張しやすく過敏に反応しやすい，几帳面で完全癖がありすぎる，いつも自信がない，未熟で暗示を受けやすい，など．

このようなある特定の性格の人がさまざまな心因に遭遇したことによって生じる心身の不調が神経症ということができます．

神経症患者の精神症状は，不安を中心とした人間なら誰にも体験しうる症状であり，原則として幻覚妄想などの非現実的な症状ではありません．しかし，一部の例外はあります．

また神経症の人は自分が精神的に不調であることを自覚していることが多く，この点で病識の欠如している統合失調症や躁病とは異なっています．

神経症についての理論

精神分析理論

フロイトが提唱した理論です．

人のこころの中には自分が知ることのできる領域（意識）だけでなく，自分自身にもうかがい知ることのできない領域（無意識）があるとします．無意識の中にはさまざまな欲求があり，満たされることを求めて意識の中に入り込もうとするのですが，その欲求が許されないものの場合，こころの中にはそのような欲求を無意識の中に押し戻そうとする抑圧の機制が働きます．その抑圧の心理現象自体も無意識的に働くと考えられます．満足を求める欲求とそれを無意識の中に押し戻そうとする気持ちのぶつかり合いを葛藤 conflict といいます．そのような葛藤が神経症の原因であり，無意識的欲求を意識化できれば神経症は治癒すると考えるものがフロイトの精神分析理論です．

具体的治療法としては，自由連想法（何でも頭の中にうかんでくることを批判や選択なしに話させる）や，夢の内容などを資料にして，無意識下に抑圧された葛藤とその象徴的意味を理解し，無意識下に抑圧された内容を意識化することによって神経症の治療を行おうとします．

フロイトの理論はきわめて有名で，その後の精神療法のみならず文化や思想にも大きな影響を及ぼしました．しかし，今日の精神科医療においてフロイトの理論のみが通用しているかというと，それは誤りです．精神分析は精神療法

表8 森田療法の手順

第1期 絶対臥褥期 (4日～1週間)	患者を個室に隔離し，食事，排泄以外ほとんど絶対臥褥を命じる．患者の精神的煩悶を破壊することを目標にする．あえて不安，苦痛へと直面させ，煩悩即解脱の心境を体得させることを目標にする．
第2期 軽作業期 (3日～1週間)	さらに隔離を続け，交際，談話等は禁じる．しかし，昼間は戸外に出て空気と日光にふれさせる．
第3期 重作業期 (1週間)	庭造り，手芸などの作業を課し，読書なども行わせる．
第4期 日常生活訓練期 (1～2週間)	外出させ，退院準備などをさせる．

全体からみると一部の考えであって，それ以外の考えや治療法も多いのです．

森田学説

これは精神分析とは大きく異なった理論です．

昔の（大正から昭和の初期）東京慈恵会医科大学精神科の森田正馬（もりた・まさたけ）教授が提唱した神経症の理論とそれに基づく治療法です．

森田は神経症発症には素質的なものがあると指摘し，そのような素質をヒポコンドリー基調と名付けました．

さらに生来的に心身の機能や体調に過敏な人（ヒポコンドリー基調の人）が，偶然の機会に心身の不調を自覚するような体験をすると，これに注意が固着し，次いでその固着から自由になろうとする努力が働きます．これを精神交互作用と呼び，これがむしろ神経症の症状を発展させるとしました．

治療法として森田療法があります．

これは自己の神経症的な症状を「あるがまま」に受け入れさせ，自己治癒力を発揮させようとするもので，表8のような1期から4期に至る約40日間の入院生活を必要とします．

このように比較的閉鎖された状況で患者を刺激飢餓状態におくことで，患者の自然治癒力を発現させ，とらわれを打破することをめざすものが森田療法です．

森田療法における我執（仏教用語で自分だけの考えにとらわれて，それから離れられないこと）を断つことを目的とする考えは禅宗の教えに近いものがあるとされ，西洋でも東洋独自の心理療法として注目する学者がいます．

行動療法

神経症症状を学習によって獲得された誤った習慣によるものと考え，それを除去し，適応行動を伸ばすことを目標とするものです．行動そのものに直接，

焦点をあてるものであり，患者の過去の体験や洞察は強調しません．これも精神分析とは全く異なったアプローチをとる考えです．

以上の精神療法とその理論については後にまた詳しく述べます．

生物学的研究

最近は，心因反応や神経症の成り立ちをも脳の生物学的な要因に求める神経科学的研究がさかんになってきました．脳内神経伝達物質の研究などが行われています．

国際分類における神経症の位置

ところで神経症の成因についてはさまざまな考えがあるところから，現在の診断分類では神経症という診断名はあまり用いられなくなりつつあります．ICD-10にはまだ神経症の名前が残っていますが，DSM分類では神経症という診断名はなくなってしまいました．しかし実際の診療現場では神経症という概念はまだなお有意義な面をもっており，今でも頻用される診断名です．近い将来，ICD分類が改訂されるとDSM分類と同様に神経症という病名がなくなってしまうかもしれませんが，個人的には神経症という用語を残しておいてほしいとの思いがあります．

なお従来の神経症はICD-10分類では「神経症性障害，ストレス関連障害および身体表現性障害」の項目中に含まれます．これに対し，DSM-5分類では，不安症群，強迫症および関連症群，心的外傷およびストレス因関連障害群，解離症群，身体症状症および関連症群に相当します．

このようにDSM-5分類とICD-10分類では違いがあります．また昔の神経症の分類ともかなり相違しています．このあたりの関係はかなりややこしいのですが，表9にわが国の昔の教科書に出ている神経症の分類と，現在のDSM-5分類やICD-10分類の病名との関連を簡単にまとめてみました．

神経症圏の患者の中には特定のタイプのみを症状として示している方もいますが，他方，パニック症と強迫症というように異なったタイプの障害が併存している方もいるなどさまざまです．青年期には社交不安症が目立ち，中年過ぎになると身体症状症的になるなど病型が変化する人もいます．さらに二次的なうつ状態の併存もよくみられます．

表9 神経症性障害の過去および現在の分類の比較

現在の障害名（DSM-5 および ICD-10）		昔の病名
不安症群	パニック症	不安神経症
	全般不安症	
	広場恐怖症	閉所恐怖症
	社交不安症（社交恐怖）	対人恐怖症
強迫症および関連症群	醜形恐怖症（身体醜形障害）	醜形恐怖（対人恐怖症の一型）
	強迫症	強迫神経症
身体症状症（身体表現性障害）および関連症群	身体症状症	心気神経症（心気症）
	病気不安症（心気障害）	
	変換症（転換性障害）	ヒステリー
解離症群	解離性もうろう状態	ヒステリー
	解離性健忘（全生活史健忘と解離性遁走を含む）	
	解離性同一症（多重人格障害）	
	トランス	
	離人感・現実感消失症	離人神経症
抑うつ障害群	持続性抑うつ障害（気分変調症）	抑うつ神経症
心的外傷およびストレス因関連障害群	急性ストレス障害	心因反応（重度）
	心的外傷後ストレス障害	
	適応障害	心因反応（軽度）

B. 神経症の各論

不安症群／不安障害群 anxiety disorders

　不安とは漠然とした対象のない恐れの感情と定義できます．この世の中で不安を感じたことのない人はいないでしょう．この不安という感情は人類が長い進化の過程で現在まで生存してきたことに大いに貢献した重要な心理活動と思われます．太古の昔から生命の存続にかかわるような状況（肉食動物に遭遇するなど）を不安という感情を働かせていち早く察知し，次いで闘争か逃走 fight or flight の行動をとることによってかろうじて生き延びてきた時代が長年にわたって持続していたのです．今，人類は肉食動物に襲われる恐れはなくなっていますが，現代社会のさまざまなストレスに遭遇した時に不安感が必要以上に生じてしまう人たちがいます．それを不安症と呼びます．昔は不安神経症と呼ばれていました．なお従来の精神医学では，「不安」とは特定の対象をもたない漠然とした恐れの感情であると定義し，他方，特定の対象への恐れの感情を「恐

怖」と定義し，不安と恐怖とを区別して使用していました．

　生物学的には人や動物の不安感情は大脳の奥の辺縁系に存在する，扁桃体 amygdala の機能と関連しているとの説が有力です．

　DSM-5 では不安症群／不安障害群を，さらに以下の障害に細分しています．

分離不安症／分離不安障害 separation anxiety disorder

　小児に生じる不安症で，愛情の対象となっている人物（例えば親など）から別れることへの過剰な不安を示す状態です．その結果，不登校などの問題行動を起こすことになります．

選択性緘黙 selective mutism

　これも小児にみられるものです．自宅にいる時に家族の前では普通に話をするのですが，学校などで先生や友達など他者とは全く話をしない状態をさします．過度の内気といっていい状態です．親が過保護すぎることがあるとされます．大人の社交不安症との関連が強い病態です．

限局性恐怖症（特定の恐怖症）specific phobia

　高所，飛行機に乗る，動物（昆虫など），注射，血液，鉛筆や刃物などの先の尖った物（尖鋭恐怖）など，ある特定のものへの恐怖を示すものです．本人は自分の反応が不適切で不合理だと認識しています．これは女性に多いようですが，日常生活まで障害されることはあまり多くはないようです．

社交不安症／社交不安障害（社交恐怖） social anxiety disorder (social phobia)

　対人関係状況への恐怖を示すものです．他人からの注視を浴びる状況を恐れる，あがり症のひどい状態のことです．人々の注目を浴びるのが恐い，初対面の人や偉い人の相手をするのが苦手，人前で話したり，食事をしたり，字を書いたりするのが苦手といった症状が出現します．あらたまった席でスピーチができず赤面してしまうことを恐れる，汗をかく，言葉につまるといった症状がよく出現します．公衆トイレで緊張して用をたせないという人もいます．人の視線が気になる，あるいは自分の視線がきつすぎて人に迷惑をかけているような気がする（自己視線恐怖という）などを悩む人もいます．

　また自分がそのようなあがった状況になっていることが，他者にわかってしまうことを苦痛に思っています．自分が他人から否定的に評価されることを恐れる心理もあります．

社交不安症は思春期・青年期の病理という特徴があり，30歳を過ぎると症状が軽快する傾向があります．

　この社交不安症に対しては，わが国ではかねてから対人恐怖症という病名が使用されており，以前にはこのような病態は日本人に多い神経症であって，その理由としては日本人の他人の思惑を気にしやすい文化的背景があるのではないかと考えられていたことがあります．すなわち，日本は単一民族が長期にわたって比較的平和な農耕社会を営み，その結果，周囲との協調関係を大切にする文化風土が成立し，他人に迷惑をかけてはならないと気配りをし，また他人からどのように見られているかに気を使う文化があるというのです．

　ところが，最近では社交不安症はアメリカ人にも多い病態であって，その生涯有病率は3〜13％程度と，かなり多いということがわかってきました．したがって社交不安症が日本人特有の神経症という見方はうすれつつあるようです．

　しかし，これは私見ですが，アメリカ人の社交不安症の原因としては，アメリカのような競争社会では人前でしっかりとスピーチができないと社会的に脱落してしまうことがきっかけとなっている可能性が強く，もしかすると日本人における気配りのしすぎから生じる対人恐怖症とは異なった要因があるのではないかとも思っています．

　かつて，わが国の精神医学者は，対人恐怖症者の対人緊張は家族のような親密な関係の人や，全くの他人（例えばたまたま立ち寄ったコンビニの店員）に対しては生じにくい反面，ある程度見知った中間的な人間関係（例えば学校での級友）の人に対して生じやすいことが特徴的であると指摘していました．このような事象が欧米人の社交不安症者にも見いだされるのかどうかは興味があるところです．

　最近のDSM-5にも社交不安症と関連して，日本の対人恐怖症 Taijin kyofusho の病名が記載されました．この対人恐怖症は，自己臭恐怖 Jikoshu-kyofu や自己視線恐怖のように自己の症状や行動が他人を不快にさせている恐怖と関連しているとの指摘もなされています．欧米の社交不安症とわが国の対人恐怖症との関連を探る研究は，欧米と日本の対人関係のあり方の相違を探る手がかりとなるように思え，今後の展開が期待されます．

パニック症／パニック障害 panic disorder

　はっきりした理由がないのに，急に強い不安感がわき起こり，苦悶状となるもので，頻脈，発汗，ふるえ，息苦しさ，胸の不快感，異常感覚（手足のしびれ），死んでしまうのではないかといった恐れなどを伴います．1回の発作は数

> **症例　パニック症**
>
> 25歳の女性.
>
> 　専門学校卒. 歯科医院勤務. 生来小心で, 心配性であったがこれまで特に精神科的問題はなかった. たまたま前夜, 友人と遅くまで会食, 飲酒し, その日は朝遅く起床して遅刻しそうになり, 空腹のまま, 満員の通勤電車に乗り込んだ. 暑い初夏の日で, まだ冷房が入っておらず, 気分の悪さを感じていたが, ふと胸がドキドキしている状態であることや, 息苦しさも感じるようになった. その症状が気になり始めると, ますます空気が吸えない感じが強くなり, このままでは窒息死するのではないかとの不安感が極度に高まり, あわてて次の停車駅で下車した. 10分ほどベンチに座っていたところ, どうにか不安や息苦しさはおさまったが, その日は具合が悪いとのことで欠勤した. ところがそれをきっかけに, 通勤時, 上記のような発作が時々生じるようになった. さらに, いつまたそのような強い不安発作が起こるかもしれないと思うとそれだけで漠然とした軽度の不安が生じ, さらにゆううつな気分も生じた. ついに退職に追い込まれることとなった. やがて電車のみならず, 混んだスーパーや劇場にも出かけられなくなって, 数年も経過する状況となった. 家族の勧めで精神科を受診し, パニック症との診断を受ける. SSRI投与と認知行動療法を受け, 徐々に症状は軽快し, また別の医院での勤務を始めるようになっている.

分間程度です.

　しかし, パニック発作が何回も起こるようになると, 患者はいつまた強いパニックに襲われるかという予感におびえるようになるのですが, これを予期不安といいます. 放置しておくと何事も手につかなくなり外出が苦手になってきます. 二次的にうつ状態になる人も多くいます.

　発作を起こす前に何らかのストレスのあった人が多いとされます. その反面, パニック症にはある程度の遺伝性が存在することや, 脳の扁桃体に関連した神経機構の異常が関与するとされ, 本症発症には生物学的要因が大きいとの指摘があります.

　生涯有病率は 1.5 〜 3.5% です.

　パニック発作は後述の広場恐怖症を合併することがよくみられます.

広場恐怖症 agoraphobia

　広場恐怖症とは agoraphobia の直訳です. アゴラとはギリシャ語で大勢の人が集う繁華な場所を意味します. このような場所が苦手な状況を広場恐怖症というわけです.

　公共交通機関（電車, バス, 飛行機など）, 広い場所（市場など）, 囲まれた

場所（店，映画館），列に並ぶなどの状況を恐れることが多くみられます．症状が悪化すると，群衆の中が苦手になり，家に引きこもるようになります．買物に行けない，通勤電車に乗れないといった状況になれば日常生活に支障がでてきます．このような患者は長時間閉じ込められた状況が苦手ですのでMRIのような検査が受けられなかったりします．

かつて使用されていた"閉所恐怖"という症状もこれに含まれてきます．

また広場恐怖症はパニック症と結びつきやすく，上記の場所でパニック発作を生じやすいのです．

全般不安症／全般性不安障害 generalized anxiety disorder

パニックほど強くはない不安感が長期間持続するような状態です．さまざまな些細な出来事への心配，たえず続くいらいらや落ち着きのなさ，集中困難，疲れやすさ，不眠などが持続します．中年の女性に多い傾向があります．

原因として慢性の環境ストレスが関連していることが多いとされます．

生涯有病率は3〜5％とされています．

強迫症および関連症群／強迫性障害および関連障害群 obsessive-compulsive and related disorders

強迫症／強迫性障害 obsessive-compulsive disorder：OCD

ある特定の考えがわき起こり（強迫観念），それを打ち消すためにさまざまな行為をしてしまう（強迫行為）症状を出すものです．戸締まりや，ガスの元栓をしめたかが気になり，何回も確認するなどが典型的です．その考えは本人にとって侵入的で不適切なものと体験されており，また，そのような考えがばかばかしいことがわかっており，気にしまいと努力してもこだわりが消えないという特徴があります．したがって一般的に病識はあるのですが，一部の重症な人は病識がなくなり，妄想的信念にまで至ることもあります．

また一部の患者は，家族など周辺の人にも自分の強迫症状をおしつけることがあり，周囲の人たちを困らせ疲弊させることがあります．例えば，不潔なことが気になる人は，家族に対して，自らの手がきれいに洗えているかについて何回も確認を求めたりします．

表10のような症状が出ることがよくあります．

生涯有病率は2〜3％とされます．また20歳くらいの青年期に発症しやすいとされます．

表10 強迫症に出現しやすい症状

・火の始末や戸締まりが気になる．
・車などを運転していて人をひいてしまったのではないかと考えてしまう．（このような思考を加害恐怖ともいう．統合失調症などで他人から迫害されると考える被害妄想が出現することと対照的）
・厳粛な場所で猥褻な言葉を口に出してしまうのではないかと心配する．
・仕事について誤りがあったのではないかと心配になり確信がもてない．
・汚染や不潔なことが気になる．そのため手を洗い続けたり，お風呂に長時間入り続けたりする．
・順序や左右対称が気になり，常に自分なりのやり方で整理，整頓されていないと気がすまない．
・日本人では4（死）や9（苦），西洋人では13など特定の数字が不吉だと気になる．

　強迫症状は軽度であれば健常者にも出現することがあります．私はよく看護学科での講義の時，「最近注射薬を間違えたり，患者さんを取り違えたりするようなとんでもない医療ミスが多くて困るのですが，皆さんも看護現場においては少し強迫的と思うほど，自分の行動を確認してください」などと言うことがあります．しかし，そう述べた後で，これは強迫症の傾向をもった学生には症状を悪化させることになったのではないかと，強迫的に心配することもありました．
　強迫症状はまた，うつ病や統合失調症の患者に出現する場合もあります．

　強迫症は以前は強迫神経症と呼ばれており，したがって心因性精神障害の中に含まれてきました．このタイプの神経症は，フロイトなどの精神分析学派によると，幼児期のトイレット・トレーニングと関連して形成された強迫性格が背景にあるとされます．強迫性格の特徴は，几帳面，柔軟性の乏しさ，些細なことにこだわることなどです．この傾向が重くなると強迫性パーソナリティ障害ということにもなります．しかし，そのような病前性格と関係なく発症する患者も多く見られ，DSM-5では強迫症と強迫性パーソナリティ障害との関連はそれほど強くないと記載されています．

　また，最近では，このような心理学的考えよりも，強迫症の生物学的原因を重く見る説が強くなっています．例えば，親子で似たような強迫症状を生じているなど，血縁者内で強迫症が集積することがあります．したがって何らかの遺伝性の存在が強く示唆されていますが，単一の遺伝子異常によるものではありません．
　強迫症は過去にチック（子供に起こる不随意運動，まばたき，咳払いなど）症状を持っていた人が多いことが指摘されており，そのことから本症の病態には線条体（大脳の奥にあり，運動機能を不随意的に調節する部位）の機能障害が存在するとの説が有力です．

> **症例　強迫症**
>
> 　35歳の男性.
> 　元来, 完全主義的性格. 物事をキチンと正確に行わないと気がすまない.
> 　学生時代に妙に不潔なことが気になり, 手洗いの回数が増えたことがあったが自然に軽快したという. 会社就職後, 仕事を正確に行おうとの意識は強く, そのことに気を使いすぎて自分でも苦になることがあった. ある時, 些細なミスを上司に指摘されたが, それをきっかけとして仕事に過ちがあるのではないかと何回も確認するようになり, そのため仕事の能率が低下し始めた. 時に同僚に自分の仕事に誤りはないかと確認を何回も求めることがあり, 周囲をあきれさせることがあった. 最近になって自宅での電灯のスイッチ, 入り口のドアの鍵が気になり始め, 頻回に確認するようになった. 朝, 家を出ても戸締まりが気になり, 途中で戻って戸締まりを確認しなければならなくなった. 営業で外出し車を運転している途中で, 通行人に行き合うと, 車でひいてしまったのではないかと気にし始め, 通り過ぎて何キロも走ってから再び元の場所に戻って事故がなかったことを確かめなければ気がすまないようなこともあった. このようなことを気にするのは心配のしすぎであって, 自分でもばかばかしいとは思っていても確認しなければ気がすまないのである. 友人に相談し, それは精神科で診てもらったほうがいいのではないかといわれ, 受診したという.
> 　問診の結果, 典型的な強迫症と診断された. SSRI投与と認知行動療法を受け, 徐々に症状は軽快し, 何とか会社勤務は継続できている状況である.

　さらに治療ではSSRI（Selective Serotonin Reuptake Inhibitor, 選択的セロトニン再取り込み阻害薬）という脳内のセロトニンという神経伝達物質の機能を増加させる薬物がかなり有効なことが知られるようになり, その結果として脳内セロトニン系の異常が存在することも示唆されています.

　このように強迫症は, 現在では脳の生物学的な機能異常である可能性が大きいとされています.

　さらにDSM-5では強迫症関連障害として以下の病態があげられています.

醜形恐怖症／身体醜形障害 body dysmorphic disorder

　他者の目には認識できないような極めて些細な身体上の外見に欠陥があることを悩むものです. 美容整形手術を受けることが多くみられます. 思春期の若い人に多くみられます. わが国では対人恐怖症の一型とされていました.
　米国のDSM-5には醜形恐怖症の一亜型として筋肉醜形恐怖の記載があります. これは実際には筋肉質の体型であるにもかかわらず, 自分の身体にはたく

ましさが足りないと悩み，過剰に運動して時に身体の損傷まで引き起こすことがある病態で，男性に多いとのことです．このような病態は日本ではあまりみあたりません．マッチョな身体にあこがれる米国人男性に特有な病態のように思われ興味がもたれます．

ためこみ症 hoarding disorder

持ち物が捨てられず，ためこむ人たちのことです．ゴミ屋敷騒動を引き起こすようなことがあります．

抜毛症 trichotillomania

繰り返し自分の体毛（髪の毛など）を引き抜く結果，体毛が喪失してしまうのですが，その行為をやめようと思ってもやめられません．思春期の女性に多く出現します．クロミプラミンやSSRI（選択的セロトニン再取込み阻害薬）というセロトニン機能を高める抗うつ薬が有効なことがあります．

身体症状症および関連症群
somatic symptom and related disorders

DSM-5では以下の病名がこのカテゴリーに含まれます．後述の変換症（転換性障害）もこの中に分類されています．

身体症状症 somatic symptom disorder

DSM-ⅣやICD-10では身体表現性障害 somatoform disorder という病名です．
さまざまな身体症状（疼痛も含まれます）を苦痛をもって訴え，その身体症状について過剰に心配しすぎている状態です．実際の医学的疾患と関連することも，関連しないこともあります．身体を診療する科を繰り返し受診する傾向があります．
疼痛には心因が関係していることがあります．例えば，近年，腰痛の多くは心理的ストレスが関係している心因性腰痛症であることが指摘されています．

病気不安症 illness anxiety disorder

以前は心気症 hypochondriasis と呼ばれました．自分が重症の病気になっているとのとらわれが強い状態ですが，身体症状は存在しません．また医学的診察や検査を行っても深刻な身体疾患は見つけられません．きっかけとしては，知り合いが病気になったり，病気についての報道に接したりすることが，大きく

影響することがあります.

このような人たちは病院で身体的検査を受けて異常がないといわれても安心できず,病院を転々とする傾向があります.

人間は誰でも健康で長生きしたいという望みをもっているので,身体の調子に気を使うのは常識的なことではあります.身体のことを心配して絶えず検査を受けていると,本当に早期がんなどが発見されて一命をとりとめることもありうることでしょう.しかし,病気不安症(心気症)という神経症レベルにまで心配しすぎるのも行きすぎであって本人にもつらいものがあります.フランスの作家モリエールの『気で病む男』という戯曲は病気不安症(心気症)の人物が主人公になっています.

作為症／虚偽性障害 factitious disorder

自らが体の病気をねつ造することです.自ら身体を傷つけたり,毒物を飲んだりしてあたかも病気や怪我をおっているように装い,治療を求める人たちがいます.身体の痛みなどさまざまな症状を偽装し,実際に外科で何回も手術を受けたりすることもあります.かつて,このような病態はミュンヒハウゼン症候群と呼ばれたことがあります.嘘ばかりついている,ほら吹き男爵という物語がありますが,その主人公のミュンヒハウゼン男爵の名前に由来します.場合によっては,自分の子供を傷つけて(児童虐待の一種です),病気のように装わせる親がいることがあり,これを「代理人によるミュンヒハウゼン症候群」と呼びます.このような人はパーソナリティ障害の範疇にも入るでしょう.多くの患者の中にはこのような人も含まれているということは頭の片隅にでも入れておく必要があります.動機は不明瞭なことが多いとされます.しかし通常,それによって何らかの報酬を得ようとはしていないので,その点で,何らかの利益を得ようと意図的に症状を訴える詐病とは異なるとされます.

解離症群／解離性障害群 dissociative disorders と 変換症／転換性障害 conversion disorder

これは昔の診断名では一括してヒステリー hysteria と呼ばれたものです.

ヒステリーという病名は一般的に使用される場合と医学的に使用される場合とではずいぶん異なった意味をもっています.一般的には例えば,ご主人の帰宅が遅い時など,奥さんが癇癪を起こして,「お父さんの帰りが遅いのは浮気でもしているからでしょう」と怒り出し,お皿でもぶつけるような場合に「お母さんがまたヒステリーを起こしている」といった使い方をしています.しかし,

医学的にはそのような意味は全くなく，あたかも脳神経系の器質的な病気によって生じるような症状を，心因性に生じている場合をさすのです．

人は自分が何をしようとしているのかを意識し，何をしたのかを記憶し，自分が何者であるかという同一性をもっていますし，また全身の運動調整も自分の意志で行っています．こうした機能が心因性に器質的な身体疾患の存在なしに失われるものを昔はヒステリーと診断してきました．

さらにヒステリーの中でも意識障害的症状を主にするものを解離症，運動・感覚障害を主にするものを変換症（転換性障害）といいます．

解離症とは意識や人格の統合が一時的に失われるという意味があり，変換症には無意識的な心理的葛藤が随意運動系や感覚系の身体症状に置き換えられるという意味があります．変換症の形成における無意識的メカニズムの解明に大きな役割を演じたのはフロイトです．

ヒステリーという用語はギリシャ語の子宮を意味するヒステラという言葉に由来しています．これはヒポクラテスがヒステリーの原因は体内で子宮が動き回ることが原因であると述べたことに由来しています．しかし，ヒステリーは女性だけでなく男性にもある病気ですし，またこの用語が一般で使用される場合と医学的概念とは内容が異なっていますので，適切な病名ではないとの意見が強まり，近年，解離症と変換症（転換性障害）という病名に変更されたのです．

なおDSM-5分類では解離症と変換症（「身体症状症および関連症群」の中に含まれている）とは異なったカテゴリーに分類されていますが，両者は併存することが多いと記されています．ICD-10では解離性（転換性）障害として同一のカテゴリーにまとめられています．

原因として心的外傷，解決困難な問題，対人関係上の問題がこれらの障害の発生のきっかけになることが多くみられます．つまり明確な心因性の精神障害です．

このような障害の患者には「疾病への逃避」ないし，「疾病利得」という心理がみられるとの説がありました．人間は，誰でも病気などにはなりたくないと考えるのが普通です．しかし反面，病気になるとその人にとって有利な面も出てきます．例えば，病気になると周囲の人も気を使い，患者に対して，仕事を楽にしてあげる，もっと親切に接してあげるなどの行動をとるようになります．患者はそのことを無意識的に期待して病気の中に逃げ込む心理があるというのです．

具体的にさらに次のような症状を出します

解離症

意識，記憶，同一性，行動などの統合が破たんした状態のことです．意識障害のように見えても器質的な原因はなく心的外傷が原因の心因性疾患です．

■ 解離性同一症／解離性同一性障害（dissociative identity disorder, DSM-5），多重人格障害（multiple personality disorder, ICD-10）

全く別人であるかのように振るまう状態が複数存在するものです．ある人格から突然，別の人格に入れ代わり，その時には前の人格の時に起こった出来事は記憶していません．このような状態が本当にあるものか疑問をもつ学者もいます．それほど多いものではありませんが，やはり現実にもあるようです．原因として幼児期に虐待を受けた人に多いとの説があります．幼児期に虐待されると，幼児はそのような状態に耐えられず，虐待されているのは自分ではなくて，別の人であるという具合に考えて自分を防衛しようとする心理が働き，それが積み重なると後に多重人格障害を生じるというのです．

■ 解離性健忘 dissociative amnesia

外傷的な出来事やストレスの強い出来事に関連したことを部分的に忘れるものです．

時に，自分の姓名，住所，職業，これまでどのような生活をおくってきたかなど自分についての全ての履歴（エピソード記憶といいます）を忘却する全生活史健忘という状態を生じることがあります．その際，日本の首都が東京であるなどの一般的知識（意味記憶），あるいは箸の使い方といった日常の生活習慣（手続き記憶）などは忘れません．この病気はそれほど多いものではありませんが精神科診療を長いこと行っていますと，時に遭遇することがあります．心因はきわめて強力なものであることが多く，例えば犯罪などがからんでいることがあります．

上記の全生活史健忘と関連することが多いのですが，心理的ショックを受けた後，突然に失踪，放浪し，放浪期間中はそれ以前にどのような生活をしていたか思い出せない人がいます．これを解離性遁走（フーグ）dissociative fugue といいます．

ここで記憶の分類について述べておきます．記憶は短期記憶と長期記憶に分かれます．短期記憶とは秒から分単位で測定される記憶であり，長期記憶はより安定した永続する記憶で数日から数年を単位とする記憶です．長期記憶はさらに宣言的記憶（陳述的記憶）と手続き記憶とに分けられます．宣言的記憶はさらに意味記憶（言語，社会常識，専門的知識）とエピソード記憶（個人の生

活史, 思い出) とに分けられます. 手続き記憶は自転車の乗り方など身体で覚え込み, やり方を意識しないでも思い出すことができる記憶のことです.

また健忘とは一定期間の出来事が思い出せない状態をさす用語ですが, 解離性 (心因性) に健忘を生じることは稀です. 健忘の原因の多くは, 器質的脳損傷の結果, 意識障害におちいっていた期間の出来事を思い出せない場合です.

■ 解離性昏迷 dissociative stupor

強いストレスが心因となって生じた昏迷状態をいいます. 昏迷とは意志の表出や自発的な行動がなくなる状態のことで, 寝たきりとなり刺激しても反応がなくなるので意識障害のようにみえるものの, 真の意識障害ではなく患者は昏迷の間, 周囲に起こった出来事をわかっており, よく記憶していることがあります. したがってこのような患者の周囲にいる人は, 不用意な発言をしないように注意しなければなりません. 昏迷を起こす原因としては心因性の他に, 統合失調症や重症のうつ病でも生じることがあります.

■ トランス trance, 憑依 (ひょうい) 障害 possession disorder

トランスとはコンサートでの熱狂や瞑想での意識変容状態のことですが, 病的なものではありません. 他方, 憑依とは霊魂, 狐狸などに取り憑かれているような状態になるもので祈祷の時などに生じるものであり, 祈祷性精神病と呼ばれることがあります.

■ 解離性もうろう状態

もうろう状態とは意識野の狭窄を起こした状態と定義されています. もうろう状態の間, 患者は普段の人格とは異なる異質な言動を生じますが, 始まりと終了がかなりはっきりとしており, もうろう状態から脱した後, 患者はその間に起こった出来事を記憶していません. もうろう状態は解離性障害として心因性に起こることもありますが, 多くの場合はてんかんのような器質的な脳の病気で生じます.

解離性もうろう状態とは心因性に周囲を誤認し, 行動にまとまりを欠くような状態になるものです.

この一種にガンザー症候群 Ganser's syndrome と呼ばれるものがあります. これは刑務所などに長期間収容された結果として心因性に生じるもので, 拘禁反応とも呼ばれます. 症状としては小児症 (子供のような甘えた態度や話し方) や的外れ応答 (質問に対してでたらめな返答をする) などを生じ, 仮性 (偽性) 認知症 (痴呆) pseudodementia とも呼ばれます. 認知症 (痴呆) のようにみえるが実際は認知症 (痴呆) ではないという意味があります.

オウム真理教事件の麻原彰晃こと松本智津夫死刑囚が, 周囲の人との意思疎通が全くできない状況になっているとのことです. 精神鑑定医が, その精神症

状について偽性痴呆と診断したと報道されていました．

変換症／転換性障害（機能性神経症状症 functional neurological symptom disorder）

　無意識的な葛藤が随意運動系や感覚系の身体症状に置き換えられるものです．症状として主に運動・感覚障害を生じるのですが，器質的な原因はなく心因性です．女性に多くみられますが，男性にも出現します．
　一見，神経疾患のように見えますが，神経疾患で生じるはずの症状と一致しません．運動麻痺，異常運動，感覚脱失，視覚障害，視野障害，失声（声が出なくなって話せない），けいれん発作，失立失歩（立ったり座ったりできない状態）などの症状が心因性に出現します．のどに玉のようなものがつまっていると訴える人がおり，これをヒステリー球といいます．器質的所見を検索してもみつかりません．しかし，器質的な病気のある人に，さらに心因性に転換症状が重なって出現するようなこともあります．器質的な脳の病気に罹患すると健常者よりも心理的に耐える力が脆弱となり，心因的反応をむしろ生じやすくなることがあるのです．
　かつて美智子上皇后が失声症状を生じたと報じられたことがあります．その背景には宮中での余人にはうかがい知れぬ苦労があったのだと推察できます．

　ところで，身体症状症（身体表現性障害）にしろ，変換症にしろ心因性に身体的症状を生じるわけですが，その際，器質的病気が本当に存在しないのかどうか十分に検査する必要があることはいうまでもありません．
　当初興奮などの精神症状を生じ，心因もあるように思われたのでヒステリーと診断されたものの，しばらく経過をみているうちに，発熱やはっきりとした意識障害などを生じ，ウイルス性脳炎と後で判明するといったこともありうることです．
　器質的病気を心因性の病気と見誤るほうが，心因性の病気を器質的病気と見誤るよりも罪は重いと考えるべきでしょう．

その他の神経症性障害

離人感・現実感消失症 depersonalization/realization disorder（離人神経症）

　自分の感情，身体，感覚あるいは周囲に対して，生き生きとした現実感をもっ

て感じられない状態を離人感 depersonalization といいます．対象物が何かベールをかぶったように感じられ，実感として感じられません．この状態が長期間持続することを悩む状態を昔の病名では，離人神経症といいます．DSM-5 では解離症群の中に含まれています．離人感は時に健常者でも起こることがありますし，統合失調症やうつ病で生じることもあります．

抑うつ神経症

ほとんど1日中持続する比較的軽度の抑うつ気分が長期間続く慢性的状態です．今では気分変調症 dysthymia ないし持続性抑うつ障害 persisitent depressive disorder といい，うつ病と関連した病態であるとの考えが強くなっています．ICD-10 では気分障害に，DSM-5 では，抑うつ障害群の中に含まれています．

心的外傷およびストレス因関連障害群
trauma- and stressor-related disorders

上記の神経症性障害には心理社会的ストレスが発症の一因をなしている可能性はあるのですが，それに加えて，患者の性格的あるいは素質的な問題も大きく関与しています．これに対し，急性ないし慢性の心理社会的ストレスが明らかに直接的原因として作用している病態があり，これをストレス因関連障害といいます．これには重度ストレス反応と適応障害が含まれます．以前はこれらを心因反応と呼んでいました．

重度ストレス反応

自分または他人の生命に危険が及ぶような急激かつ強烈な状況を体験したためにもたらされる一連の心身の障害をさします．症状の持続が短時間でおさまり一過性のものを急性ストレス障害 acute stress disorder，4週間を超えて症状が続く場合を心的外傷後ストレス障害 post-traumatic stress disorder：PTSD といいます．

戦争，大災害，犯罪に遭遇し，自分の生命が危うく失われるような体験をしたり，親しい知人や家族が眼前で死亡するのを目撃するような恐ろしい体験がきっかけとなります．このような事態に遭遇すれば，おそらくどんなに精神的にタフな方でも一時的には強度の不安におそわれ心理的苦痛を生じるでしょう．むしろそのような状態でも平然としている人がいたら，そのほうが異常である可能性が強いといえるかもしれません．例えば，統合失調症の人格荒廃が強い状態なども考えなければならないでしょう．

表 11　PTSD の症状

① 外傷の再体験（侵入的症状）
　　体験した凄惨な記憶がまざまざと再現し（フラッシュバック），悪夢にうなされる．
② 回避
　　事件，事故と関係のある状況を回避する．
③ 認知や気分のマイナス方向の変化
　　物事についての否定的な考え，活動の低下，幸福感が感じられないなど．
④ 覚醒亢進
　　怒り，集中困難，警戒心，不眠など．

　ところで，一時非常な混乱におちいった人もそのような時点から時間が経過すればやがて徐々に回復していくのが普通です．人間のこころの回復力はかなりのものです．しかし，その中の一部の人は長期にわたってこころの傷の後遺症に悩むことになります．それが PTSD です．

　かつてアメリカでベトナム戦争の帰還兵がこの症状に苦しんだところから注目されるようになり，米国の DSM にも掲載されるようになりました．

　症状は**表 11** のようにまとめられます．

　ところで同じ凄惨な体験をしても PTSD を発症する人と，しない人がどのように分かれるのかは今後の研究課題です．それと関連して PTSD と診断された患者の脳の海馬という部分（記憶に関連する部位として知られています）には健常者と比較すると軽度の萎縮がみられるとの報告もあります．これは強いストレスに遭遇すると生体を防御するため副腎皮質から糖質コルチコイドというステロイドホルモンが分泌されるのですが，そのステロイドホルモンが過剰の場合はかえって海馬の神経細胞を傷害するためであると説明されています．この報告が事実としますと，心因性精神障害であっても脳の器質的病変が関与するのではないかとも考えられ，興味がもたれるところです．

　なお最近は PTSD という病名が簡単に使用されすぎる傾向があることも注意すべきことです．PTSD はあくまでも，上記の定義にのっとった経過や症状を示す患者のみに使用すべきものです．したがってそれほど，多い病気ではありません．

　近年，PTSD などのトラウマ（心的外傷）が原因の精神障害に EMDR（eye movement desensitization and reprocessing，眼球運動による脱感作と再処理法）が行われることがあります．これは患者にトラウマとなった記憶を思い出させながら，左右の眼球運動を行わせると，トラウマ体験によって生じた苦痛が和らいでいくという治療法です．この治療法の有効性はあるようですが，その作用メカニズムはまだよくわかっていません．

適応障害 adjustment disorders

はっきりとした，ありふれた生活上での事件（死別，退職，職場環境の変化，離婚，失恋，解雇など）が心理的ストレスとなり生じる不適切な心理的，行動的反応です．このような軽度のストレスは日常誰にも起こりうるものですし，大多数の人は一時的におちこむようなことがあっても立ち直るものですが，精神的に脆弱性のある人には障害を生じることがあります．しかし，ストレス要因がなければこのような状態は起こらなかったであろうと考えられるものをさします．

軽度の不安，抑うつ，心配などの精神面での症状が主です．児童では怠学，暴力行為などの素行症を生じることもあります．

雅子皇后が皇太子妃時代に適応障害と診断されてからこの病名が有名になりました．やはり，さまざまなストレスが原因となったであろうことが推察されます．

反応性アタッチメント障害／反応性愛着障害 reactive attachment disorder

養育者によるネグレクト（育児放棄，育児怠慢）や虐待が原因で，大人へのアタッチメント（愛着）行動を示さなくなった子供のことです．

C. 神経症とストレス関連障害の治療

薬物療法

神経症圏内の患者には従来，主に抗不安薬（ベンゾジアゼピン系薬剤）を使用してきました．ジアゼパムなどが代表です．

最近，強迫症，パニック症，社交不安症，PTSD などに SSRI（選択的セロトニン再取込み阻害薬，脳内のセロトニンだけの機能を増加させる薬）という抗うつ薬が有効であるとされ注目されています．

他方，解離症や変換症（転換性障害）に特に有効な薬物はありません．しかし，解離性健忘や解離性昏迷にベンゾジアゼピン系薬剤を静脈注射すると有効な場合もあります．

環境調整と精神（心理）療法

まず患者にとって心理的負担になったと考えられる環境の調整を図る必要があります．職場での不適応なら，口喧しい上司から離して別の部署に配置転換するといったことです．

さらに支持的精神療法を行い，患者の気持ちの支えとなって，不安・緊張を軽減させることが必要です．

それに加えて，以下の特殊な精神療法──自律訓練，行動療法，認知療法，精神分析療法，森田療法，内観療法などが，必要に応じて施行されます．

最近は特に認知行動療法がさまざまな神経症圏内の障害に有効性があるとして用いられることが多くなってきました．例えば，強迫症，社交不安症，パニック症などが適応です．

混んだ通勤電車の中でパニック発作を起こすような広場恐怖症を伴うパニック症の患者を例にとってみましょう．重症の場合にはその症状のため，出勤できなくなるなど生活に差し障りがあるほどになっています．しかし，そのような人でも昼間の空いた時間帯で，付き添いをつけて，各駅停車の電車ならば駅の間の距離も近いことから，パニックを起こさずに乗ることが可能なことがあります．その場合まず，空いた各駅停車の電車に付き添いをつけて乗ることを繰り返してもらい，パニックが生じないという勝ち癖をつけてから，徐々に混んだ電車，駅間の距離の長い電車に乗ってもらうように訓練していき，最終的に付き添いなしで通勤電車に乗れるようにするという治療法です．

通常は最初に患者と治療者が協力して，上記のように不安を引き起こす状況を軽いものから重いものまでの段階をまとめた不安階層表を作成します．次いでこの表に従って患者に行動を実践してもらうのです．

このような行動療法の治療効果はかなり優れていることが明らかになってきました．

行動療法も含むさまざまな精神療法については後で，また詳しく述べます．

なお神経症や適応障害などでは，障害を乗り越えた人はその後，人間的に成長する面ももっています．事実，有名人で若い頃に神経症的であった人は多くいます．精神医学者の森田正馬も自らが神経症を患っており，その神経症を克服する過程で患者たちとともに森田療法を開発したといわれています．とかく精神障害というとネガティブな面のみが強調されがちですが，人間には精神的弱点を克服し，さらにそれを乗り越えて伸びていく可能性ももっているのだということは認識しておく必要があります．

また昔の精神科医の回想録などを読みますと，第二次世界大戦中の日本においては，戦場におもむいた兵士には神経症症状が多くみられたものの，銃後の一般国民の間での神経症圏内の患者の受診率は非常に減ったという記述などもあります．戦時中のような非常事態下にあっては，くよくよと思い悩んでいる余裕もないほどの状況が神経症を減少させたという見方もできるかもしれません．

　神経症患者への対応としては例えばパニック症ではたとえどのように症状がひどくても死ぬような病気ではないことを説明し，安心を保証することが大切ですし，またそれと同時に患者の苦しみに対しては同情と共感をもって接していく必要があります．原因を過剰に追求することは無意味なことが多く，患者自身が一番困っているのだということを理解し，ねぎらうことが重要です．また治療には時に時間がかかるものだということを患者および周囲の人に理解してもらい，治療に取り組める環境を整理することも必要です．

II 心身症
psychosomatic disorders

A. 心身症とは何か

　はっきりとした身体の病気があり，その病気の原因や経過に心理的要因が重要な役割をもつものを心身症といいます．

　私たち人間の体内の状況（内部環境）は絶えず一定の状態に保たれています．例えば，体温は腋の下で測定すると 36℃ 台ですし，体液の pH は 7.4 という弱アルカリ性です．このような状況を恒常性 homeostasis が保たれているという言い方をします．そのように恒常性を保つ仕組みは脳の中の視床下部に中枢がある自律神経系と内分泌系（ホルモン）とが司っています．外部から強いストレス（心理的なものだけでなく，温度，騒音などの物理的なもの，有害物質などの化学的なもの，細菌などの生物学的なものも含まれます）が加わって恒常性が乱されるような事態が起きると，自律神経系と内分泌系とが動員されて生体を防御しようと働きます．ところがストレスがあまりに強すぎるとその防御機構が崩れて自律神経系，内分泌系さらには免疫系の変調をきたしてさまざまな身体疾患が発症します．このような仕組みで心理的ストレスがその発症や経過に影響する身体疾患を心身症といいます．

　なお自律神経とは人間の意志と関係なく内臓の動きを調節している神経系です．胃や腸などの消化器，肺や気管支などの呼吸器，心臓血管などの循環器はみな自律神経という神経の支配を受けています．自律神経は副交感神経と交感神経の 2 つに大別され，この 2 つの神経系が多くの臓器を二重に支配しています．副交感神経は一般に身体が休息し，また食物を摂取している時に活発になります．すなわち血圧，心拍は低下し，消化器の動きは活発になります．排泄も副交感神経によって促進されます．交感神経はこれに反し，外からの危機にさらされた時などに活性化され，闘争か逃走 fight or flight を行うために活動します．血圧は上がり，動悸がし，気管支が拡張して空気を肺に吸い込む一方，消化器の動きや排泄は抑えられます．

　主な心身症には次のような病気があります．
　気管支喘息，本態性高血圧症，消化性潰瘍，過敏性腸症候群（ストレスによって下痢，便秘を繰り返すような人），慢性蕁麻疹，円形脱毛症，インポテンス，

頭痛，線維筋痛症（原因不明の全身の疼痛を起こす病気），口内炎，メニエール症候群（耳鼻科的なめまいを主症状とするもの）などです．

　胃潰瘍の根本原因について昔はもっぱらストレスと考えられていたのですが，今では胃酸の中でも生きていけるピロリ菌感染によって胃壁が攻撃されることが最も大きな役割を演じていることがわかっています．ピロリ菌感染がないとストレスがかかっても胃潰瘍は発症しないようです．しかし，ピロリ菌感染者の全ての人が胃潰瘍になるわけでもありません．ピロリ菌感染によって胃壁が弱っている人に，さらにストレスが加わると胃酸分泌が自律神経系を介して増強され，その結果，胃壁に穴があいて胃潰瘍の発症に至るということが明らかになってきたのです．

B. 心身症と性格

　心身症を生じやすい性格が提唱されています．これをアレキシサイミア（alexithymia，失感情症）といいます．これは感情を言語化することができず，感情や葛藤を言葉で表現できないといった性格のことです．心身症患者は面接者に内的な気持ちよりも，外的な出来事に関したことのみを述べることが多いといいます．つまり心身症患者では内的感情を抑えて過剰適応の傾向があるので，自然な形での緊張の発散が行われず，それが慢性ストレスとなって心身症を引き起こすと考えられます．

　これに対し，神経症患者は内的感情や言語表現は豊かなことが多いのですが，その反面，感情的となり，社会的な不適応を起こしやすいということになります．

　さらにA型（タイプA）行動様式という虚血性心疾患に罹患しやすい性格も有名です．虚血性心疾患とは，心筋を栄養している動脈に動脈硬化が起こり，血液の流れが悪くなって狭心症や心筋梗塞を起こす病気です．A型行動様式の人は野心的，競争的，攻撃的，せっかちで時間に追われ，仕事熱心といった面をもっています．「人を蹴落としてでも偉くなりたい」といった人のことです．A型とは英語の攻撃性を意味する aggressive という言葉に由来します．このような人は現実にも成功することは多いのですが，反面，絶えず緊張にさらされ，強い交感神経緊張が続き，そのため高血圧，ひいては動脈硬化を発症しやすい傾向があるのです．なお，ここで記したA型性格は血液型とは全く関係ありません．血液型と性格との関係を話題にするのは日本と韓国だけだそうです．血液型と性格には全く関係がないと考えるのが科学的に正しい見方です．DSM-5ではA型性格（タイプA）と強迫性パーソナリティ障害との類似が指摘されて

います．

　また不安や怒りは狭心症発作を引き起こし，狭心症発作は不安を生じやすいなど，身体の病気と心理的要因はお互いに悪影響を及ぼしあいます．

　なおストレスが誘因となり交感神経系の過剰興奮の結果，心尖部の機能不全を起こす，たこつぼ型心筋症は被災地で多く出現します．

C. 精神科に関係するいくつかの心身症

摂食障害 eating disorders

神経性やせ症（神経性無食欲症）anorexia nervosa

　思春期から25歳以下で発症し女子に多いという特徴があります．男子にもいないわけではありませんが，女子にくらべると，非常に少ないのです．

　症状は極端な食事量の減少と体重減少です．その背景には体重増加や肥満への恐怖心があります．しかも極端に痩せているにもかかわらず，自分の体形がちょうどよいと思っています．これを「身体像（ボディイメージ body image）の障害がある」という言い方をします．栄養不良のため二次的に無月経となり，低血圧，低体温，電解質異常，不整脈，骨粗しょう症などさまざまな身体医学的問題を起こします．

　痩せていて体力は明らかに低下しているにもかかわらず，不思議に行動は活発でよい成績をとったり，体育の授業を熱心に行ったりします．時に盗み食い，下剤の乱用などを生じることもあります．

　これは心因性の障害です．性格としては完全癖，強迫的，頑張り屋であるなどの傾向が多くみられます．心理環境要因としては，特に幼小児期からの養育環境が重要であり，偏った養育態度，親からの高すぎる期待，家庭内の不和などさまざまです．

　発症の契機はさまざまで単なる痩せ願望，ダイエットから始まることもありますが，いったん痩せはじめると歯止めがきかなくなります．ファッションモデルが痩せすぎで死亡する事件もあり，スリムな体形がもてはやされる時代風潮がこの病気の背景に存在しています．かつてアメリカの人気歌手グループ，カーペンターズのカレン・カーペンターが摂食障害が原因で死亡しました．この病気は先進国に多く，発展途上国には少ないという事実もあります．

小さい頃からの親子関係に問題のあるような深刻な心因となっている場合はかなり難治となります．
　体重が減り続ける場合はまず栄養補給が必要です．重症の痩せの場合，点滴や鼻腔栄養を行わないと，栄養失調で死亡することがあります．しかし，摂食障害患者に栄養補給を行うときには再摂食症候群 refeeding syndrome に注意する必要があります．長期間低栄養状態が続いていた人に急激に栄養（炭水化物）を補給すると電解質異常などの重い身体症状が生じることがあり，これを再摂食症候群といいます．特に血中のリンの値が低下することが特徴とされ，リンを補給しなければならないことがあります．
　入院させて行動をゆるやかに管理する治療がよいとされます．体重が非常に減っている場合，点滴をしたり食事練習をしながら安静を保たせ，体重が増えたら少し行動範囲を増やすといった治療を行っていきます．精神療法も行われますが，なかなか改善しないことが多いのです．家族内の葛藤が強い場合は家族への療法も必要となります．今のところ，有効な薬物はありません．

▌神経性過食症（神経性大食症）bulimia nervosa

　やはり若い女性に多い傾向があります．症状は短時間に多量の食物を食べるむちゃ食いです．その後で手を咽（のど）につっこんで，嘔吐するといった排出行動を生じ，さらにその後抑うつ的になる傾向があります．また，下剤の乱用などがみられます．
　このような過食症には体形についての認識を変えるような認知行動療法という精神療法に有効性があるとされます．また SSRI（選択的セロトニン再取込み阻害薬）という抗うつ薬が有効な場合があります．
　神経性過食症は独立して起こることもあるのですが，しばしば神経性やせ症に伴うこともあります．したがって，神経性過食症と神経性やせ症をあわせて摂食障害と呼びます．
　摂食障害には当事者同士の自助グループもあり，それを利用することで治療に役立てることができます．

書痙

　書字の時，指がひきつって書けなくなることを主症状とします．他の動作では特に問題がありません．行動療法や森田療法の適応になります．

過換気症候群

　若い女性に多いのですが，ストレスが加わると，心因性に空気が足りない，吸えない感じが急に生じるもので，その結果，呼吸が速くなり呼吸数が多くなります．すると血中の二酸化炭素が呼気中に吐き出されてしまい，血中の二酸化炭素分圧が低くなります．すると血液がアルカリ性に傾き，カルシウム濃度が低下します．その結果，筋肉や神経系が過敏になり，けいれんや意識障害まで起こすことがあります．例えば若い女性がボーイフレンドと一悶着起こしたあげく，このような状態になってよく救急外来を受診します．かつては患者の口に紙袋をあてて，呼気中に吐き出した二酸化炭素を再吸収させる治療を行っていましたが，現在ではこの治療法は危険性があるとして行われなくなりました．この過換気症候群は精神科的にはパニック発作の症状として理解される面もあります．

D. 心身症の治療

　実際に身体疾患があることが大多数ですので，まず身体的内科的治療を行う必要があります．さらに心理的ストレスへの治療として精神療法（自律訓練，行動療法など）を行います．薬物としては抗不安薬を多く使用します．

　自律訓練法 autogenic training とはドイツのシュルツ（Schultz, J.H.）が考案した一種の自己催眠法で心身のリラックスした状態を作り出すのに適しています．
　次のような標準練習を行います．
① 閉眼し「気持ちがとても落ちついている」との言葉を繰り返し，心理的弛緩を得る．
②「右腕がとても重い」を繰り返し，その感じを強める．
　次いで，左腕，右脚，左脚へと広げる．
③「右腕がとても温かい」を繰り返し，これを全身に広げる．
④「心臓が静かにうっている」
⑤「楽に息をしている」
⑥「胃のあたりが温かい」
⑦「額が涼しい」
　以上の段階を徐々に習得し，練習後は必ず，腕の屈伸運動を行い自己催眠からさめるようにします．この治療法は副交感神経系優位の状態を作り出し，特

に心身症の治療に適しているとされます．

　心療内科という診療科の名称があります．心療内科は元来，内科の一分野で，ここであげたような病気である心身症の診療を行う科ですが，実際には精神科であることが多いようです．精神科については昔ほどの偏見は少なくなってきていますが，まだ他の科に比べれば受診するのに抵抗感があるのも事実でしょう．精神科の看板に加えて心療内科を標榜すると，受診しやすくなることを一部ねらったものです．

III 統合失調症
schizophrenia

A. 統合失調症とは何か

　ドイツの精神科医クレペリンが以前から記載されていた破瓜病や緊張病などをまとめて一つの疾患単位として独立させ早発性痴呆（dementia praecox）と名付けたのが始まりです．青年期（早発性）に発病し，予後不良で人格荒廃（痴呆）におちいるものという意味です．原因は不明ですが，いずれは脳の器質的障害がみつかるような疾患単位を考えていたようです．

　またクレペリンは早発性痴呆と対照的に，人格荒廃に至らず感情の周期的変動をきたすものを躁うつ病（今日の気分障害に相応し，双極性障害と単極型うつ病が含まれる）としました．これが内因性精神障害の2大別と呼ばれるものです．

　痴呆はその後，器質性痴呆のみをさすようになり，クレペリンの頃の用い方とは変わってきています．痴呆という用語は，認知症に変更されましたが，早発性痴呆のような伝統的用語はそのまま使用してもよいとされています．

　ところがスイスのブロイラー（Bleuler, E.）は，クレペリンの記載した早発性痴呆が必ずしも青年期に発病するとは限らず，また予後不良であるとも限らないことを指摘し，その特徴からドイツ語で Schizophrenie（英語で schizophrenia）という病名を提唱しました．schizo には分裂という意味があり，phrenia にはこころや精神という意味があるので，かつてわが国ではこれを精神分裂病と翻訳しました．しかし，この病名からは恐ろしいイメージがつきまとい誤解を与えやすいということから，病名を変更して欲しいとの要望が出され，その結果，2002年に統合失調症という名前に変更されたのです．

　統合失調症についてはそれが本当に一つの病気なのか，あるいはその中に複数の病気を含むグループなのか，それとも双極性障害（躁うつ病）と統合失調症を含めて内因性精神障害がすべて一つの同じ病気なのか（単一精神病論），いまだにさまざまな議論があります．

　DSM-5では「統合失調症スペクトラム障害および他の精神病性障害群」という大項目が設けられ，その中に，統合失調型パーソナリティ障害，妄想性障害，

統合失調症，統合失調感情障害などが含まれています．スペクトラムとは連続体という意味で，これらの障害は厳密に区分けすることができず，相互に移行しあうものであることが示唆されています．

　以前の DSM 分類では，統合失調症，双極性障害などの各精神疾患はそれぞれ異なった原因，病態，症状をもった別々の疾患であり，治療も各疾患に特有の治療があるととらえるクレペリン的考えを基にしたカテゴリカルモデル categorical model を採用していました．しかし，精神疾患は相互に移行しあい重複する場合も多く，また現在一つのカテゴリーと思われている疾患も不均一であり，軽症であれば正常との区別も困難です．最近の生物学的研究からも多くの精神障害は多遺伝子（多因子）遺伝であり，またそれらの病的遺伝子が複数の精神疾患と関連していることも明らかになってきました．そこで，DSM-5 では一部にディメンジョナル（次元的）モデル dimensional model の考えを取り入れています．ディメンジョナルモデルとは統合失調症スペクトラム障害という用語のように，そこに含まれる各障害は相互にはっきりと区別できるものではなく連続的に移行しあうものであるといった考えです．理想的にはさまざまな精神と行動の異常の特性を定量し，どの程度であれば治療や支援の対象にすべきかの判断も行うようにすることを目指していますが，現時点の精神医学では到底そこまでのレベルには達していません．

B. 発病年齢，頻度

　過半数は 20 歳前後の若い人に発症します．発病危険年齢は 16 〜 40 歳です．まれに小児期（10 歳前後），退行期（初老期）に発症する場合もあります．

　一般人口の罹病危険率は 0.7 〜 0.8％です．統合失調症は全世界において発生頻度がほとんど変わらないといわれています．統合失調症は慢性の経過をとり，しかも自殺を除いて，致命率は低いので現在でも精神科病院入院患者の過半数を占めています．

　このように統合失調症は 100 人に 1 人弱で発症するので，一般の人が想像する以上に多い病気です．医学部の 1 学年の定員は 100 人前後ですので私が学生時代に精神科の先生から，君たちの学年からも 1 人は発症するよといわれました．事実，私たちの学年でも 1 人，統合失調症が発症しました．

C. 病因

　内因性の精神障害であり，根本的な病因は今なお不明ですが，おそらく遺伝

的素質と環境的要因の複合によるものと考えられます．

生物学的成因論

遺伝研究

　統合失調症の発病率は一般人口よりも家族の中に罹病者がいる場合のほうが高いのは事実です．しかし家族内の集積性が高いことは必ずしも，その病気の原因が遺伝的，生物学的であることを意味しません．家族であれば同じような環境を共有していることが多いので心理環境要因のほうが重要であるとする主張に反論することは困難です．

　しかしすでに精神障害の原因が遺伝なのか環境なのかの問題については，よく工夫された興味深い研究がいくつか報告されています．

　一つは養子の研究です．これはデンマークで行われたのですが，生後すぐに養子に出された人たちを対象にして，大人になってから統合失調症を発症した人と発症しなかった人のそれぞれの生みの家族（生物学的な遺伝子を共有しているが生後の環境を共有してはいない）と育ての家族（生物学的な遺伝子を共有していないが生後の環境を共有している）を調べて統合失調症の発症率を比較した研究があります．すると生後すぐに養子に出されその後統合失調症を発症した人の生みの家族の統合失調症の発症率は，育ての家族における統合失調症の発症率よりも高かったということです．これは生後の環境よりも遺伝的な事柄が統合失調症発症に大きな役割を演じていることを示唆するものです．

　もう一つは双生児の研究です．同一の場所で育った双生児は当然，環境因子は共通しています．また双生児には一卵性双生児（遺伝子が全く同じ，すなわちクローン）と二卵性双生児（遺伝子の共通性は普通の兄弟姉妹と同じ程度）の2種類があります．そこで，この差を利用してある病気の原因として遺伝要因が強いのか，環境要因が強いのかを判定しようとするものです．

　統合失調症について一卵性双生児の一致率（双方とも統合失調症に罹患する率）は約50％であり，二卵性双生児の一致率の約17％よりも明らかに高いと報告されています．この報告から統合失調症の発症について遺伝的な影響が否定できないことがわかります．しかし統合失調症が完全に遺伝子異常だけが原因で発症するのであれば一卵性双生児の一致率（双方とも統合失調症に罹患する率）は100％近くであるはずですが，50％にとどまっています．すなわち，統合失調症は遺伝性の傾向はあるものの，統合失調症の発症が全て遺伝的に決ま

るのではなく，環境因子も関係していることが示唆されるのです．

　それでは環境要因にはどのようなものが考えられるのでしょうか？　いろいろな研究では生後の心理的要因を強調する学者がいる反面，最近では難産や母親の妊娠時のインフルエンザ罹患などの身体的環境要因を指摘する研究も多くみられます．

　ところで統合失調症が単一遺伝子によって発症するような疾患であれば現在の分子生物学的技術をもってすれば既に原因遺伝子が特定できているはずですが（さまざまな遺伝性の神経学的疾患では既に多くの原因遺伝子が発見されています），多くの精力的な研究にもかかわらずいまだにそのような特定遺伝子は発見されていません．しかし統合失調症の発症のしやすさに関与しているのではないかと推測される複数の遺伝子異常の報告はあります．ただし，これらの遺伝子は双極性障害，うつ病，自閉スペクトラム症など他の精神疾患とも関連していると報告されています．

　このことから統合失調症の遺伝的要因としては単一の遺伝子異常によって起こるものではなく，一つでは発症を引き起こす力はない多数の遺伝子異常が重なりあって（これを多因子遺伝といいます）病気を発症しやすい素質的な背景を形成し，それに加えてさまざまな環境要因との相互作用によって病気を発症させるのであろうと考えられています．遺伝的要因が統合失調症の発症に関与していることを否定することは科学的とはいえません．

神経化学的研究

　抗精神病薬（統合失調症の治療薬）の作用機序は脳内の神経伝達物質の一つのドーパミン受容体拮抗薬であって脳内の神経伝達物質のドーパミンの機能を抑えるところにあります．また覚せい剤（メタンフェタミンなど）を乱用していると統合失調症類似の状態を生じることがあるのですが，覚せい剤の作用機序は脳内のドーパミン神経伝達を増やすことがわかっています．以上のことから統合失調症の発病には脳内のドーパミン神経伝達過剰が関係しているとするドーパミン仮説が有力です．

　さらに脳内グルタミン酸神経系の機能低下説も有力です．この説はフェンシクリジンという依存性薬物が統合失調症によく似た症状を引き起こすことがあり，フェンシクリジンにはグルタミン酸受容体拮抗作用があることから提唱されました．

心理社会的成因論

まずどんなに強い心理社会的ストレスがあっても，それだけでは統合失調症の直接の原因にはなりません．戦争や大災害といった極度のストレス状況に遭遇した人たちの中で統合失調症の発症頻度が増えたとの報告はありません．これらの心理社会的なストレスは，しかし PTSD，うつ病，物質（薬物）依存等の発症とは関連してきます．

家族研究

「統合失調症家族では人間関係に無理な力動がある」「子供の発達期に養育者がアンビバレントな態度をとると自我にひずみを生じ統合失調症発症の原因となる」などの説がありました．そのような説の最たるものがフロム-ライヒマン（Fromm-Reichmann, F.）という精神分析学者が唱えた「統合失調症をつくる母親 schizophrenogenic mother」という言葉です．これを有り体にいえば，母親の育て方が悪かったことが子供の統合失調症発病の原因であるということです．これは家族にとってはずいぶんと過酷な言い方です．このような考えから統合失調症患者の家族全体を治療しようとする古典的家族療法が生まれました．

しかし，生後の心理環境要因のみが統合失調症発症を引き起こすとの考えは現在では完全に否定されていると考えてよいでしょう．むしろアメリカなどではかつて統合失調症発症は親の養育態度が原因であるとする心因論が幅をきかせ，家族をも治療の対象とするとの考えが患者家族を心理的に苦しめたとの強い反省があります．統合失調症の発症は本人の責任でないことはもちろん，家族などの誰かの過失によって生じるものではありません．遺伝的事柄も含めた生物学的要因が大きく関与した脳の病気であると考えるべきです．

私は 1980 年代の前半に精神薬理の研究のためカナダに留学していたことがありました．その時，カナダの統合失調症家族会の人たちと会って話す機会がありました．カナダでもアメリカで普及していた統合失調症の家族原因論が幅をきかせていた時代があり，ソーシャルワーカーなどが家族をも治療の対象とする家族療法を行っていたとのことで，家族たちは自分の息子や娘が統合失調症を発症したことについての悲しみに加えて，自らの養育態度が病気の原因であるといわれて，とてもつらい思いをしていたとのことでした．私が統合失調症の原因は生物学的な脳の障害である可能性が強く，家族が発病の原因として責められるべきではないと述べたところ，そのような意見を聞くことができてとても安堵していると感謝されたことが今でも忘れられません．

再発問題

統合失調症患者家族の感情表現を調べると，干渉的，否定的な感情表出 expressed emotion の多い家族のもとでの統合失調症再発例が多いとの報告はあります．例えば，陰性症状（後述）の結果として患者が意欲低下を示しているような状況を理解せず，そのことを強く非難してしまうなどです．このような家族を「感情表出の高い（high EE）」家族といいます．このような家族の態度がストレスとなって再発を多くすることはありうるとされています．統合失調症患者はいったん発症するとストレスには弱くなるからです．

生物学的・心理社会的複合論（脆弱性・ストレス仮説）

結局のところ多遺伝子的な素質（生物学的に統合失調症になりやすい脆弱性）のうえに，複数の環境因子がストレスとして関与し脳内ドーパミン系などの神経伝達物質のアンバランス，機能変調をきたして発症するのではないかと考えるのが妥当と思われます．これを脆弱性・ストレス仮説といいます．

D. 病前性格

ドイツのクレッチマー（Kretschmer, E.）による研究では，統合失調症の病前性格としては，内向的，非社交的でよそよそしく，周囲にとけこめず，社会的孤立と引きこもりにおちいりがちな気質の人が多いとのことです．また細長型体形（ほっそりとした体形）の人が多いとも報告しています．このような性格をクレッチマーはシゾイド Schizoid（分裂病質，統合失調質）と呼びました．

これらはあくまでもそのような傾向があるというだけであって，明朗な性格の人や太った人が統合失調症を発症することも当然ながら多くみられます．

入院患者では向精神薬の影響や運動不足の結果，むしろ肥満の問題が大きくなっています．

E. 症状の内容

哲学者カントによれば人間の精神活動は知（能），（感）情，意（欲）の3分野に分けられるとのことです．この考えに従うと，統合失調症は器質的な脳の病気ではないので知能障害（認知症）は起こさず，感情と意欲の障害が特に慢性期において目立つ障害であるとする考えがあります．

感情の障害

感情の障害には以下のものがあります．

感情疎通性の減退

他人への感情的配慮，共感性が失われて自然な感情交流が失われることをいいます．統合失調症の人とは疎通性（ラポール）がとりにくいことがあると昔から指摘されています．

感情不調和

刺激に対する不釣り合いな感情をさします．悲しいニュースを聞いても，けろっとしていたり，にやにや笑っていたりするような状態をさします．

感情鈍麻 blunted affect

健常な人ならもっている生き生きした感情の発露がなくなることで，これを感情の平板化とも表現します．統合失調症の慢性期に目立ちますが，嬉しいことがあってもあまり喜ばない，あるいは親が死んだというニュースを聞いてもあまり悲しみをあらわさないといった状態です．これがひどくなると痛みや寒さといった物理的なものに対する感覚も鈍麻するような状況となり，例えば虫垂炎が発症した時，健常者であれば早期に痛みを訴えて手術で助かるのですが，統合失調症の慢性期の人格荒廃の状態の人は腹膜炎を起こすまで症状を訴えず手後れになるようなことさえ起こります．

感情両価性 ambivalence

同一の対象に対して相反する感情が同時に起こる状態をさします．例えば親に対して愛と憎しみとを同時に感じるなどです．

このような感情面の障害は面接時の外的特徴（表情，話し方，動作，態度）の異常としてあらわれることがあります．一般的に統合失調症の患者と面接すると，その表情から硬さ，冷たさが感じられることが多く，「打てば響く」という感じがなく，疎通性が乏しい感じを受けることがあります．動作もぎこちなく生気がなく，落ち着かない態度，あるいは我関せずといった不関の態度がみられることがあります．

このような統合失調症の人と会う時に感じる一種独特な感じを，プレコックス感（統合失調症くささ）といいます．これはクレペリンの命名した病名の早

症例 統合失調症

41歳の女性．

独身．両親と同居．性格は内向的．

　大学卒，成績中等度．某食品会社へ事務職として就職後，特に問題なく会社勤務を続けていた．29歳頃から勤務中，独語が多くなり仕事の能率が低下し始める．また他の同僚に対して，突然「自分の悪口をいっている」と攻撃する言動が出現．そのことに気づいた上司が，家族に連絡し，一同相談のうえ，精神科受診となる．

　初診時，人あたりはよいが，やや落ち着きがなく不安な表情を示す．問診により次のような異常体験が存在することが判明．

「2, 3か月前から同僚や上司が自分の悪口をいっているような気がし始めた．そのうちに帰宅して自分の部屋にいる時でも，悪口や噂が聞こえるようになった．声の主は会社で知っている人であることもあれば，全く自分の知らない人の声であることもある．皇族の声であるような気のすることもある．複数の声が自分が行っていることを，こうしているとか，ああしているとか一々話し合っているので，監視カメラで監視されているに違いない．声は，時にこうしなさいと命令してくることもある．例えばトイレに行けといわれると，トイレに行かざるをえなくなる．この前，電車を待っていたら，急に声が電車に飛び込めといってきたので，あやうく電車に飛び込みそうになってしまい，とても恐い思いをした．テレビを見ていたら，自分が皇族と結婚することになったとニュースで放送されたような気がした」．

　抗精神病薬投与により徐々に，上記の異常体験は軽減するも，完全に消失はしない．「時々，皇族の声が聞こえてきて，自分と結婚したい，一緒にお食事をしましょうといってくる．自分は皇族と結婚することになっているのだろう．このように一般的に〈声〉はいいことをいってくるのだが，時に親戚の人が悪口をいってくることがあり，そのような時は生命力を減退させられるような気がして気分がよくないし，自分の財産を盗られるような気もする」との幻聴，妄想が持続．会社での仕事は能率があがらないため，結局，退職となる．以後，自宅からのデイケア通所，就労施設などの軽作業を継続．しかし，本格的就職には至っていない．比較的疎通性はよく，礼儀正しさもあり，人格は保たれている．両親が高齢になってきたため，通院先の病院の精神保健福祉士と相談のうえ，グループホームへの入所を検討中である．

発性痴呆（dementia praecox, デメンチア・プレコックス）から由来した言葉で，表情，態度から受ける感情接触性の異常といってよいものです．このような印象的事柄を統合失調症の人と一度も会ったことのない人に伝えることは大変むずかしいのですが，精神科医療に少しでも携わったことのある人には十分に理解できる症状といってよいのです．このような事実から統合失調症を人間特有の独特な病気であるとする見方も生まれてきました．

意欲障害

特に慢性期に自発性が減退し，無為 abulia，茫乎（ぼうことと読みます．ぼんやりしているといった意味）として一日を過ごすような状態になります．勤労や学習の意欲がなくなり，周囲の人との接触が乏しくなり，自閉的になっていきます．ぼんやり，ごろごろした状態が長く続くものです．

自閉性 autism

自室にこもって他人を避け，現実から遊離した生活をするようになります．病勢が進み末期になると人格の崩壊といった状態に至ることもあります．

思考障害

統合失調症では思考の領域で独特な症状を出します．

人間は何か仕事をしている時はもちろんですが，ぼんやりしている時でも何ごとかを考えています．統合失調症ではその思考面での障害を生じることがあります．これには思考の道筋，進み方（思路）の障害と思考の内容の異常の2種類があります．

思路の障害

統合失調症では話のまとまりが悪くなり，患者が何をいいたいのか周囲の人によく伝わらないような状態になります．これの軽度の状態で何となく話のまとまりが悪い程度のものを連合弛緩 loosening of association といい，重症で全く支離滅裂な状態を滅裂思考 incoherence といいます．「言葉のサラダ word salad」という用語があります．サラダとは周知のように多くの野菜を細かく切ってかきまぜたものです．思考の支離滅裂状態がひどくなると，患者の会話の内容が細かくブツブツに途切れた状態になってしまうことを比喩として述べたものです．これがさらにひどくなると，勝手に自分だけに通用する言語を作り出してしまうこともあります．これを言語新作 neologism といいます．

その他，患者との会話の途中で話が急にとまってしまい，考えのつながりがとぎれるような状態が起こりますが，これを思考途絶 blocking of thought といい，その時に患者が「他人に自分の考えが抜き取られている」と述べる症状を思考（考想）奪取 thought withdrawal といいます．

妄想 delusion

　思考の内容の異常に妄想があります．妄想とは明らかに誤った内容の考えを深く信じ込んでいて訂正不可能の状態をさします．

　統合失調症ではなぜ患者がそのような妄想を生じたのか理解できないような発生の仕方をするのですが，これを一次妄想といいます．心理的になぜそのような妄想を生じたのか了解不能であるという意味がこめられています．

　これに対し，例えば実際に万引き行為を行った人が街角でこちらを見ている人がいた時に，あれは自分をつかまえに来た刑事であると確信するといったことは心理的に了解可能なので二次妄想といいます．また，うつ病の患者で暗い内容の妄想を生じる人がいますが，それは抑うつ的な気分から了解できる発生の仕方をしているとして二次妄想のほうに含まれます．

■ 統合失調症の一次妄想（心理的に了解不能）

　統合失調症の一次妄想について，次のような3種類の発生の仕方があります．

① 妄想気分 delusional mood

　何かただならぬことが起きるという無気味な感じをさします．これは統合失調症の発病時に多く，これが重症になると，まるで世界全体が今にも破滅するのではないかとの感じまで生じることがあり，これを世界没落体験といいます．

② 妄想知覚 delusional perception

　患者が知覚した日常の現象から妄想的意味を生じるものです．例えば「今，犬が後ろ足で砂を蹴っているのを見た．それは自分が殺されることを意味している」といったように，知覚したことに対して全く意味関連のない内容の妄想を確信することです．これは統合失調症にきわめて特徴的な妄想の発生の仕方であるとされています．

③ 妄想着想 delusional sudden idea

　これは知覚とは関係なく，妄想が突然浮かび上がるものをさします．

■ 妄想の内容による分類

① 被害（迫害）妄想 delusion of persecution

　その内容が被害的な妄想（誰かに狙われている，殺されるなど）で統合失調症にきわめて多く出現します．

　さらに追跡妄想（誰かに後をつけられている），注察妄想（誰かにジロジロと見られている），被毒妄想（食べ物や薬に毒を入れられた），盗難妄想（自分の持ち物が盗まれた）が被害妄想の範疇に含まれます．

　「監視カメラで監視されている」「家に盗聴器が仕掛けられている」などの妄想も多く出現します．

妄想のような強い確信にまで至らず「何となく狙われているような気がする」といった程度のものを被害念慮といいます．

② 関係妄想 delusion of reference

周囲の出来事が全て自分に関係するという妄想です．例として次のようなものがあります．「テレビを見ていたら自分のことが放送されているような気がした」「道で他人同士が会話しているのを見ると，自分の噂をしているような気がする」．

③ 誇大妄想 delusion of grandeur

自己の地位や身分を過大に評価する内容の妄想です．これにもいくつかの種類があります．

血統妄想とは，「自分の父親は天皇であって自分は高貴な生まれである」などと信じ込んでいることをさします．最近は少なくなったようですが，以前はどの精神科病院にも一人くらい，自分は天皇ないし皇太子であると自称する名物患者がいました．

宗教妄想とは，「自分は神に命じられて世界の救世主となった」などと信じ込んでいる妄想です．

少し差し障りのある言い方かもしれませんが，新興宗教の教祖様の中の一部には統合失調症の患者であることが疑わしいような方がいます．2003年ころに白装束で身をかため，女教祖の教えに従い「自分たちは何者かによって放射線で攻撃されている，白い着物を着ていれば放射線から身を守ることができる」と主張していた人たち（パナウェーブ研究所と自称）がいましたが，あの教祖様はどのような方なのでしょうか？　診察したわけではないので，何ともいえませんが…．しかしあの集団に属している全ての人たちが統合失調症であるはずはありません．統合失調症の人と一緒に暮らしている人の中には病気でなくても，患者のもっている妄想を共有してしまう人がいます．そのような状態を感応精神病（感応性精神障害）と呼びます．感応性精神障害を生じた人は，通常，原因となっている統合失調症患者から引き離せば妄想は消失します．事実，その後，教祖の死亡とともにパナウェーブ研究所教団は自然消滅したようです．

その他，自分は異性に愛されていると信じ込む恋愛妄想というものもあります．例えば，有名な俳優や歌手を一方的に自分の恋愛の対象と信じ込み，勝手にその人の所に押し掛けて，自分と結婚する約束になっているので面会させてくれなどと申し込む患者がいます．

また自分の家族が本当の家族ではないとする家族否認妄想は時々，統合失調症に認められます．

幻覚 hallucination

　幻覚とは知覚の障害と定義されており，実際には存在しないものをまるで存在するかのように知覚することです．例えば，健常者には何もみえないのに，患者が「自分には小さい虫がたくさん動き回っているのがみえる」という場合には，その患者は視覚面の幻覚，つまり幻視 visual hallucination という症状があるのです．しかし，統合失調症では幻視はあまり多くありません．幻視はむしろ，器質性精神障害で多く出現します．

　統合失調症の幻覚としては，現実には存在しない音が聞こえてくるという聴覚領域の幻覚である幻聴 auditory hallucination が最も多く出現します．しかも単純な物音よりは人の話し声が聞こえてくること（幻声）が多く出現します．

　幻聴（幻声）の内容としては患者自身への悪口，非難，患者の行動をあれこれと批評するようなこと，脅迫やよくない噂などが聞こえてくることが多いのですが，時には忠告をしてくれたり，誉めてくれたりすることもあります．聞こえる場所としては，耳に聞こえることもあれば，胸や腹の中から聞こえる，電波で伝わってくるという訴えのこともあります．知らない人の声のこともあれば，知人，家族，神様や悪魔の声などさまざまです．

　自分への命令が聞こえることもありますし，複数の人が会話をしていて，その内容が患者についての話題だったりします．声が患者に話しかけてきて，その声と会話ができるという場合もあります．そのような時，周囲の人には患者が独語（独り言をいう）や空笑（独りでにやにや笑っている）の症状を出しているようにみえます．

　「なぜまわりに人がいないのに，人の声が聞こえてくるのか」と尋ねてみると，「自分でもよくわからない」という患者もいますし，「何かテレパシーのようなものではないか」と答える人もいます．

　幻聴はもちろん，患者自身の思考が聞こえてきているのですが，患者自身はそのように認識してはおらず，他人の考えが他人の声として聞こえてくるように感じています．しかし，時には「自分自身の考えが声になって聞こえてくる」という患者もいます．そのような症状を思考（考想）化声 thought echoing といいます．

　統合失調症では体感幻覚 cenesthetic hallucination という幻覚も出現することが多いのです．これは身体に奇妙な感じを生じるもので，「身体にびりびりと電気がかけられる」「寝ている間に何者かに陰部をさわられいたずらされている」などと訴えます．

自我意識障害

自己の考えや行動は自分に所属しているものであって，自分のコントロール下にあるという感じは健常者であれば普通に有しているのですが統合失調症ではそのような自明の感じが障害されることがあります．

そして自分の行動が自分以外の何者かによって影響され（被影響体験），あやつられる（作為体験，させられ体験 delusion of control）と感じることが出現します．この症状はよく幻聴と結びつき，「声が自分にああしろとか，こうしろとか命令してくるので自分はそのようにあやつられてしまう」などの症状を生じます．

思考面の「させられ体験」としては「自分の考えが他人によって奪い取られる」という思考（考想）奪取，「他人の考えが自分の頭の中に吹き込まれる」という思考（考想）吹入 thought insertion，「自分の考えが口に出さなくても周囲の他人に伝わる」という思考（考想）伝播 thought broadcasting などの異常体験があります．

このような幻覚，妄想，自我意識障害はまとまって生じることが多いのですが，その場合，患者の異常体験に対して周囲の人たちはどのように接すればよいのでしょうか？　幻覚や妄想についてはそれを肯定すれば，患者の病的な確信を強めてしまいますし，否定すれば孤独感や不信感を強めてしまいます．患者が幻覚，妄想によってつらい感じをもっていることに共感することは必要です．幻聴に対しては「聞こえてつらいんですね」などと共感し，妄想については現実的な事柄に注意を向けさせるようにしむけることが必要なことがあります．

病識の欠如

統合失調症では病識（自分が病気であるという認識）が欠如していることが多く，周囲の人が患者のことを心配して精神科受診を勧めても拒否されることがよくあります．そのために非自発的（強制）入院が必要になるのです．しかし病状がよくなればある程度の病識は生じるようになります．

昔，数人の統合失調症の患者たちと同じバスに乗り合わせたことがありました．その時，何となく患者達の会話を聞いていたところ，「あの人の妄想はすごいね」などと，その場にいない他の患者の症状について話し合っていました．自分の症状についての病識はなくても，他の患者の症状については客観的にと

表 12　ブロイラーの 4 つの A（統合失調症の基本症状）

① 思考障害（連合弛緩）Assoziationslockerung, loosening of associations
② 感情障害（感情鈍麻）Störung der Affektivität, affect disturbance
③ 自閉 Autismus, autism
④ 両価性 Ambivalenz, ambivalence

らえることはできるのかと思い興味を覚えたことがあります．

その他の症状

　統合失調症では器質的な病気とは異なり，原則として知能障害，意識障害は生じません．統合失調症の重症例では病勢が進むと自閉性が強くなり，一見認知症のような状態になることがありますが，それは感情と意欲の障害が強いためにそのようにみえるのであって，器質的認知症のように真の知的能力の障害が生じているのではないとこれまでは考えられてきました．さらに誰もが認めるような特有な身体所見もまだみつかってはいません．しかし，これらの点については最近，異なった見方も出ています（後述）．

ブロイラーとシュナイダーの提案

　ブロイラーとシュナイダー（Schneider, K.）は共にドイツ語圏の精神医学者であって，統合失調症の症状について重要な提案を行いました．

ブロイラーの基本症状（1916 年）

　ブロイラーは統合失調症の基本症状として表 12 の 4 つをあげました．症状のドイツ語（英語）の頭文字から "4 つの A" といいます．基本症状とは統合失調症に多少なりとも認められる症状のことです．
　幻覚・妄想は統合失調症にかぎらず器質性精神障害でもみられ，また統合失調症でも幻覚・妄想のみられないこともあるので，ブロイラーはこれらを基本症状とはみなさなかったのです．ブロイラーは 4 つの基本症状の中でも連合弛緩という思考のまとまりのなさを特に重要視しています．しかし，ブロイラーの 4 つの基本症状は軽度の場合はその判定がむずかしいという面ももっています．事実，軽度の話のまとまりの悪さ，軽度の人づき合いの悪さなどを示した場合，それが統合失調症の基本症状なのか，あるいは健常者の性格的かたよりであるのか判断することはむずかしい面があります．

表13 シュナイダーの一級症状

① 思考化声
② 話しかけと答えの形（対話形式）の声の幻聴
③ 自己の行為を絶えず批評する声の幻聴
④ 身体的被影響体験
⑤ 思考奪取，思考干渉
⑥ 思考伝播
⑦ 妄想知覚
⑧ 感情・意欲の領域における外からの被影響体験や作為体験

シュナイダーの一級症状（1950年）

他方，シュナイダーは統合失調症の診断基準として統合失調症に高頻度に出現する異常体験の細かい特徴をあげました（表13）．そしてこれらの症状の2, 3が確実に存在し，しかもこれが身体疾患の随伴症状でなければ統合失調症と診断しうるとしました．これはほぼ後述の陽性症状に含まれます．このほうが診断的には症状としてつかまえやすい面をもっています．

最近の統合失調症の症状の区分

統合失調症の症状は，最近，次の4つに大別されるようになっています．

陽性症状 positive symptoms

幻覚，妄想，滅裂思考などをさします．
健常者にはこのような症状はなく，統合失調症になると出現する症状といった意味です．急性期に多く，抗精神病薬（統合失調症の治療薬）が比較的効きやすい面があります．しかし，慢性期にも陽性症状を残している人もいます．

陰性症状 negative symptoms

感情の鈍麻（平板化），思考の貧困，意欲・発動性の低下，快感の消失（心地よいことを感じなくなること），社会的引きこもりといった症状です．慢性期に目立つようになり，抗精神病薬はあまり有効ではありません．

抑うつ depression，不安 anxiety

統合失調症の患者は病気の経過中，不安を生じたり，抑うつ的になることもよくあります．例えば急性期の精神病状態が軽快した後，まるでエネルギーが

枯渇したように元気がなくなることが多くみられます．そのことを精神病後抑うつといいます．そのような時は，うつ病と同じく自殺には注意しなければなりません．またその場合には，抗精神病薬に加えて，抗うつ薬を併用するとよいことがあります．

認知機能障害 cognitive impairments

既に述べてきたように従来は，統合失調症はいわゆる内因性精神障害であって，意欲，感情の障害のために人格変化をきたすことはあっても，知的能力の粗大な障害はきたさないと考えられてきました．しかし，近年，統合失調症においても神経心理学的検査（大脳の器質的障害によって生じる失語のような心理的症状を研究する学問）によって検出されるような明確な認知機能障害が存在することが明らかになってきました．

統合失調症における認知機能障害とは，①注意障害，②遂行機能（実行機能ともいう，executive function）の障害，③記憶障害です．遂行機能とは目的をもった一連の活動を有効に行うのに必要な機能であり，前頭前野（前頭葉の前の部分）で営まれているとされています．また統合失調症の記憶障害の特徴は，短期記憶と手続き記憶は保たれるが，宣言的記憶（エピソード記憶と意味記憶）に障害がある点であるとされています．

統合失調症患者の認知機能障害には近年使用されるようになった非定型抗精神病薬（後述）がある程度有効であるとの説もありますが，この点についてはまだ明確なものではありません．

統合失調症患者では上記のように認知機能障害を示す人が多いこと，またMRI等の最新の画像診断装置で調べると統合失調症は健常者と比較して前頭葉と側頭葉に脳容量の微細な減少を認めるとの報告がなされるようになりました．最近は，これらの結果から統合失調症は何らかの器質的背景をもった障害ではないかとの説が強くなってきています．またこれらの脳容量減少はかなり早期から見出されることから，統合失調症の病因として神経発達障害説も提唱されています．

統合失調症の生活障害

さらに統合失調症では社会機能障害すなわち生活障害（生活のしづらさ）を伴うことも多く，これは患者の社会復帰を妨げる大きな要素になっています．

統合失調症の生活障害として表14のような項目があげられます．

表14 統合失調症の生活障害

① 日常生活能力の障害
　食事の仕方，部屋の整理・整頓，服装や身だしなみ，金銭の扱い，社会資源の利用の仕方などの日常生活に必要な技能の拙劣さのことで，すなわち ADL（activity of daily living）の障害．

② 対人関係能力の障害
　人づき合い，挨拶，他人への気配りなどに問題がある社会的技能の拙劣さ．

③ 作業能力の障害
　仕事ののみこみが悪い，持続した注意集中ができない，機転がきかないなど就労場面での問題．

④ 社会問題解決能力の障害
　何らかの解決を求められる問題に直面した場合の混乱しやすさ．

　このような生活障害としてあらわれる，さまざまな能力障害の一部は施設症候群（長期にわたって施設内で生活していると，その結果二次的に意欲が落ち，生活能力が低下してしまうこと）の結果として生じている可能性もあります．しかし近年，それに加えてこのような社会機能障害は，むしろ統合失調症の本質にかかわる問題であるとの認識が生じています．すなわち，このような統合失調症の生活障害は認知機能障害と陰性症状とがあいまって引き起こした結果であろうとの考えです．

F. 病型

　昔から統合失調症を下記のようにいくつかの病型に分類することが行われてきました．しかし DSM-5 では緊張型を除いて，型別に分ける根拠は乏しいとして型別分類の記載がなくなりました．

妄想型統合失調症 paranoid schizophrenia

　好発年齢が一般的な統合失調症の発症年齢である 20 歳前後よりもやや遅く，20 歳代後半から 30 歳代に発症することが多く，またその名のとおり，妄想，幻覚が主症状です．比較的恒常的な妄想をもち，妄想体系（例えば，最初はとなりの席の人に悪口をいわれているといった程度から始まるものの，やがて進行すると会社全体がグルになって自分を陥れようとしていると確信するに至る）まで生じることがあります．一方，意欲・感情の障害，行動の乱れなどは比較的少ないのです．したがって陽性症状が主ですので，比較的薬物療法が有効であり，その点では予後はよい人が多いのです．

　なお 45 歳以降に幻覚妄想状態が初発する人があり，統合失調症と比較して人格変化が少ないという特徴があるのですが，これを晩発性統合失調症とする立

場と，退行期パラフレニーという病名をつけて統合失調症とは別にあつかう立場とがあります．晩発性の事例は女性に多いという特徴があります．

破瓜型（はかがた）統合失調症 hebephrenic schizophrenia

　精神医学の用語には奇妙な語彙が多く存在します．この破瓜という言葉もその一つでしょう．まずこの言葉を「はか」と読める人はあまりいないでしょう．破瓜期とは思春期ないし青年期のことです．その名の示すとおり，思春期に徐々に発病するタイプをいいます．その特徴として感情鈍麻・平板化，自発性減退などの陰性症状が中心であり，その一方で，幻覚妄想は存在することはあっても顕著ではなく，断片的，浮動的であることが多いとされています．陰性症状が主ですので，薬物療法には反応しにくく，慢性的に経過し，徐々に進行することが多く，やがて無為，自閉に至り，予後は今でも不良なことが多いとされます．クレペリンが記載した早発性痴呆はまさにこのようなタイプをさしています．DSM-Ⅳでは解体型と記されていました．

緊張型統合失調症 catatonic schizophrenia

　急性発症のことが多く，精神運動興奮または緊張病性昏迷が中心症状となります．昏迷とは意欲が落ちて寝たきりとなり刺激しても反応しなくなるので意識障害のようにみえるのですが，意識障害はなく患者はまわりで何が起こっているか把握しているような状態です．完全な昏迷の時もありますが，そこまでいかずに，やや反応が鈍っている亜昏迷と呼ばれる状態のほうが多く生じます．
　昏迷状態の人を意識障害と誤り，本人にはわからないだろうと，本人の傍らでこころないことをいったりすると，すべて理解されてしまい，本人をひどく傷つけることがあるので注意しなければなりません．
　その他に緊張病症候群という表15に示した症状がみられることがあります．
　緊張型は10歳代後半から20歳代前半に好発し，治療にはよく反応し比較的急速におさまるのですが，再発も多いものです．このタイプは昔は多かったようですが，現在は少なくなりました．統合失調症の発症率は昔も今もあまり変わらないのですが，病型の出現率は時代の影響を受けるようです．

　DSM-5では緊張病 catatonia として記載され，これは神経発達症，統合失調症，双極性障害，抑うつ障害，さらには神経学的疾患（脳血管障害，脳炎など）などの複数の障害で起こりうる病態であると記されています．この緊張病には

表15　緊張病症候群

① カタレプシー（強硬症）catalepsy
　他動的にとらせた姿勢をいつまでも保つ．
② 反響症状
　相手の動作，言語のまねをする．反響動作，反響言語という．
③ 常同症 stereotypy
　同じ動作，同じ姿勢，同じ言葉をいつまでも繰り返す．
④ 衒奇 mannnerism
　奇妙なわざとらしい動作，表情．
⑤ 拒絶症 negativism
　他人からある行為をすすめられても拒否すること．拒食，拒薬，無言症 mutism（話しかけられても言葉を発しない）を生じる．

通常の統合失調症治療薬である抗精神病薬よりも，ベンゾジアゼピン系薬剤が有効であり，またベンゾジアゼピンの効果が乏しい時には，積極的に通電療法（後述）を行うことが推奨されています．

　緊張病の例のように，複数の異なった疾患が同一の病態・病状を生じ，それに対する治療も同一である場合があります．これもカテゴリカルモデルではなく，ディメンジョナルモデルと一致します．

単純型統合失調症 simple schizophrenia

破瓜型よりもさらに陰性症状が中心で，幻覚妄想を欠くものです．このタイプは性格的片寄りとの区別がつきにくく，診断に苦労することがあります．

鑑別不能型統合失調症

上記4分類に明確に分類できないタイプです．

精神病後抑うつ postpsychotic depression

急性期の統合失調症症状が軽快後，抑うつ状態におちいっている状態をさします．

残遺型統合失調症 residual schizophrenia

統合失調症急性期の陽性症状の消失後，慢性期の主に陰性症状が持続する状

表16　国際分類による統合失調症の診断基準

ICD-10	DSM-5
下記のa〜dの少なくとも1つの症状，ないしe〜hの少なくとも2つの症状が1か月以上存在．	A．特徴的症状（少なくとも2つの症状がおのおのの1か月間存在）
a．考想化声，考想吹入あるいは考想奪取，考想伝播	・妄想 ・幻覚 ・まとまりのない会話
b．被影響体験，被影響妄想，妄想知覚	・ひどくまとまりのないまたは緊張病性の行動
c．批判する，あるいは対話性幻聴	・陰性症状（感情の平板化，意欲欠如）
d．奇異な妄想	
e．妄想と結びついている持続的な幻覚	
f．思考途絶，思考滅裂，言語新作	B．社会的，職業的機能の低下
g．緊張病症候群	
h．陰性症状（無気力，会話の貧困，感情鈍麻）	C．持続期間：少なくとも6か月，その6か月の間に基準Aの症状が少なくとも1か月存在
i．無為，社会的引きこもり	

態であり，欠陥状態ということもあります．入院患者でも，退院して社会で生活している患者の中でもこのような状態の方が大変に多いのが現状です．

その他

小児統合失調症

少数ですが，思春期以前の8歳ぐらいから発病する統合失調症もあります．引きこもり，奇異な行動が目立ち，予後はよくありません．大人の統合失調症よりも症状として幻視が多いとされます．

接枝統合失調症（接枝分裂病）

知的障害者が統合失調症症状を生じた場合，知的障害という元の木に統合失調症という別の木が接ぎ木されたようであるとのことで，このような病名がつけられました．

G．診断基準

表16に現在の国際分類による統合失調症の診断基準を呈示しておきます．
表16に示されているように，ICD-10でもDSM-5でも統合失調症と診断するためには，ある程度長期間，症状が持続していることが必要とされています．これは，統合失調症は慢性の疾患であるとの認識があるからでしょう．統合失調症に特徴的な症状がみられても，その持続期間がまだ6か月に満たない場合

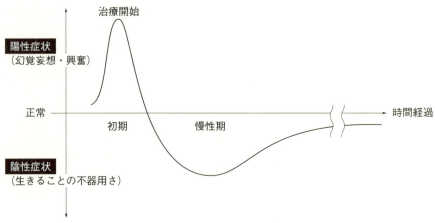

図3 統合失調症の経過図
(春日武彦:援助者必携―はじめての精神科. 医学書院;2004 より)

は，DSM-5では統合失調症様障害 schizophreniform disorder という診断名になります．

統合失調症については画像研究，神経生理学的研究において，健常者に比べて脳機能の明らかな差異があるとされているものの，今でも生物学的検査所見で診断を行うには至っていません．

H. 経過と予後

比較的急性に症状が出現する場合から，発病の仕方が潜行性で病気と受け止められるまでに相当の日時が経過する場合までいろいろな例があります．

発病後，症状が消長し，慢性化の傾向をたどりやすいことが多く，治療により寛解しても再発を繰り返すものが少なくありません．

長期の経過でみると，治癒するもの，急性あるいは慢性に進行性の経過をたどり欠陥状態に至るもの，波状の経過で欠陥状態に至るもの等さまざまです．

ここで図3に，典型的な統合失調症の発病後の経過を示しておきます．多くの場合，統合失調症は幻覚妄想などの陽性症状で始まります．現在ではそのような患者には早急に抗精神病薬による治療が行われ，通常，薬物の効果によって急性期の陽性症状は消失していきます．多くの場合はその直後にエネルギーの枯渇したような精神病後抑うつ状態となります．やがて，その状況から徐々に回復していきますが，もとの正常な時のレベルにまでは到達することは困難で，陰性症状が目立つ残遺状態（欠陥状態）を長期にわたって残すことになります．

現在の治療法による予後は，寛解（症状が完全になくなった場合）率が20〜30％，不完全寛解と軽快（病的症状を残して改善した場合）に至るものが60〜70％，不変あるいは進行性に増悪し予後が不良なものが10％程度あります．
　また統合失調症は若い頃に激しい症状を出していても，発病後20年から30年経つと軽快する，晩期軽快に至る例が多くみられます．
　統合失調症は決して不治の病ではありません．まだ向精神薬の開発されていなかったブロイラーの時代においても治癒する患者はいたのです．しかし，治療法の進歩した現代にあっても完全に治癒する人がまだそれほど多くないことも事実です．この病気の予後については悲観的になりすぎても楽観的すぎても正しいとはいえません．地道に個々の患者の治療を行うと共に，よりよい治療法のいっそうの研究が必要です．

　このように統合失調症という同じ病名がついていても，発症の仕方，経過，転帰については個々の患者によってずいぶんと異なることになります．この理由としては二つ考えられるかもしれません．
　一つは同じ病気でも重い，軽いはどの病気にもあることです．糖尿病を例にとれば軽い患者は食事療法だけでコントロールできる場合もありますが，重症になればインスリンを使ってもよくコントロールできないこともあります．統合失調症でも軽い人と重い人で経過が異なることは十分に考えられることです．DSM-5で提唱された統合失調症スペクトラム障害という連続体の中には統合失調症に加えて，薬物療法のような積極的治療を必要としない統合失調型パーソナリティ障害まで含まれています．もう一つの考えとしては統合失調症は一つの病気ではなく，いくつかの複数の病気が集まったグループではないかというものです．実は統合失調症についてはそのようなこともまだ解明されてはいないのです．

　その他，統合失調症では自殺に注意しなければなりません．抑うつ的になった時に自殺が多いのですが，統合失調症の場合はそのような前触れのないまま突発的に自殺することがあり，周囲を驚愕させることがあります．「させられ体験」とは前述したように，自分の行動が他人にあやつられるという統合失調症独特の症状ですが，そのような「させられ体験」として急に「電車に飛び込め」といった内容の幻聴が出現し，その声の命令に応じて自殺してしまうことがあるのです．

I. 治療

薬物療法と心理社会療法が2本柱です．

薬物療法

抗精神病薬を治療薬として使用します．従来はフェノチアジン系（クロルプロマジンなど）やブチロフェノン系（ハロペリドールなど）などの定型抗精神病薬が使用されましたが錐体外路性副作用（パーキンソン症状など）を生じやすいなどの欠点がめだちました．患者はその副作用を嫌って，服薬を中断しやすく，そのための再発が多かったのです．再発のため頻回の入退院を繰り返す現象を「回転ドア現象」といいます．ストレスと，服薬中断の両方が統合失調症の再発を起こす2大要因です．

そこで最近は錐体外路性副作用の少ない非定型抗精神病薬の使用が増えています．しかし非定型抗精神病薬にも副作用がないわけではありません．非定型抗精神病薬のオランザピンとクエチアピンは糖尿病を悪化させるとして糖尿病には禁忌となっています．

統合失調症の急性期で興奮が強かったり，病識がなく治療を拒否する患者には，入院させハロペリドールなどの定型薬を注射（筋注，静注，点滴注）で使用しなければならないこともあります．症状が軽快すれば服薬に切り替え，今ではなるべく早期に退院させることが多くなっています．軽症の患者では入院させず，最初から外来のみで治療することも一般的です．

多くの患者は抗精神病薬によって幻覚妄想などの陽性症状は改善していきます．よく効く人では異常体験がすっきりと消えてしまう人がいます．しかし，他方では顕著な異常体験は薬物によって抑制されたものの，「まだ何となく聞こえるような気がする」「噂されているような気がふっと起こることがある」といった程度の軽い異常体験を長く残す人もいます．また，一部の患者ですが薬剤によっても全く幻覚妄想の消えない人もいます．

さらに，急性期の症状が軽快してもその後，再発予防のため長期間服薬を継続しなければなりません．それを維持療法といいます．

患者に服薬を守ってもらうことを最近はアドヒアランス adherence といいます．かつてはコンプライアンス compliance といっていましたが，この言葉は患者に対して上から強制するようなニュアンスがあるので適切でないとの意見が強くなっています．身体疾患の治療と同様に，今では精神科医療でも治療の主体は当事者である患者自身であるとの考えが浸透しつつあります．どのような

表17 統合失調症患者への接し方

- 患者の生活能力に焦点をおく.
- 現実的で達成できる目標を立てる.
- いくつもの小さな段階をつけて,少しずつ進む.
- 適切で愛情のある距離を保つ.
- 静かな環境を保つ.
- 患者の努力を十分に褒める.
- 具体的な指示とフィードバックを与える.
- どの行動が病気の症状であるかをきちんと理解する.
- 症状は誰のせいでもなく,患者自身や家族の誰かを非難すべきではない.
- 症状に反応するのではなく,患者本人に手を差しのべる.

(クリストファー S. エイメンソン(松島義博,ほか訳):家族のための精神分裂病入門.星和書店;2001 より)

用語を使用するにせよ,服薬継続の重要性は強調する必要があります.

非定型抗精神病薬は副作用が比較的少ないのでアドヒアランス向上に優れているようです.

またアドヒアランスが悪く再発する患者のためには,持効性注射剤(デポ剤)を使用することがあります.これは2～4週間に1回,外来で筋肉注射するだけで血中濃度が保てるように工夫された薬剤で,患者はその間,毎日服薬する煩わしさから逃れられるので維持療法として優れています.

薬物療法については後で詳述します.

心理社会療法

精神(心理)療法

支持的精神療法が主体です.

自我機能が弱り混乱している患者に保証,励ましを与え,適応力を増加させることを目的とします.

精神分析療法や家族の養育態度が病気の原因であるとする考えに基づく家族療法は統合失調症の治療としてはエビデンスに乏しいとされ,現在では推奨されていません.

一方,感情表出の強い家族は統合失調症の再発は起こしやすいので,患者本人や家族にきめ細かく指導することが必要です.患者および家族に病気の性質や治療方法を説明することを心理教育 psychoeducation といいます.

統合失調症患者の心理社会療法全般について,医療従事者および患者家族のこころがけるべき態度などについて表17に記しておきます.

表18 統合失調症のリハビリテーション

① 社会療法，環境療法
社会的な日常的事柄全ての面に働きかけることによって，社会生活への適応能力の回復を目的とする．日常生活指導，レクリエーション療法，作業療法など．

② 生活技能訓練 SST（social skills training）
人間関係における視線，表情，姿勢のような基本的態度から，日常生活で出会う問題の対処法などについて練習し，好ましい生活技能を習得させるもので，統合失調症の生活障害の改善に使用される．

③ デイケア
病院，精神保健センター，保健所，診療所などで行われる．1週間のうち数日間，昼間（あるいは夕方から夜間）の時間帯を過ごし，グループミーティング，スポーツ，創作活動，料理などのプログラムに参加させる．

④ 障害者総合支援法による地域医療システム（社会資源）の利用．

⑤ 薬剤師による服薬指導，訪問看護（1人住まいの患者のもとへ訪問し生活指導を行う），就労支援．

表19 アメリカでエビデンスがあるとされた統合失調症の心理社会的治療法

① 家族介入；疾患についての教育，危機介入，感情面でのサポート，疾患の症状へ対処するための訓練．

② 援助つき雇用

③ アクト（assertive community treatment，包括的地域生活支援プログラム）；重症の従来なら入院治療が必要なほどの精神障害者を地域で支えるための多職種チームメンバーによる頻回の直接的サービスを提供するシステム．毎日，24時間体制で対応する．アメリカで行われており，日本でも試験的に行われている．

④ 生活技能訓練；表18参照．

⑤ 認知行動療法；精神療法の項目で詳しく述べる．

⑥ トークンエコノミー（token economy，代用貨幣）介入；患者が望ましい行動をとった時に報酬を与えて適応行動を増加させる行動療法の一種．

(Lehman, A. F. ら：*Schizophrenia Bull.*, 30: 193-217, 2004 より)

社会復帰（リハビリテーション）療法

主に慢性期の患者を対象として行われます（表18）．

精神科リハビリテーションの詳細については，後の章で記します．

アメリカで推奨されている心理社会的治療

2004年にアメリカの統合失調症アウトカム（転帰）研究チーム（PORT）は，統合失調症の心理社会的治療として，表19の6つが治療効果のエビデンス（根拠）の確かなものとして推奨しています．

さらに近年は「陽性症状（幻覚・妄想）への認知行動療法」も一定の有効性を示すことが明らかになってきました．この治療の目的は，「症状の消失」ではなく，「症状に関する認知の修正」（認知再構成）や「対処力の増大」（対処戦略

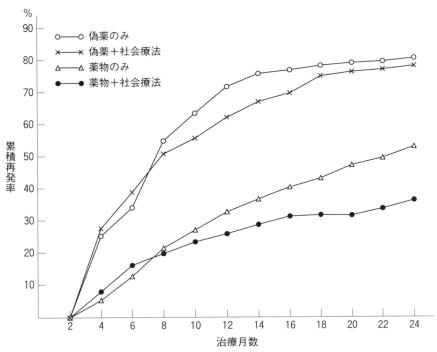

図4 薬物療法や社会療法の統合失調症再発阻止に及ぼす効果
薬物維持療法の有効性を示す．薬物と社会療法を併用した場合，再発率は最も少ない．
(Hogarty, G. E. ら：*Arch. Gen. Psychiatry*, 31: 603-608, 1974 より)

増強）です．2009年のPORTでも「陽性症状（幻覚・妄想）への認知行動療法」は，有効性のエビデンスがあるものとして推奨されています．

また認知機能障害の改善を目的として「認知リハビリテーション」という心理社会的介入の実践も行われています．これには「Neuropsychological and educational approach to cognitive remediation（NEAR，神経心理学的，教育学的な認知矯正療法へのアプローチ）」などが含まれます．NEARでは，「スーパーでレジ打ちの仕事をこなせる」などの具体的，現実的，評価可能な目標をかかげ，小グループで，パソコン上のソフトウエア課題などに取り組ませます．2009年のPORTでは，本療法は有効性の可能性はあるが，なおエビデンスを得るための研究が必要であるとされています．

薬物療法と心理社会療法との関連

ここで統合失調症の社会復帰に際しての薬物療法と心理社会療法との関連について研究したホガティー（Hogarty, G.E.）らの報告を紹介しておきます．

図4は，入院していた統合失調症患者が寛解して退院後，4つの治療グルー

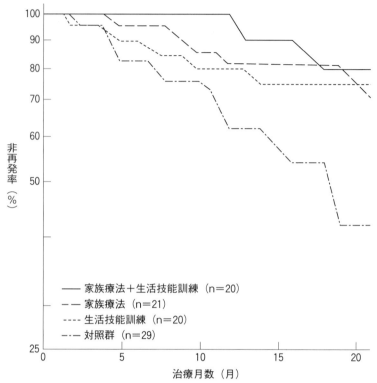

図5 心理社会的治療法（生活技能訓練と家族療法）の統合失調症再発阻止に及ぼす効果
（Hogarty, G. E. ら：Arch. Gen. Psychiatry, 48: 340-347, 1991 より）

プ（偽薬〈プラセボ〉のみ，偽薬＋社会療法，薬物のみ，薬物＋社会療法）に分けて24か月間にわたって経過を追ったものです．「偽薬のみ」および「偽薬＋社会療法」では再発率が月を経るごとに増加していきますが，薬物投与群では明らかに再発率が抑制されていることがわかります．さらに「薬物＋社会療法」グループでは最も再発率が抑えられています．この研究は薬物の有効性をはっきりと示すとともに薬物療法に社会療法が加わればさらに有効性が増すことを示しています．

　図5は感情表出の高い家族のもとに退院していった統合失調症患者を4群の治療グループ（家族療法＋生活技能訓練，家族療法のみ，生活技能訓練のみ，対照群）に分けて，再発阻止率を調べたものです．この場合，全患者に薬物は投与されています．家族療法とは心理教育的家族療法のことであって，（家族の養育態度が統合失調症の原因であるとする）古典的なものではありません．感情表出の高い家族のもとでは薬物が投与されても再発が抑えられませんが，家族療法や生活技能訓練を行うと再発阻止効果があることがわかります．

　ホガティーらの研究は統合失調症の再発に対する薬物療法と心理社会療法と

の関連について明確なエビデンスを示した興味深いものです．

通電療法（電気けいれん療法）

薬物療法が有効でない場合，緊張型の重症例などの場合に，施行することがあります．

J. 統合失調症関連の精神病

非定型精神病 atypical psychosis

急性に発病して周期性の経過をとり（エピソードを繰り返す），統合失調症症状を生じるものの，予後が良好で通常短期間で人格欠陥を残さず寛解するものをさします．統合失調症症状に加えて躁うつ病的色彩があったり，軽い意識混濁の存在することもあります．病状が短期間のうちに変動しやすい傾向があります．一部に脳波異常を認めることもあります．

遺伝負因があることが多く，また急性ストレスが発症のきっかけになることが多くみられます．抗精神病薬によく反応します．

このタイプの精神病はドイツや日本で研究が行われました．しかし最近のDSM-5やICD-10には非定型精神病に該当する分類がありません．強いていえば統合失調感情障害（schizoaffective disorder，統合失調症症状と気分障害症状が入り混じった病像を示すもの）がこれに近いようです．DSM分類やICD分類は最近，わが国の精神科医療関係者にも大きな影響を与えています．しかし，DSMやICDに書かれていることが金科玉条のごとく全て正しいというわけでもありません．これらの分類は主に欧米の研究者の日々の努力によって何年かごとに改訂も行われています．現在の国際分類には記述されていない"非定型精神病"としか呼びようのない症例は確かに存在します．今後はわが国の精神医学者などが中心となって非定型精神病の概念を国際分類に掲載していくように働きかけていくことが必要でしょう．

妄想性障害 delusional disorder

妄想が持続的に存在するが妄想以外の精神症状がほとんど認められないものであって，統合失調症とは異なるものと考えられています．人格変化も目立ち

> ### 症例　妄想性障害
>
> 16歳の女子.
> 　中学生頃から特にきっかけもなく，自分の身体からいやな臭いが出ていて，人に嫌われているとの思いが強くなり，そのため人前に出ることを嫌うようになった．心配した母親につれられて精神科に来院．元来，他人からどのように思われているかを気にしやすく，また自分が人に不快な思いを与えているのではないかと気にしやすいほうであったという．症状は親しい家族の前，あるいは全くの他人の側ではそれほど気にならないが，中間的人間関係のクラスの友人の前では最も気になるという．そこで学校に行くのをいやがり，ついに不登校になってしまったとのこと．臭いは自分には臭わないのだが，自分の側にいる周囲の人がちょっと顔をしかめたり，鼻をこすったりするので確実に臭っているのだという．このように自己臭についての病識はなく妄想といってもよいほどだが，自己臭以外の幻覚や妄想は否定する．接触はよく人格変化も目立たない．SSRIという抗うつ薬投与によって徐々に症状は改善し，今はどうにか学校に行かれるようになっている．自己臭妄想はわが国では思春期妄想症という範疇で論じられ，最近の国際分類では妄想性障害に含まれると考えられる．

ません．中高年で妄想だけを生じる状態が時にみられます．前述の退行期パラフレニーを妄想性障害に含まれるとする考え方があります．

　妄想性障害で生じる妄想の内容は現実にありうるようなものであることが多いとされます．例えば，隣近所や職場の人に悪口をいいふらされているとの被害妄想，あるいは配偶者が浮気をしているとの嫉妬妄想などで，これらは妄想ではあってもその内容は現実にも大いにありそうなことです．

　統合失調症ではこのような現実にもありそうな内容の妄想も出現しますが，「自分は宇宙人である」などの現実にはありえないような内容の妄想も出現します．現実にはありえないような奇異な内容の妄想は統合失調症に特徴的といってよいでしょう．

　他に身体的妄想のみを生じるもので，妄想性障害に分類されると思われるいくつかの病態があります．この中に思春期から青年期に発症するのでわが国で思春期妄想症と呼ばれるグループがあります．主に名古屋大学の精神病理学研究グループによって提唱されました．

思春期妄想症

思春期妄想症には以下のような症状があげられます．

■ 自己視線恐怖

自分の視線がきつくて他人に不快な思いを与えていると悩む状態．

■ 自己臭恐怖（妄想）

　自分の身体からいやな臭いが出ていて，他人に迷惑をかけており，その結果他人から避けられていると悩む状態．

　この自己視線恐怖と自己臭恐怖は自らの身体の状況が他人に不快感を与えていて，そのために他人から忌避されていると信じているという構造が共通しているとされます．さらに，その背景に他人から自分がどのように見られているかを気にしやすい対人恐怖症（社交不安症とほぼ一致している）と共通な心理があるので，自己視線恐怖と自己臭恐怖を重症の対人恐怖症に入れるとの考えがあります．

　自己臭症状は明らかに日本に多く外国には少ないという特徴があります．日本独自の精神風土が自己臭症状という病態を生み出しているのかもしれません．DSM-5 にも Jikoshu-kyoufu として記載されています．このようにある社会のみに特異的に出現するような精神障害を文化結合症候群 culture-bound syndrome といいます．このような障害を詳しく研究することによってその社会に特有の精神病理を見いだせる可能性があります．

　前に社交不安症のところで述べましたが，日本人は外国人と比較して，他人が自分をどのように見ているのかを気にしやすい，あるいはなるべく他人に不快な思いをさせてはいけないと考えやすいなど，対人関係に気を使いやすい傾向があるようです．そのような文化的特徴が自己臭症状がわが国に多い背景となっているとの説があります．

　自己視線恐怖は自己臭症状に比べて精神症状としての程度は軽く神経症圏内の病態と思われますが，重症の自己臭症状は妄想といってよく国際分類の中の妄想性障害の中に入れてよいでしょう．

■ 醜形恐怖症（身体醜形障害 body dysmorphic disorder）

　自分の顔や身体に醜いところがあって，そのため他人から嫌われていると悩むものです．これも思春期から青年期にかけて多いので，思春期妄想症の範疇に入ります．しかし，この病態は日本特有ではなく，外国にも多く存在するようです．

　なお DSM-5 では醜形恐怖症は「強迫症および関連症群」のカテゴリー内に分類されており，ICD-10 では軽症の場合は身体表現性障害の中に含まれています．このあたりはまた今後の研究により，分類が変更されていく可能性があるでしょう．

皮膚寄生虫妄想

「皮膚の中に寄生虫がいて動き回っている」との体感幻覚とも妄想ともつかぬ症状のみを生じる妄想性障害もあります．これは思春期ではなく中高年に多くみられます．

思春期妄想症は単一症候的に経過（ずっと同じ症状が変わらずに存在する）する場合もある一方で，一部は統合失調症に移行するものもあります．また一部の思春期妄想症（自己臭恐怖，醜形恐怖症）には SSRI（selective serotonin reuptake inhibitor, 選択的セロトニン再取込み阻害薬）が有効な場合があります．

既に何度も述べたように DSM-5 では「統合失調症スペクトラム障害および他の精神病性障害群」という大項目が設けられ，その中に，統合失調型パーソナリティ障害，妄想性障害，統合失調症，統合失調感情障害などが含まれています．つまりこれらの障害は相互に関連して移行しあう連続体であると提唱されているのです．しかし，このような考えは実は目新しいものではありません．昔のクレッチマーはシゾイドパーソナリティと統合失調症とは連続して移行するものと考えていました．先人の知恵には学ぶべきことが多いと感じさせられます．

IV 気分障害（感情障害）
mood disorders（affective disorders）

A. 気分障害とは何か

　従来の分類では統合失調症と並んで内因性精神障害の代表的疾患です．

　感情，気分が高揚する躁状態と，反対に抑制されるうつ状態の2つの病相があります．その生涯に躁とうつとの両方を繰り返すものを双極性障害 bipolar disorder といい，うつだけを繰り返すものを単極型と呼びます．躁病のみを反復するタイプはきわめて少ないのです．

　双極性障害は，昔の病名の躁うつ病 manic-depressive psychoses に相当します．

　単極型うつ病でも双極性障害でも，原則として，病相の間の中間期は正常な状態であって，進行性の病像は生じませんし，人格変化や欠陥状態におちいることはないので，この点で統合失調症とは異なります．

　病相が生涯に1回だけで終わる人もいれば，再発を繰り返す患者もいます．

　DSM-IVおよび ICD-10 では単極型うつ病と双極性障害を合わせて気分障害という範疇にまとめていました．しかし，DSM-5 では双極性障害と単極型うつ病とは異なった疾患である可能性が高くなったとして，「双極性障害および関連障害群」と「（単極型うつ病を含む）抑うつ障害群」とは異なったカテゴリーに分類されています．

B. 発病年齢，頻度

発病年齢

　思春期以後，加齢とともに発症が増加します．双極性障害はうつ病よりも発症年齢が若い傾向があります．うつ病は中高年になって初めて発病する人も多く，統合失調症に比べると発病年齢の幅が大きいという特徴があります．

頻度

昔はそれほど多くないといわれていました．しかし，最近の調査では双極性障害が1％程度，単極型うつ病は16％（6人に1人）との数字があります．今ではうつ病はきわめて多い病気であると認識されています．すなわち，うつ病はcommon disease（誰でも罹りうる普通の病気）です．

双極性障害の発症には性差はありませんが，単極型うつ病には性差があり，女性のほうが男性よりも約2倍うつ病にかかりやすいとされています．この理由は明確ではありませんが，内分泌的な影響や，女性特有のライフイベント（出産，閉経など）の影響などが考えられています．

C. 原因

遺伝的素質と環境要因の複合です．

双極性障害は単極型うつ病よりも遺伝負因が高いことが知られています．単極型うつ病は遺伝に加えてストレスなどの環境要因が重要です．

双極性障害の単一主要遺伝子は発見されていませんが，この障害と関連している可能性のある感受性遺伝子が報告されています．したがって，一つでは発症を引き起こす力はない多数の遺伝子異常が重なり合って病気を発症させやすくするように作用している多因子遺伝と推定されています．この点については統合失調症と同じです．さらに，双極性障害と統合失調症発症に関与する遺伝子には共通のものが多いと報告されています．

双極性障害の発症にはストレスなどの心理環境要因よりも，素質的，生物学的要因が大きな役割を演じていると考えられます．この点で，ストレスが大きな原因と考えられる単極型のうつ病とは異なります．

抗うつ薬の作用機序が脳内のノルアドレナリンあるいはセロトニンのシナプス前神経終末への再取込みを阻害して，これらモノアミン（ノルアドレナリンあるいはセロトニン）の神経伝達を増やす方向に作用しているところから，脳内のモノアミン系の異常が気分障害の原因であるとの説が有力です．

最近，統合失調症と同様に，気分障害においてもMRIによる画像診断による研究によって，脳の微細な萎縮が存在すると報告されています．特に，うつ病ではPTSDと同様に海馬の軽度の萎縮が存在するとの報告が注目されています．抗うつ薬は前述のようにシナプス間隙のモノアミンを増加させますが，その結果としてシナプス後神経細胞内の脳由来神経栄養因子という物質が増え，

それが萎縮した海馬の神経細胞を修復させることが抗うつ効果と関係しているとの説が最近，提唱されています．通常，成人の神経細胞は細胞分裂能力を失い再生しませんが，海馬の細胞は再生しうるとされています．

このように双極性障害も単極型うつ病も脳の生物学的機能異常が背景に存在するとの考えが有力ですが，いまだに生物学的マーカーによって診断を行うことは可能になっていません．

D. 性格と誘因

病前性格

クレッチマーによれば双極性障害（躁うつ病）の患者には肥満型の体形と循環病質［cycloid（英語），Zykloid（ドイツ語）］の性格のものが多いとされます．社交的，柔和，陽気，親切などの性格を循環気質といい，その顕著なものが循環病質です．

これに対して単極型うつ病の患者は，ある特徴的な性格の人が，ある状況におかれた時にうつ状態におちいることが多いことが明らかにされてきました．

単極型うつ病になりやすい性格としては，日本の下田光造（しもだ・みつぞう）が唱えた執着性格とドイツのテレンバッハ（Tellenbach, H.）が提唱したメランコリー親和型性格があります．この両者は類似しています．

執着性格とは仕事熱心，凝り性，徹底的，几帳面な性格，ものごとにこだわりやすく，完全主義的な性格をさし，メランコリー親和型性格とは仕事と対人関係における秩序性，変化をきらう，勤勉で責任感が強い，他者のためにつくす，他人に頼まれると断りきれず，引き受けたことはやりとげるといった性格です．なおメランコリーとはうつ病のことです．うつ病は英語で depression といいますが，melancholia ともいいます．

このような性格は人には信用され，社会にとって有用な性格といえます．しかし，その反面，余裕や遊びがなく，自分なりに築き上げた秩序が揺らぐと崩壊しやすいもろい性格であるともいえます．

誘因

双極性障害では，うつ病エピソードも躁病エピソードも心理的にこれといっ

た誘因もなく発病することもあります．

しかし，単極型うつ病は次のような誘因がもとで発症することが多いのです．

まず何といってもさまざまなストレスがあげられます．最近は成果主義が一般的となりそのため特に民間企業では職場の過剰勤務がストレスとなり，その結果としてうつ病を発症する人たちが多く出現しています．

また種々の喪失体験（肉親の死亡，事業の失敗など）が原因となることがあります．このような事情があればどのような人でもおちこむでしょう．うつ病のおちこみは，健常者にも生じるおちこみよりは程度が強く長引くことで区別できます．特に2週間以上にわたって強いうつ状態が持続する場合はうつ病を考慮する必要が出てきます．喪失体験以外の誘因としては，生活の大きな変化，責任の急増（昇進，出産など），慣れた環境から新規の環境への移転（引っ越しなど）などもうつ病を誘発するきっかけになることがあります．

昇進や出産など普通はおめでたい状況がなぜ，うつ病を引き起こすのでしょうか？ 先述したようにうつ病になりやすい性格として，普通以上に几帳面で生真面目なことがあげられます．このような人は与えられたルーチンの仕事は確実にこなしていけますが，地位が上がったり，赤ちゃんができたりして今までの秩序がくずれ負担が増えると，その責任の重さに耐えられず，うつ病を発症してしまうと思われます．

E. 症状

感情，思考，意欲の面で躁状態ならびにうつ状態では相反する異常を生じます．

躁状態 mania

躁状態では気分は爽快となり，態度は無遠慮になります．しかし，ものごとが自分の思いのままにならないと易怒的になることもあります．

また，思考の進みが早く，多弁になります．話の筋が脱線しやすい観念奔逸 flight of ideas という症状を出します．注意散漫となり，注意が集中せず別の事柄に気持ちがそれやすくなります．これを注意転導性が亢進しているといいます．

また誇大的，楽天的な思考内容となり，「自分は天才で大発明をした」「自分は大儲けをして世界一の金持ちだ」などのような誇大妄想にまで至ることがあります．これは気分の高揚から生じる二次妄想です．

活動性が亢進し，多動となり，人を訪問したり，おせっかいをやいたりしま

症例 双極性障害

35歳の男性.

大学卒．中小企業経営者．結婚して2子あり．人当たりがよく，社交的な性格で従業員の先頭に立って事業を発展させてきた．20歳ころから，特に理由もなく元気がなくなりふさぎこむエピソードを生じることが何回かあったが，いずれもそれほど重症ではなく1か月ほどで回復していたので病院を受診するようなことはなかった．

しかしある時からだんだんと口数が多くなり始め，人へのおせっかいが目立つようになる．独身の女子社員にいやに親切になり，結婚相手を探してあげるなどと言い始め，ことわられても「それでは今度はぼくと食事にでも行こう」と誘うようになる．気前がよくなりたくさんの買い物をしては会社内や近所に配り始める．あまり眠らなくなり，夜遅くまで会社に残っていたり，知人のもとにでかけたりする．やがて事業の拡張を思いつき，さまざまな計画をたて始めるが，いずれも実現不可能な計画である．家でも会社でも拡張計画の資料を並べるので室内が足の踏み場もないような状態になる．周囲は反対したが，聞く耳をもたず，自分の主張を一方的に述べるばかりである．そのうちに怒りっぽくなり，ついに家人や従業員に対して暴力をふるうようになる．周囲の人が説得して精神科受診を勧めるが，「俺を異常者扱いするのか」とますます怒り出す．やむをえず周囲の人たちがなかば取り押さえるような形で精神科病院に入院させる．病院では双極性障害の躁状態と診断される．

入院後すぐにリチウムと抗精神病薬投与を開始したところ，興奮は1週間程で鎮静に向かい，数週間で元来の温厚な状態に回復する．退院後も外来通院を続け，気分安定薬の服用をおこなっている．時々気分の躁うつの波を生じるものの，その都度，薬物を調整して再入院には至らずにすごしている．

す．浪費も多くなり不必要な物を買い込んだり，気前がよくなったりします．行動量が増えてさまざまな事柄に手をつけては，やりちらかしてすぐに別の行動に移るようなことがあります．これを行為心迫といいます．

一方，身体的には睡眠時間は短縮し，性的関心は高まります．性的脱線行動を起こすことがあります．行動過多であっても疲れを感じません．

このような状態を繰り返していると，はた迷惑ですし，患者の世間における評判を落としてしまうので，きちんと治療する必要があります．

病識は一般に欠如しており，その結果，治療，入院には抵抗することがあります．意識障害や知的能力の低下はなく，特異的な検査所見もまだみつかっていません．

DSM分類では明らかな躁病エピソードを生じる双極性障害を双極I型障害とし，軽い躁状態を生じる場合を双極II型障害として区別しています．

うつ状態 depression

　双極性障害のうつ病相と，単極型うつ病では，同じ症状を生じ，両者を臨床的に区別することはできません．現在，双極性障害と単極型うつ病は異なった疾患と考えられており，治療も異なるので，双極性障害のうつ状態と単極型うつ病とを容易に鑑別できないことは困った事態を生じることがあります．

　抑うつ気分，悲哀感，絶望感を生じます．「気がめいる，寂しくて誰かがそばにいて欲しい」などと訴えます．

　さらに「考えがうかばない，頭の回転がにぶい，集中できない，決断力が落ちる，能率が停滞する」といった思考制止 inhibition of thought という症状が出て，口数が少なくなり，話す速度も遅れがちになります．例えば，家庭の主婦では晩ご飯のおかずを何にするかといったことも決断できなくなります．

　また悲観的にものごとを考えるようになります．

　「自分は能力のない駄目な人間だ」という自己の能力を過小評価する訴えを生じますが，これを微小観念といいます

　さらに抑うつ気分がもとになって次のような暗い内容の二次妄想を生じることがあります．

　自責感が強まり，「皆様に申し訳ないことをしてしまった，自分は罪深い人間だ」などと述べます．これを「罪業妄想 delusion of guilt」といいます．また「財産を失ったので明日から生活していけない」というような妄想を生じることがあり，これを「貧困妄想 delusion of poverty」といいます．「最近，身体が不調なのは，がんのように重大な不治の病気になっているからに違いない」といった妄想は「心気妄想 hypochondriacal delusion」と呼ばれます．

　最重度のまれなうつ病にコタール症候群 Cotard's syndrome があります．これは初老期に出現しやすく，否定妄想 nihilisitic delusion が中心です．「身体がくさっている，罰を受けていて生きてもいないし，死ぬこともできない．この責め苦は未来永劫続く」などと訴えるものです．

　コタール症候群ほどに重症でなくても，多くの重いうつ病患者は「生きているのがつらいので死にたい」という自殺念慮を生じ，実際に自殺 suicide してしまうのがうつ病のおそろしいところです．

　わが国では 2011 年まで 14 年連続して年間自殺者が 3 万人以上という深刻な状況となっています．自殺者の多くが，うつ病であると推測されます．

症例　うつ病

45歳の男性．

大学工学部卒後，化学会社へ就職．几帳面で真面目な性格．27歳で結婚．子供2人．あまり家庭をかえりみぬ会社人間であった．

最近，課長昇進．自分の仕事が認められたとの喜びの反面，仕事の重責は感じたものの部下の協力も得て何とかがんばろうと決意したところであった．ところが，それと同時期ごろ妻の体調が悪化．病院受診の結果，末期がんで余命数か月との予期せぬ診断．その衝撃が強く，不眠が続く．やがて気持ちがおちこみ，仕事の能率が低下し，妻の死をどのようにむかえるべきか見当もつかぬ状況におちいる．今まで妻と十分に家庭生活を楽しんでこなかったことは申し訳ないことであったとの自責感にさいなまれて，いても立ってもいられなくなる．食事が砂を噛むようで全く味がしなくなり，ほとんど食べられない状況となる．今後のことを考えようとしても，不安，焦燥が強くただあせるばかりである．何か対策をとろうとしても考えが全くうかばない状態．会社でも仕事が全く手につかず，少しも決断がつかない．憔悴した状況を心配した親戚につれられて精神科受診．いかにもやつれて，生気のない表情．上記の経過や症状が問診にて判明．自殺したい気持ちはあるかとの問いに，実はもう死にたくて仕方がないが，家内のこともあり，どうにか思いとどまっているという言辞あり．

早急に入院が必要と判断し，妻のこと，家庭のことは親戚に全てまかせ，また仕事は会社の同僚に全てまかせるように説得して入院をさせる．抗うつ薬投与で数日，様子をみたものの，焦燥感が少しも軽快せず，一時，無断離院のそぶりがみられたため，早急にうつ症状改善の必要があると判断．通電療法を開始する．2，3回目施行過ぎ頃から，うつ症状は軽快し始め，計6回施行後，うつ状態がほぼ改善したため，以後は抗うつ薬服用を継続し，外来で経過観察．うつ状態改善によって，妻の死を受容し今後も残された家族とともに，何とか生きていこうとの決意を固めるに至った．

　うつ病ではまた活動性が低下し，精神運動制止 psychomotor retardation という症状を生じます．具体的には動作が緩慢になり，ものごとを行うのがおっくうになります．仕事に行きたくない，朝新聞が読めない，テレビをみてもつまらない，好きな趣味への関心がなくなるなどの症状も出現します．

　このようにあらゆる出来事への興味，関心がなくなるのがうつ病の特徴です．

　さらに強度の制止では抑うつ性昏迷におちいることがあります．昏迷とは意欲が極度に低下して行動が全くなくなった状態のことで，このような状態になると食事も取らなくなるので，放置すれば生命も危うくなることさえあります．

　他方，不安感，焦燥感が強くみられる人もいます．焦燥感にかられて何かにせきたてられるように落ち着きがなく歩き回り，目が離せない状態におちいることがあります．このような状態では自殺の危険が高まります．

表20 うつ病の身体症状

① 睡眠障害
　多くは早朝覚醒が目立つ不眠を生じる．まれに過眠になることもある．
② 易疲労感
③ 食欲減退
　「食べ物がおいしくなくて，砂を噛むようだ」という表現をする．体重減少も生じる．まれに過食を生じることもある．
④ 性欲の減退．
⑤ 便秘，動悸，各種疼痛など．

　さらにうつ病では**表20**のような身体症状が出現します．
　また多くの患者が「朝方うつ症状が最も悪く，夕方になるとよくなる」という症状の日内変動を生じます．これは，うつ病の特徴的な症状として精神医療従事者にはよく知られた症状ですが，必ずしも全ての患者に生じるわけではありません．

　ところで，最近，自分はうつ病ではないかという訴えで自ら精神科を受診される方が増えてきました．これは以前よりは徐々に精神科への敷居が低くなりつつあることを反映していると思われ，そのこと自体はよいことだと思います．しかし，そのようにして受診された方が，「仕事には行きたくないが，週末には好きな趣味は楽しめます」ということを言う場合には，うつ病ではない可能性があると診断します．なぜならうつ病では好きな趣味も含めてあらゆる事柄に楽しみや興味を感じなくなることが特徴だからです．

　軽いうつ病では，病識はあります．前述のように最近，マスコミなどでうつ病の報道が多くなったので，その番組や記事を見て，自分もうつ病ではないかと自己診断をして受診される方が増えてきました．そのような方の多くは，実際にうつ病のことがあります．しかし，重症で妄想が出るようなうつ病ですと病識はなくなります．

　意識障害や認知症は生じません．しかし，高齢者がうつ病を発症すると，何か質問をされても思考制止があるので「よくわかりません」などと答えることがあり，その結果，認知症とまちがえられることがあります．これをうつ病性仮性（偽性）認知症（痴呆）といいます．仮性認知症には，このうつ病性のものとガンザー症候群という拘禁反応で生じるものの2種類があります．

表21　DSM-5によるうつ病の診断基準

① ほとんど1日中，ほとんど毎日の抑うつ気分
② ほとんど1日中，ほとんど毎日のほとんどの活動における興味，喜びの著しい減退
③ 著しい体重減少あるいは体重増加，または食欲の減退または増加
④ 不眠または睡眠過多
⑤ 精神運動性の焦燥または制止
⑥ 易疲労性または気力の減退
⑦ 無価値観や罪責感
⑧ 思考力や集中力の減退，または決断困難
⑨ 自殺念慮や自殺企図

F. うつ病のDSM-5による診断基準

　最近，よく使用されるDSMによるうつ病 major depressive disorder の診断基準をあげておきます（**表21**）．なおDSM-Ⅳの日本語訳ではmajor depressive disorderを大うつ病性障害と翻訳していましたが，DSM-5の日本語訳では，これをうつ病（DSM-5）と記載しています．

　表21の症状のうち，5つが2週間持続していて，さらに，少なくとも症状の1つは①の抑うつ気分，あるいは②の興味または喜びの喪失であれば，うつ病（DSM-5）と診断するとされています．

　うつ病（DSM-5）の診断においては，それが心因性のものかあるいは内因性のものかといった原因については触れていません．

　さらにDSM-5では「メランコリアの特徴を伴う with melancholic features」うつ病を特定するための診断基準として以下の症状があげられています．

A. 次の中の1つが存在する．
　① すべての活動における喜びの喪失
　② 何かよいことが起こっても，少しもよい気分になれない

B. 以下のうちの3つ以上が存在する．
　① 深い落胆，絶望，空虚感
　② うつ症状が朝に悪化する
　③ 早朝覚醒
　④ 著しい精神運動焦燥または制止
　⑤ 強い食欲低下や体重減少
　⑥ 過度の罪責感

これは重症のうつ病のことですが，このようなうつ病症状は昔の内因性うつ病の病像にほぼあてはまるものです．

DSM-5の抑うつ障害群では，さらにその他の次のような病態があげられています．

持続性抑うつ障害（気分変調症）persistent depressive disorder（dysthymic disorder）

ほとんど1日中続く抑うつ気分が長期間続く慢性疾患です．この軽症の状態は，以前は抑うつ神経症と診断されてきました．うつ病の発症前，あるいは発症後にこのような状態を生じている人もいます．DSM-5ではこの中に慢性の大うつ病性障害も含まれるとしています．

月経前不快気分障害 premenstrual dysphoric disorder

月経開始前から始まり，月経開始前後に軽快する感情不安定，いらいら，抑うつ気分，不安感を生じる状態のことです．DSM-5において精神疾患として取りあげられました．

G. 経過と予後

うつ病相の持続は一般に数か月から1年ですが，時に数年持続することもあります．躁病相の持続は1～2か月から数か月です．

双極性障害は発病当初のエピソードはうつ病であることが多く，その時点では単極型のうつ病と区別はできませんが，やがて躁病エピソードが出現してきます．

両病相とも原則として完全寛解し，病相でない時は精神的欠陥を残さないという特徴があります．

しかし，双極性障害のかなり多くの患者は，慢性化ないし社会機能の障害を示します．したがって，各病相は寛解するとはいうものの，その長期予後については必ずしも楽観視できません．躁やうつを繰り返していると世間での評判を低下させますし，また家族の負担も大きくなってきます．そのため，失職や離婚などに追い込まれることが多くなります．また双極性障害の死亡率は一般人口の2～5倍も高率であり，その死亡原因の第1位は自殺です．うつ状態になると，躁状態であった時に自分がしでかした様々な脱線行為について嫌悪感を感じることがあり，その結果として自殺企図につながることがあります．

単極型うつ病の場合も治療にもかかわらず，うつ状態が遷延している患者がかなり多く存在します．また，うつ病は生涯で1回のエピソードですむ人がいる反面，多くは再発を繰り返します．単極型のうつ病相でも自殺の危険があります．うつ病の13～37%には自殺企図を生じます．過去に自殺企図の既往があると，自殺の危険性は極めて高くなることがしられています．

うつ病相の極期よりも回復期に自殺の危険が大きいといわれています．これはうつ病があまりにも重症だと自殺する気力さえなくなっており，いくらか軽快すると自殺を決行する気力が生じて自殺を企てるからであると説明されます．また不安，焦燥の強いうつ病，妄想の強いうつ病では自殺の危険が大きいのです．

われわれ精神科医はうつ病の患者を診察する時には，死にたいという気持ちをもっているかどうか，またこれまでに本当に自殺を企てたことがあるのかどうかを率直に尋ねてみます．本当にそのようなことがあると，うつ病の患者は正直に話してくれることが多いものです．これはやはり，患者自身もそのような気持ちから救い出して欲しいとの願いをもっていることが多いからでしょう．さらに，自殺を思いとどまったとしたら，何が自殺の歯止めになったのかを聞いておくとよいでしょう．よく「死にたいという人ほど，死ぬ恐れはない」などといいますが，これは間違いです．一部にはそのような人もいるでしょうが，自殺したいという気持ちを述べる人がいたら，深刻にその危険があるということを認識しなければなりません．

しかし，うつ病患者の全てが自殺の危険があるというものでもありません．軽症のうつ病では自殺念慮を生じません．

なお有名人などの自殺が美化して報じられると，それに影響されて自殺が多発するという傾向があります．これを群発自殺といいます．自殺報道についてはマスコミの関係者にも慎重な姿勢が求められます．

H. 治療

双極性障害の治療

薬物療法

薬物療法が主な治療です．気分安定薬を使用します．これには炭酸リチウム，カルバマゼピン，バルプロ酸ナトリウム，ラモトリギンがあります．躁状態に

は気分安定薬に加えて抗精神病薬を併用することがあります．うつ病相にも原則として気分安定薬を使用します．双極性障害のうつ病相に抗うつ薬のみを使用すると，あまり有効性がなく，また時に躁病を引き起こす危険があります．しかし，前述したように，双極性障害の初期にはうつ病のエピソードのみを生じ，その時点では単極型うつ病との区別がつきません．発病年齢が若いうつ病で，抗うつ薬に反応が乏しい患者では双極性障害の可能性を考えるべきとの意見があります．

双極性障害は再発が多いので，症状が安定しても次の病相再発予防のため気分安定薬を継続して服用する必要があります．

最近，元来は統合失調症治療薬である非定型抗精神病薬のオランザピンとアリピプラゾールが双極性障害の躁とうつの両方のエピソードに有効であるとして使用されるようになりました．

軽度の躁状態では外来治療も可能ですが，重症の場合は入院治療が必要となります．

精神療法

双極性障害での精神療法は，患者と家族にこの病気の特徴をよく知ってもらい，服薬が病気の再発予防に重要であることを教育していく心理教育が重要です．特に躁とうつの初期症状に気をつけるように注意を促しておき，そのような兆候が少しでも出現したら早めに受診して医師に対策をとってもらうようにすることが必要です．

単極型うつ病の治療

休養

まず心理的負担の軽減を図り十分な休養をさせることが大切です．会社員であれば診断書を書いて，会社を休んでもらいます．家庭の主婦であれば，実家から母親に出てきてもらい，家事を肩代わりしてもらいます．うつ病の人はその性格上，休むと皆に迷惑をかけるので休めないと主張する人が多いのですが，休みをとって早く回復したほうが，まわりのためにもなるということを説得する必要があります．重いうつ病には運動も勧められません．しかし，軽症のうつ病の場合は散歩程度の適度な運動は行ったほうがよいこともあります．

また重いうつ病の人には，過度の激励や，気晴らしのため会合や旅行に連れ出すことはかえって負担になるので避けるべきです．うつ病の人は頑張りたく

ても頑張れないことで苦しんでおり，また他人に会って話をすることも億劫になっていることが多いのです．しかし，うつ症状が改善してきているものの今一歩，職場復帰などに踏み出せない場合には，そっと背中を押してあげるような一言をかけてあげるとよいこともあります．個々の症例に合わせて適切に対応を考えていく必要があり，杓子定規な対応は避けるべきです．

家ではどうしても休養がとれない場合は，入院させる必要があります．

薬物療法

単極型うつ病には抗うつ薬を使用します．普通，効果が発現するまで10日から2週間程度かかります．

従来は三環系抗うつ薬（イミプラミン，アミトリプチリンなど）が使用されてきました．しかし，三環系抗うつ薬には副作用が目立ちます．口渇，便秘，排尿障害，起立性低血圧などです．

そこで最近は副作用の少ないSSRI（selective serotonin reuptake inhibitor，選択的セロトニン再取込み阻害薬），SNRI（serotonin noradrenaline reuptake inhibitor，セロトニン・ノルアドレナリン再取込み阻害薬）が使用されることが多くなりました．抗うつ薬については，後で詳述します．

精神（心理）療法

支持的精神療法

うつ病の病気についての詳しい説明をしてあげて，病気は必ずよくなることを保証します．

また明確な脳の病気であって，怠けているわけでもなく，単なる気持ちのもちようの問題ではないことを本人にも周囲の人にも理解してもらうことが必要です．

悲観的にものごとを考えがちなので，人生の重大な決定（退職，離婚など）はうつ状態が改善するまで延期してもらうべきです．

自殺念慮に注意し，家族にも注意するように伝えるとともに，必ず治る病気であるので自殺を選択しないよう約束させることも必要です．うつ病の患者は几帳面で律儀な人が多いので，周囲の人と約束するとそれを守ってくれることがあります．

うつ病の人は能力以上に仕事を引き受けすぎ，何もかも自分で抱え込む傾向があります．時には人任せにすることも必要だということ，自分の能力を超えた仕事はことわる必要があることを何とか納得してもらう必要があります．

うつ病は必ず回復する病気とはいえ，やはり時には完全回復に時間のかかる

こともあるということを，患者，家族さらには医療従事者自身も銘記することが大切であって，あせらないことが肝要です．患者の苦悩をそのまま受容し，了解する努力が必要です．不満やつらさを聞かされ続けるのは医療従事者にとっても苦痛なことがあるのは確かですが，我慢強く傾聴することが大切です．自殺や死という言葉には敏感なほどに注意すべきであって，そのような場合には入院，通電療法などの積極的治療を迅速に行う必要があります．アメリカの治療ガイドラインには力動的精神療法もうつ病の治療としてあげられてはいますが，通常は深層心理への介入はできるだけ少なくしたほうがよいと思われます．しかし慢性的にうつ状態が持続している場合には，力動的精神療法の適応になるとされています．

■ 認知療法

自己や症状について否定的に考えてしまう認知過程が抑うつを増悪させているので，この認知過程を修正することでうつ症状の改善を図るものです．

認知療法についてはまた後で述べます．

■ 対人関係療法

うつ病に対する短期精神療法です．うつ病という病気は，患者と「家族，同僚などの重要な他者」との間の対人関係によって，大きな影響を受けるという事実のもとに，その「重要な他者」との現在の関係に焦点をあてる治療法です．患者の対人関係の質を改善するために行われます．未解決の深い悲しみ，自分の期待と異なる役割につくことで生じる葛藤，社会的役割の転換（定年退職など），他者とのコミュニケーションがうまくとれないなどの問題を重点的に取り扱い，問題解決を図っていきます．患者に対し，社会的孤立を克服し，他者に対する習慣的なふるまいを改めるなど，対人関係の改善を図るように指導していきます．現在，対人関係療法は，認知療法と並んでエビデンスのあるうつ病治療法として認められるようになっています．

図6はうつ病の再発阻止の力を5つの治療グループ［イミプラミン（抗うつ薬），対人関係療法＋イミプラミン，対人関係療法，対人関係療法＋偽薬（プラセボ），偽薬］に分けて経過を追って調べたものです．対人関係療法は偽薬単独よりも再発阻止効果はありますが，イミプラミンという抗うつ薬のみ投与したグループよりも再発阻止効果は劣っています．

■ リワークプログラム

近年，うつ病のリハビリテーションとしてリワーク（復職支援）プログラムの有効性が指摘されています．うつ病症状が軽快した後，直接すぐに職場復帰すると再発が多いことから，職場復帰の前に一定のリハビリを行うものです．うつ病についての知識を学ぶ心理教育，認知行動療法などに加えて，読書，軽

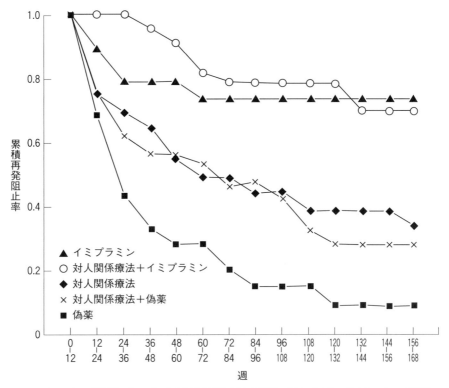

図6 うつ病の再発阻止に及ぼす対人関係療法と薬物療法（イミプラミン）の影響
(Frank, E. ら：*Arch. Gen. Psychiatry*, 47: 1093-1099, 1990 より)

いスポーツ，パソコンでの簡単な仕事，疑似職場での課題への取り組みに参加してもらいます．リワークプログラムに参加した患者は再発が抑えられる成果が出ています．

通電療法（電気けいれん療法）

薬物療法が有効でない場合，昏迷状態の場合，自殺の恐れのきわめて大きい場合などに，これを施行します．うつ病には著効を示すことが多いのです．

近年，うつ病に反復経頭蓋磁気刺激法が行われるようになっています．これは脳に外部から磁気刺激を行う治療法のことです．電気けいれん療法を適用するほど重症ではないが，薬物療法に抵抗性を示すうつ病に対して有効であると報告されています．

断眠療法

うつ病の特殊な治療法に断眠療法というものがあります．うつ病の患者は不眠症状に苦しむことが多いのですが，この治療法は逆説的に，あえてうつ病患者を1晩眠らせないでおくと，時に顕著な抗うつ効果が得られるというもので

す．作用機序はまだよくわかりませんが，有効性は確かめられています．しかし，この治療法はなかなか普及しません．というのも，患者は元気になっても患者に付き添って一緒に徹夜で起きている医療従事者の方が疲労してしまうからです．昔，私が若い頃，先輩や同僚と共に断眠療法研究を行ったことがありますが，徹夜の仕事になるのでとてもつらく疲労困憊したことを今でも覚えています．

I. 気分障害に関連したトピックス

次に気分障害に関連した特別な用語ないし病態を記しておきます．

■ 空巣（からのす）症候群

子育てが終わって家庭が空になった孤独な中年の主婦に生じる，うつ状態のことです．

■ 燃え尽き症候群 burnout syndrome

医療従事者など対人関係を扱う専門職に生じるもので，自分が最善と信じて打ち込んできた仕事が全くの期待はずれに終わったことによって生じる疲弊のありさまと定義されます．医療従事者も自らの精神保健に留意することは必要です．患者の診療に懸命に力を注ぐことは当然のことですが，あまりに感情移入しすぎることも問題です．プロとして自分にできることと，これ以上は自分の能力を超えていることを冷静にみきわめることが必要な時があります．

■ 初老期（退行期）うつ病

女性では更年期うつ病ともいいます．加齢や状況が発病に関与していることが多く，一連の心的ショックが続いたあと発症することが多いのです．初老期は人生の曲がり角です．若い頃は夢中で仕事や遊びにうちこみ，夢ももち，そのような状態が永遠に続くような感じをもっていた人も，いつのまにか定年，ひいては人生の終末も近づいていることにふと気がつきます．若い頃の夢が，高望みであったことなども認識します．体力，知力の面で現在の若者たちにさまざまな面で太刀打ちできなくなっている現実に直面します．そのようなことをきっかけとして，うつ病が発症することがあります．うつ状態はかなり重症化することがあります．不安焦燥，妄想が目立ち，自殺率も高い傾向があります．

前述の最重度のうつ病であるコタール症候群も初老期に発症します．

■ 仮面うつ病

身体症状が目立って，抑うつ気分などの精神症状を覆い隠している場合であって，患者や家族もうつ病とは気づかず，内科などを受診して適切な治療を

受けられないでいることがあります．

■ 季節性感情障害

日照時間が短縮する冬期にうつ状態が起こるものです．うつ症状に加えて，過食，過眠を起こすことが多いようです．若い女性に多い傾向があります．早朝，高照度の光を浴びせる光療法が行われます．これは動物の冬眠に似たような状態かもしれません．

■ 身体疾患とうつ病

うつ病を伴いやすい身体の病気があります．糖尿病や心筋梗塞の患者はうつ病を発症しやすく，またうつ病を併発した人は身体疾患の病状にも悪影響を及ぼすとされます．その他に，がん，脳卒中，パーキンソン病がうつ病を伴いやすいことが知られています．パーキンソン病の脳内ではドーパミン減少が生じていますが，そのことがうつ症状発症とも関連している可能性があります．

■ 新型うつ病

最近，新型うつ病という言葉を耳にします．従来の考えでは，うつ病患者は，病前性格としては几帳面，真面目であり，症状としては自責的となり，仕事を休むことには罪責感を覚え，仕事のみならず好きな趣味も楽しめなくなり，気力をなくして，あらゆることを行うことが億劫になるといった特徴があります．ところが新型うつ病では，病前性格は自己愛的であり，また症状においては，自分を責めるのではなくむしろ周囲を非難するような他罰的な傾向（自分がこのような状態になったのは，自分のせいではなく，上司や会社などが悪いと非難する）があり，さらに仕事を休むことに罪責感はなく，仕事に行く気力はないのにもかかわらず，趣味，旅行など自分の好きなことは行えるなどとされ，従来のうつ病とはかなり異なるとされます．治療の面では新型うつ病には抗うつ薬は無効なことが多く，精神療法が必要とされます．新型うつ病は，傍目に「自分勝手，怠け，わがまま」と見えてしまう面がありますが，若い人の中でこのような状態の人が増えていることは確かなようです．しかし新型うつ病については，色々な見かたがあり，このような人たちをもうつ病とすると，うつ病の範囲が広がりすぎるとして批判的に見る意見もあれば，新型うつの人も悩み，問題をかかえているのだから，やはり精神科医療の対象として対応していく必要があるとの考えもあります．このような病態には昔の抑うつ神経症という用語があてはまるかもしれません．DSMなどの国際分類が幅をきかせる時代ですが，昔の病名もなお捨てがたい意義があります．精神病理学者の笠原嘉（かさはら・よみし）は，本業（学生なら勉強，会社員なら仕事）に対しては無気力でも，他の生活領域では何ら無気力ではない人たちがいることに昔から着目し，これを選択的退却症と名付けていました．これはうつ病というよりは神経症の

範疇に入るものであり、いわゆる新型うつ病と類似しているように思われます。

■ 単一精神病論

今から100年前、ドイツのクレペリンが、内因性精神障害を早発性痴呆と躁うつ病の二つに大別したことはすでに説明しました。早発性痴呆は今の統合失調症に、躁うつ病は双極性障害に相当します。

その後の多くの精神医学者は、クレペリンの提唱した内因性精神障害の二大別の考えをほぼ踏襲して今日に至っています。これは今日の国際分類（DSMやICD）にも引き継がれています。クレペリンの偉大さは精神医学に関連する仕事を行っている誰もが認めるところです。

ところが、少数意見として、統合失調症も双極性障害も本来、同一の精神疾患であるとする説が昔から今に至るまで存在し続けています。これを単一精神病論といいます。

実際の臨床においても、少数ではあるものの、単一精神病論を考えたくなる症例を見ることがあります。

例えば、明らかな双極性障害の躁状態の患者が、時々統合失調症に似た被害妄想を生じることがあります。また当初は統合失調症と診断されていた患者が、後になって躁やうつと区別できない状態を生じることもあります。

最近の遺伝子研究で、統合失調症と双極性障害に共通の病的遺伝子がかなり存在するとの報告があり、両疾患は遺伝的起源を共有しているともされることから、この単一精神病論が今日、また注目されつつあるようです。

単一精神病論は精神医学の中では依然として少数派ですが、双極性障害と統合失調症という二大内因性精神障害の病因や病態を考える上で、今後も極めて重大な研究課題といえます。

V 外因性精神障害（身体因性精神障害，広義の器質性精神障害）

A. 外因性精神障害（身体因性精神障害，広義の器質性精神障害）とは何か

　これは明らかな脳の病変，あるいは脳以外の身体疾患によって脳機能が二次的に障害されて起こる精神障害をさします．

　狭義の器質性精神障害は一次的な脳疾患によるもので，脳に粗大な病変，すなわち形態学的な変化が存在します．脳が目に見えて（肉眼的あるいは顕微鏡的に）壊れてくる病気といってよいものです．

　症状性精神障害 syptomatic mental disorders とは脳には病変がなくても脳以外のはっきりとした身体疾患（肝臓，腎臓などの内科的病気など）から二次的に脳機能が悪影響を受けて精神症状を生じるものです．

　またアルコールや麻薬など外部から摂取する物質に対して，その摂取を止めることができなくなる場合を物質依存といいます．この物質依存によって精神症状を生じる場合（物質関連障害）もこの範疇に含まれます．

　（狭義の）器質性精神障害の診断には脳の形態学的変化をみつけだすための画像診断が不可欠となります．特に，X線CTとMRIが重要です．

　外因性精神障害（身体因性精神障害，広義の器質性精神障害）の原因疾患には実に多くの病気が含まれてきます．しかし，症状としては原因の如何にかかわらず共通した症状が出てきます．それは急性期の意識障害および慢性期の認知症症状と人格解体（変化）です．

　急性期の意識障害は回復可能であり，すなわち，可逆的です．他方，慢性期の認知症と人格変化は固定的で治りにくく，すなわち非可逆的な傾向があります．また大脳が局所的に破壊されると，その部位が営んでいる精神機能が特徴的に障害されることがあります．これを高次脳機能障害あるいは神経心理学的症状といいます．

　また身体因性精神障害においても，統合失調症，気分障害，不安症に類似した症状が出現することもありえます．これらは正常な精神状態と意識障害の中間期に出現することが多いので，通過症候群といわれます．

　以下に，器質性精神障害の主要な症状である意識障害，認知症，および高次脳機能障害について詳しく述べます．

表 22 意識障害の分類表（Japan Coma Scale）

Ⅲ. 刺激で覚醒しない（3桁の意識障害）	
3. 痛み刺激に全く反応せず	（300）
2. 少し手足を動かしたり，顔をしかめる	（200）
1. はらいのける動作をする	（100）
Ⅱ. 刺激で覚醒する（2桁の意識障害）	
3. 痛み刺激を加えつつよびかけを繰り返すとかろうじて開眼する	（30）
2. 大きな声または体をゆさぶることにより開眼する	（20）
1. 普通のよびかけで容易に開眼する	（10）
Ⅰ. 覚醒している（1桁の意識障害）	
3. 自分の名前，生年月日がいえない	（3）
2. 見当識障害がある	（2）
1. 大体意識清明だが，今一つはっきりしない	（1）

B. 意識障害

意識障害とは何か

　意識とは人が覚醒している時に，自分自身のことや周囲の状況をはっきりと認識できる能力のことをいいます．睡眠は生理的な意識障害ということができます．器質的な脳の病気や身体の重大な病気があると病的な意識のくもり（意識混濁）を生じ，注意力が落ちて周囲の出来事をよく把握できなくなります．例えば，今日は何月何日の何時頃で，自分のいる場所はどこなのかもわからなくなることがあります．これを「時間や場所についての見当識障害 disorientationが起こっている」という言い方をします．見当識障害は認知症（後述）でも生じる重要な症状です．

　意識障害の回復した後で，その時に起こった出来事について尋ねてもよく覚えていないことが多く，これを健忘といいます．

　意識のくもりには，軽度の何となくぼんやりしている程度のものから，うとうとしていて刺激しないと覚醒しなくなる場合，刺激しても覚醒しなくなるほど重症である場合など，軽いものから重いものまでレベルの違いがあります．

　表 22 はわが国でよく使用される Japan Coma Scale という意識障害の分類表です．数字が大きいほど意識障害の程度がひどく，それだけ脳（器質的な病気）や身体に急性の深刻な病気が起こっていることを示唆します．最も深い意識障害のことを昏睡 coma といいます（上の表ではⅢの 3，あるいは 300 に相当する）．意識障害は精神科領域よりも，救急部など身体疾患診療部門での診療において重要な症状です．

特殊な意識障害

せん妄 delirium

　意識障害には上記のような，意識清明度の障害に加えて，せん妄という特殊な意識障害があります．

　せん妄とは軽度の意識のくもりがもとにあり，注意力，判断力が落ち，見当識障害，錯覚（実際に存在するものを別のもののように知覚すること．壁のシミがお化けにみえるなど），幻覚（実際には存在しないものを存在するかのように知覚すること．実際には存在しない物や人がみえる場合は幻視があるという．実際には存在しない声や音が聞こえる場合は幻聴があるという），妄想（誤った内容の出来事を信じ込んで訂正できない場合を妄想があるという．誰かに殺される，誰かが自分の物を盗むなど），不安，精神運動興奮の状態を伴うものです．

　高齢者は若い人と異なり，耐性（物事に耐える能力）が落ちているので，容易に意識障害を生じやすく，身体疾患への罹患や，ささいな心理的ストレスなどでも意識障害を誘発することがあります．特に夜間せん妄といって，夕方から夜間にかけてせん妄状態になることが目立ちます．認知症にせん妄が重なることもよくみられます．

　せん妄も含めて，意識障害は短時間のうちに出現し，一日の中でもよい時と悪い時とがあるというふうに症状が変わりやすいという特徴があり，そこが長期間固定的な認知機能低下を生じる認知症とは異なる点です．

もうろう状態 twilight state

　せん妄以外の特殊な意識障害にもうろう状態があります．これは意識野の狭窄があり（ある対象だけに意識が集中する），目前のことは認知できても全体としてまとまった判断ができず無反省な行動が起きるものです．回復すれば，もうろう状態を生じていた期間の出来事について健忘を残します．てんかんなどの器質性精神障害の患者で起こりやすいのですが，まれに強い心理的ショックが引き金になって，このような状態になることがあります（解離性もうろう状態）．

表23　認知症の原因となる病気

① 変性疾患
　アルツハイマー病，レビー小体型認知症，ピック病，パーキンソン病，ハンチントン舞踏病，進行性核上性麻痺など
② 脳血管障害
　脳梗塞，脳出血，多発性脳梗塞など
③ 代謝・内分泌疾患
　甲状腺機能低下症，ウェルニッケ脳症，低酸素症，ビタミンB_{12}欠乏症，肝不全，腎不全など
④ 外傷・脳外科疾患
　慢性硬膜下血腫，頭部外傷後遺症，正常圧水頭症，脳腫瘍など
⑤ 感染症
　髄膜炎，脳炎，クロイツフェルト・ヤコブ病，エイズ，進行麻痺（脳梅毒）など

C. 認知症

認知症とは何か

　認知症 major neurocognitve disorder, dementia は以前は痴呆と呼ばれていました．人の精神活動の基盤である大脳の器質的病変（脳やその構成要素である神経細胞の形が壊れてくる病気）によって記憶力が低下し，人格の変化を生じるような状態をさします．

　認知症は意識障害と比べると症状が固定的であり，治りにくいという性質をもっています．なぜなら脳を形作っている神経細胞は成人では海馬などを例外として再生しないからです．しかし，認知症を生じる病気の中には適切な治療により，改善するものもあります．

　認知症を引き起こす医学的原因はとても多く，頭部外傷後遺症，脳炎後遺症，脳血管障害，さまざまな変性疾患（脳の特定部位の神経細胞が，萎縮し消失していく病気）などがあげられます．

　表23に認知症を生じる主な病名のリストを示します．

　なお認知症は正常に発達した知能が成人後に何らかの器質的な脳の病気で障害されるものですが，これに対し，幼小児期から何らかの原因で知的能力の発達が障害される場合には，知的障害といいます．

　認知症は成人後どの年代でも発症しうるもので，昔は壮年期に進行麻痺という梅毒性の脳の病気で認知症を生じる患者が多かったそうです．

　現在では，高齢社会を反映して老年期（65歳以上）に認知症を生じる患者が圧倒的に多いことは周知のとおりです．わが国では2012年の調査で460万人存

表24 改訂長谷川式簡易知能評価スケール

(検査日: 年 月 日) (検査者:)

氏名: 生年月日: 年 月 日 年齢: 歳

性別: 男 / 女　教育年数(年数で記入): 年　検査場所

DIAG: (備考)

1	お歳はいくつですか？(2年までの誤差は正解)		0 1
2	今日は何年の何月何日ですか？ 何曜日ですか？ (年月日，曜日が正解でそれぞれ1点ずつ)	年 月 日 曜日	0 1 0 1 0 1 0 1
3	私たちがいまいるところはどこですか？(自発的にでれば2点，5秒おいて，家ですか？ 病院ですか？ 施設ですか？ のなかから正しい選択をすれば1点)		0 1 2
4	これから言う3つの言葉を言ってみてください．あとでまた聞きますのでよく覚えておいてください． (以下の系列のいずれか1つで，採用した系列に○をつけておく) 1: a) 桜　b) 猫　c) 電車　2: a) 梅　b) 犬　c) 自動車		0 1 0 1 0 1
5	100から7を順番に引いてください．(100－7は？，それからまた7を引くと？ と質問する．最初の答が不正解の場合，打ち切る)	(93) (86)	0 1 0 1
6	私がこれから言う数字を逆から言ってください．(6-8-2, 3-5-2-9を逆に言ってもらう，3桁逆唱に失敗したら打ち切る)	2-8-6 9-2-5-3	0 1 0 1
7	先ほど覚えてもらった言葉をもう一度言ってみてください． (自発的に回答があれば各2点，もし回答がない場合以下のヒントを与え正解であれば1点)　a) 植物　b) 動物　c) 乗り物		a: 0 1 2 b: 0 1 2 c: 0 1 2
8	これから5つの品物を見せます．それを隠しますのでなにがあったか言ってください． (時計，鍵，タバコ，ペン，硬貨など必ず相互に無関係なもの)		0 1 2 3 4 5
9	知っている野菜の名前をできるだけ多く言ってください． (答えた野菜の名前を右欄に記入する．途中で詰まり，約10秒間待っても答えない場合にはそこで打ち切る) 0～5=0点，6=1点，7=2点，8=3点，9=4点，10=5点		0 1 2 3 4 5

認知症(痴呆)重症度別平均得点　　　　　　　　　　　　　　　　　　合計得点：

重症度	平均得点±SD
非認知症	24.27±3.91
軽度	19.10±5.04
中程度	15.43±3.68
やや高度	10.73±5.40
非常に高度	4.04±2.62

※認知症(痴呆)鑑別のカットオフポイントを20/21とすると検出力が高い．

(初出：加藤伸司ら：老年精神医学雑誌，2：1339-1347，1991より)

在します．その主なものはアルツハイマー型認知症と脳血管性認知症ですが，最近レビー小体型認知症という病気もかなり多いことが指摘されています．

なお認知症のことを従来，英語では dementia といっていましたが，DSM-5 においては major neurocognitve disorder (直訳すれば重度認知障害) の用語が使用されています．DSM-5 においては軽度認知障害 minor neurocognitive disorder

表25　老年期の生理的脳の老化による良性健忘と認知症の鑑別

	良性健忘	認知症
本　態	生理的脳の老化	病的な脳の老化
経　過	進行しない	進行性
状態像	記銘力低下（新しいことを覚えられない）が主	さまざまな知的能力の低下
見当識障害	なし	あり
日常生活	支障なし	支障をきたす
人格変化	なし	あり

の概念も提唱されました．これは認知症とは言えない程度の軽い認知機能障害を生じている認知症予備群的な人たちのことです．これらの人たちが将来，認知症に発展しないように早期に発見してその対策を考えていく必要があるからでしょう．

認知症検査スケール

　老年期認知症の簡便なスクリーニング法として，わが国では改訂長谷川式簡易知能評価スケール（表24）が多く使用されています．他にMini Mental State Examination（MMSE）も簡便なスケールとして世界的に使用されています．

老年期の認知症と生理的脳老化との鑑別

　老年期には健常者であっても脳の老化現象によって物忘れを生じることがあります．30歳を過ぎると脳にも老化現象が始まり，1日10万個の割合で大脳の神経細胞数が減少するとの報告があります．その結果，高齢者では認知症という病気ではなくても物忘れを起こすようになります．このような生理的老化による物忘れと，認知症の症状による記憶障害を区別する必要があります（表25）．

　なお，高齢者の知的能力低下には個人差があります．芸術家や政治家は高齢になっても活躍している人たちが多いようです．これはこのような職業の人たちは高齢になっても絶えず刺激を受け活発に活動することを続けていることが知的能力の維持に役立っているからでしょう．これに対し，勤め人などで定年になった後，それまで活動的だった人がそれを境にめっきりふけこんでしまうことがあります．高齢になってもできる限り自分の関心のある事柄を持ち続け，脳を使う努力をすることは必要です．

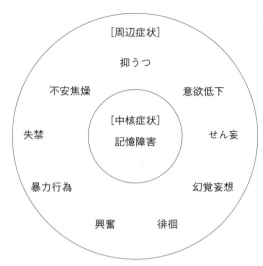

図7 認知症の中核症状と周辺症状

　心理学者キャッテル（Cattell, R.B.）によれば知的能力には2種類あるそうです．一つは流動性知能と呼ばれ，これは神経系の活動に基盤をおいており，暗算，積み木などの動作性知能です．もう一つは結晶性知能といい，言語理解や一般常識などの言語性知能であって，生後の学習などによって獲得されるものです．高齢者では流動性知能は低下しやすいものの，結晶性知能は比較的保持されるとされています．

認知症の中核症状と周辺症状

　認知症の中心となる症状（中核症状）は記憶障害ですが，それに加えてさまざまな問題行動を生じる周辺症状を伴うことがあります（図7）．中核症状は認知症の症状そのものであり全ての患者に生じますが，周辺症状については出現しない人も出現する人もいます．介護者の負担となるのは，むしろ周辺症状であることが多いのです．

D. 高次脳機能障害（失語，失行，失認）

　図8に人の脳の解剖図をのせました．
　脳は左右の大脳半球と小脳，脳幹（中脳，橋，延髄）から成っています．大脳表面を大脳皮質といいますが，ここには神経細胞体が集まっていて，灰色に見えるので灰白質ともいいます．大脳皮質は人の精神活動に重要な役割を演じていますが，これをさらに前頭葉，頭頂葉，側頭葉，後頭葉に分けます．大脳

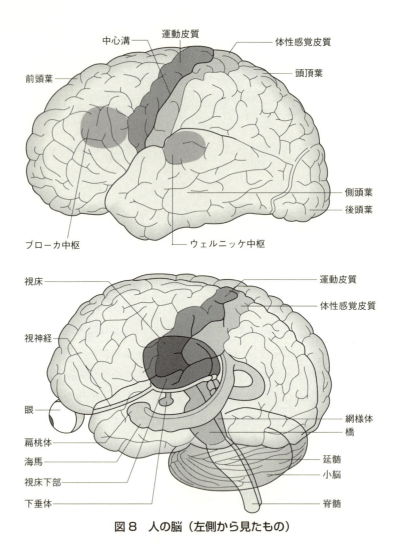

図8 人の脳（左側から見たもの）

には機能局在があり，部位によって営まれる精神機能や神経機能が異なっています．後頭葉は視覚に，側頭葉は聴覚や記憶に，頭頂葉は感覚機能に，そして前頭葉は運動機能や実行機能（目的をもった一連の活動を有効に行うのに必要な機能で，人間に特有な物事を予測し計画していく能力）に関係しています．側頭葉の内側には扁桃体や海馬などの辺縁系があり，ここは情動や記憶と関連しています．扁桃体は特に不安感の発現に関係しています．海馬は記憶と関係します．

運動と感覚

　精神科とはあまり関係のない事柄ですが，簡単に大脳の神経学的機能につい

ても述べておきます.

運動機能

　大脳の前頭葉と頭頂葉の間に中心溝という溝があるのですが,その前の部分,すなわち前頭葉の後部を中心前回といい,ここに運動皮質(運動野)が存在します.

　運動に関与する神経機構は,大脳皮質から下行する上位運動ニューロン(錐体路),脊髄前角細胞から始まる下位運動ニューロン,その支配を受ける筋肉から成りたっています.なおニューロンとは神経細胞のことです.

　大脳皮質運動野にある神経細胞を上位運動ニューロンと呼び,この軸索(神経線維)は中脳,橋を走り,延髄の錐体という場所で反対側へ交叉します.交叉した軸索は脊髄にある皮質脊髄路という場所を下行し脊髄の前角細胞という次の神経細胞に接続します.錐体という場所を通るのでこの経路を錐体路といいます.脊髄前角細胞は下位運動ニューロンとも呼ばれ,その軸索が脊髄から出て末梢神経となって直接に筋肉を支配しています.

　この経路は自分の意志によって(随意的に)手足の運動を起こすように働きます.したがってこの経路のいずれの障害によっても自分の意志によって筋肉を動かそうとしても,それができなくなる運動麻痺を起こすのです.

　脳卒中などの片麻痺(身体の半身に起こる麻痺)は上位運動ニューロンの障害によります.前述のように,錐体路は延髄の錐体で反対側に交叉するので,延髄より上の脳損傷ではその反対側の麻痺を生じるのです.したがって,左側の脳損傷によって右側の手足の麻痺が生じることになるのです.

　脳幹からは脳神経が出て顔や咽頭(のど)に到達してさまざまな機能を営んでいます.脳神経は全部で12ありますが,その中で延髄(球ともいう)にある第IX(舌咽)脳神経,第X(迷走)脳神経は咽頭(のど)の随意的な動き,第XII(舌下)脳神経は舌の随意的な動きを支配しています.延髄の損傷でこれらの脳神経の働きが損なわれると随意的な咽頭や舌の動きが悪くなり,構音障害(口がもつれてうまく話せない)や嚥下障害(飲み込みが悪くつかえる)を生じるのですが,これを球麻痺といいます.

　延髄にある第IX(舌咽)脳神経,第X(迷走)脳神経,第XII(舌下)脳神経の神経細胞体は,大脳皮質運動野から下行する皮質延髄路という上位運動ニューロンによって支配されています.

　これらの脳神経細胞体は左右両側の運動皮質から支配されているので,一側の上位運動ニューロン障害では麻痺症状は生じないのですが,上位運動ニューロンが両側で障害されると,構音・嚥下障害を起こします.これを偽性(仮性)

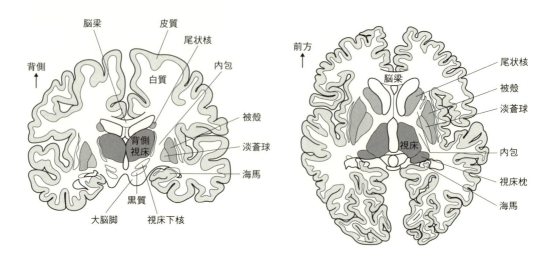

a. 背側視床と大脳脚を通る大脳前額断面　　b. 大脳基底核を通る大脳水平断面

図9　視床と大脳基底核（錐体外路系）

球麻痺といい，多発性脳梗塞などで生じます．

　さらに運動機能の調節には，上記の錐体路系に加えて，錐体外路系（図9）と小脳も関与しています．

　錐体外路系とは大脳基底核という大脳の深部にある神経細胞のかたまり（尾状核，被殻，淡蒼球，黒質，視床下核）のことで，ここは運動機能を自分の意志とは関係なく（不随意的に）調節しています．錐体外路系が障害されると自分の意志とは無関係に身体が動いてしまう舞踏病（速い不随意運動）やアテトーゼ（遅い不随意運動）という症状，あるいは逆に身体が動きにくくなるパーキンソン症状（無動，固縮，振戦）を生じます．

　小脳が損傷されると小脳失調という協調運動の障害を起こします．例えば，千鳥足の様な歩行となったり，物をつかもうとすると手がふるえたりします．

感覚

　人の感覚は体性感覚と特殊感覚とに分けられます．

　体性感覚とは身体の皮膚表面での感じ（触覚，痛覚，温度覚など）のことです．体性感覚は皮膚で感じ取られた後，末梢神経を介して脊髄に入り，最終的には反対側の視床を経由してから，頭頂葉の体性感覚皮質に到達して体性感覚を知覚することになります．大脳の前頭葉と頭頂葉の間に中心溝という溝があり，その後ろ，すなわち頭頂葉の前部を中心後回といい，ここに体性感覚領が存在します．したがって，左側の脳損傷があると右側半身の体性感覚障害を生じることになります．例えば風呂に入ると身体の右側だけ熱さを感じない，右

半身にしびれ感を生じるといった症状が出てきます．

特殊感覚とは視覚や聴覚のことですが，視覚は最終的には後頭葉で知覚され，聴覚は最終的に側頭葉で知覚されます．

神経心理学的症状

大脳には前述の要素的な神経学的機能に加えて，さまざまな心理学的機能も局在しています．認知症は大脳が広汎に障害されて生じる症状ですが，大脳の一部が損傷されると，その部位がかかわっている心理的機能のみが特徴的に障害されることがあります．そのような症状を高次脳機能障害ないし神経心理学的症状といいます．遂行機能障害，失語，失認，失行などがあげられます．これらの症状は認知症に伴って生じることもあれば，認知症とは無関係に生じることもあります．

遂行（実行）機能 executive function の障害

遂行機能とは，人間が社会的，自立的，創造的活動を行うのに重要な機能であって，この機能は他の動物よりも人間が際立って優れています．遂行機能は以下の4要素から成立しています．①目標設定，②計画の立案，③目標に向かい計画を行う，④効果的に行動を行う．この遂行機能を行う際に，作業記憶（ワーキングメモリー working memory）の関与が重要とされています．作業記憶とは，ある特定の場面で短時間，能動的に記憶を貯え，用がすめば忘れてしまってよい記憶のことで，例えば，買物時におつりの計算をする時に，一時的に数字を記憶するようなことです．前頭前野では作業記憶を元にして，スムーズに遂行機能が営まれています．前頭前野は他の動物よりも人間において最も発達した場所です．前頭前野の障害は遂行機能障害を起こすことになります．認知症や統合失調症で遂行機能障害が出現します．

失語 aphasia

失語とは大脳の言語中枢の病変によって言語の表出や理解が障害された状態です．咽頭（のど）の動きが悪くなる病気によって言語表出がうまくいかなくなる構音障害とは異なります．

言語中枢は右手利きでは左大脳半球にあり，左手利きでも，左半球優位の人が多いのです．言語中枢のある半球を言語優位半球といいます．失語症では言語障害に加えて，書字や読字の障害も伴うことが多く，その際，かな文字よりも漢字のほうがわかりやすいことが特徴的です．

読者の皆さんの中には外国語の得意な人もおられるでしょうが，多くの日本人は外国語が苦手です．失語症の人の心理として，よく例に出されるのは外国に行って外国人と話さなければならない人の心理と似ているということです．そのような時，何かいいたいことがあってもうまく話せないことが多く，悔しくてもどかしい思いをします．失語症の人は母国語の日本語でそのようなことが起こっているのです．

■ 運動失語 motor aphasia（ブローカ失語）

他人のいうことはある程度，理解できるのに，自分からは発語できない状態です．優位（左）半球の下前頭回後部（前頭葉の一部，ブローカ中枢，運動性言語中枢）の損傷が原因です．このような人を認知症と誤り，本人にはわからないだろうと，本人の傍らでこころないことをいったりすると，すべて理解されてしまい，本人をひどく傷つけることがあるので注意しなければなりません．ブローカ中枢は錐体路の側にあるので，運動失語の人は右側の半身麻痺（片麻痺）を伴っていることが多くみられます．

■ 感覚失語 sensory aphasia（ウェルニッケ失語）

言語の理解が悪くなり，母国語であるにもかかわらず，未知の外国語を聞いているような感じになります．自発言語は可能ですが，いい間違い（錯語）が多いという特徴があります．時に患者の話す内容が支離滅裂になってしまうこともあります．それをジャーゴン jargon と呼びます．これもまた認知症と間違えやすい状態です．優位（左）半球の第1側頭回後部（側頭葉の一部，ウェルニッケ中枢，感覚性言語中枢）の損傷が原因です．運動失語の場合と異なり，片麻痺を伴うことは多くありません．

■ 全失語 total aphasia

運動失語と感覚失語の合併した状態で，左大脳半球の広汎な損傷によって生じます．

■ 健忘失語

物品の名称が思い出せない（換語困難）状態ですが，病変部位は明確ではありません．

失認 agnosia

感覚を統合して対象を認識できないことを失認といいます．

■ 相貌失認

家族のようなよく知っている人の顔を見ても誰だかわからなくなるという状態で，劣位（右）半球後頭葉の障害で生じます．その人の声を聞くと誰かがわかったりします．

■ 視空間失認

物体が空間の中に占める位置が適切に把握できない状態です．

① 半側空間無視

空間の左半側にあるものが無視され，模写させると左半側が脱落することが起こります．これは左側が見えないのではなく，患者は左側の出来事に無関心であると説明されています．食事の時，自分の前の左半分の位置にあるものを食べ残したり，身体を左側にある物にぶつけたりすることがあります．劣位（右）半球頭頂葉の損傷によります．

② 地誌的障害

よく知っている道や居場所がわからなくなります．劣位（右）半球頭頂・後頭葉の病変あるいは海馬傍回の損傷で起こります．アルツハイマー型認知症で起こりやすく，患者は自宅や病院の中でトイレや居室がわからなくなることがよく起こります．

■ 病態失認

左側の片麻痺の患者が自分に麻痺があることを認めようとしないもので，劣位（右）半球頭頂葉の障害によります．そのため麻痺へのリハビリテーションを勧めても拒否することがあります．リハビリテーションは早く開始しなければ効果がないので，深刻な問題です．統合失調症などの精神障害で自分が精神的病気であることを認めない病識の欠如という症状に似ています．神経心理学の研究で有名な神経内科医のラマチャンドラン（Ramachandran, V.S.）は，この病態失認の患者の心理はかつてフロイトが提唱した自我の防衛機制である否認，抑圧，反動形成，合理化など（精神療法の章で詳述します）に類似していることを指摘しています．つまりこのような心理現象には生物学的な基盤があることが示唆されるのです．

失行 apraxia

ある一定の運動ないし行動がうまくできないことを失行といい，**表26**のような症状としてまとめられます．

交通事故による頭部外傷や脳血管障害の増加に伴って，上記のような失語，失認，失行などの高次脳機能障害を有する人たちが増えています．これらは麻痺のような障害と違って，目に見えにくく一般の人からは誤解されやすい面があります．

器質的な脳の病気の患者を診療，介護する場合にこのような神経心理学的症状をもっているかを注意深く観察する必要があります．失語，失認，失行など

表26　失行の種類

① 肢節運動失行
　高度の麻痺がなくても運動の拙劣化を起こし，ボタンをかけるといった行動がうまくできなくなる．反対側の中心前回ないし中心後回近辺の損傷による．

② 観念運動失行
　動作を自動的に行えても，命じられるとできない状態で，優位（左）半球の頭頂葉下部の障害．

③ 観念失行
　ハサミで紙を切るなどの日常の物品（道具）を使用した動作がうまくできない状態で，優位（左）半球頭頂葉の広い病変．

④ 構成失行
　物品の組み立ての障害で例えば図形の模写ができない．優位あるいは劣位半球の頭頂葉の損傷．

⑤ 着衣失行
　着脱衣のみ困難になるもので，劣位（右）半球の頭頂・後頭葉障害による．

　の症状を抽出して，それらが認知症とは異なった状態であることを認識することが各患者にあった適切な診療やケアを行うことにつながっていきます．

　高次脳機能障害は認知症と同様に回復困難なことが多いのですが，脳損傷直後にリハビリテーションを行うと回復することもあります．これは神経細胞体部分が残っていて，軸索（神経線維）部分が切断されて症状を生じている場合は，リハビリテーションによって軸索が伸長し神経回路が回復するためです．また損傷された部位以外の場所が失われた機能を代償するようになることもあります．

Ⅵ 器質性精神障害

以下にさまざまな器質性精神障害（狭義）について述べます．

DSM-5 では神経認知障害群 neurocognitive disorders というカテゴリーとしてまとめられています．

A. アルツハイマー型認知症（アルツハイマー病）

原因など

アルツハイマー病 Alzheimer's disease の根本的原因は不明です．大脳神経細胞の変性疾患です．大脳神経細胞が破壊され消失していき，大脳の萎縮が生じる病気です．病理学的所見（アルツハイマー病患者の大脳を顕微鏡で調べてみて得られる像）では，神経細胞の外側に老人斑というシミのようなものと，神経細胞内に神経原線維変化という線維状の構造物が見られます．老人斑にはアミロイドベータ（β）という蛋白質が蓄積しており，神経原線維変化はタウ蛋白質から成り立っています．アルツハイマー病の発症にはアミロイドベータという毒性のある異常な蛋白質が脳内に蓄積して神経細胞を破壊していくことが関係していると考えられています．人の 21 番目の染色体にアミロイド前駆蛋白質という蛋白質の合成をコードしている遺伝子が存在しています．このアミロイド前駆蛋白質が適切に分解されれば異常は生じないのですが，さまざまな原因で不適切に切断されると，そこからアミロイドベータという異常蛋白質が生じてしまうのです．家族性に発症する一部のアルツハイマー病では原因遺伝子も発見されています．このような病的遺伝子はアミロイドベータ蛋白質を過剰に作り出す方向に働き，アルツハイマー病を発症させます．しかし遺伝子異常の発見されていない大多数のアルツハイマー病で，なぜアミロイドベータが蓄積しやすいのかはまだよくわかっていません．

アルツハイマー病は高齢になるほど発症が多くなります．また，数は少ないのですが 40 歳ぐらいの中年～初老期から発症する人もいます．以前はこの初老期発症の人をアルツハイマー病と呼んでいたのですが，現在は発症年齢を問わずアルツハイマー病と呼ぶことがふつうです．アルツハイマー病は高齢になれ

> **症例　アルツハイマー病**
>
> 89歳の男性.
> 　高校卒業, 家業の生鮮食料品店を継ぐ. 70歳頃家業を息子に譲り引退. それ以後も町内会長など積極的に社会活動には参加していた.
> 　82歳頃から物忘れ症状が出現. やがて日時や場所の認識ができなくなる. 時に家を出て迷子になることを繰り返すようになり, 衣服の着脱, 入浴やトイレ利用が自分ではできなくなり, 病院受診. CTで大脳萎縮があり, アルツハイマー病と診断され, 施設入所. 入所後, 石鹸や観葉植物を食べるなどの異食行為, 他人の食物を盗み食いするなどの行動が目立った. また自分の気にいらないようなことがあると職員に手を振り上げるなどの暴力行為や女性職員の身体を触るなどの行動が出現したこともある. 神経学的には特に異常はないものの, 打腱器を目の前に示すと吸いつこうとする口唇傾向が出現. ドネペジル投与を行うも, 既に認知症がかなり進行していてあまり改善効果はなく認知症は徐々に進行中である. 最近は当初の問題行動もほとんどなくなっている. なお一時, 夜間に不穏となって, 大声を出して徘徊する状態が数日間, 出現したことがあり, 認知症に夜間せん妄が重なって出現した状態と診断され, 抗精神病薬を眠前に投与され改善している.

ばなるほど, 生存している方の中での発症頻度は高くなっていきます. ちなみにアルツハイマー (Alzheimer, A) は20世紀初頭のドイツの精神科医でこの病気の詳しい報告を初めて行いました. 人名のついた病名は数多くありますが, 現在, アルツハイマー病は人名のついた病気の中でも最も多数の患者のいる病気です.

症状

症状全般

　物忘れなどの症状がいつとはなしに始まることが多いのですが, 生理的物忘れとは異なり, どんどんと進行して最終的には高度の認知症におちいっていきます. 記憶は最近のことからさかのぼって, だんだんに昔の記憶まで失われていきます. これは患者に年齢を尋ねてみるとよくわかります. 多くの患者は認知症が進行するほど, 自分の年齢を若く述べる傾向があります. 90歳の方が「自分の年齢は20歳です」などと述べることがあります. 他方で子供の頃の記憶はよく保たれていて, 自分が結婚したことも忘れてしまった人が自分の生家の場所やその商売の内容などをかなり後まで覚えていることがあります.

■ 症状の経過

① 第1期

物忘れが目立ちます．電話で話した内容をすぐ忘れるようになります．連日，同じ食品ばかりを買い込み，そのことを忘れてしまって冷蔵庫の中でそれらを腐らせることがあります．女性だと家事ができなくなり，味付けがおかしくなったり料理の種類が減ったりすることでおかしいと気づかれます．さらに，ガスの火をつけっぱなしにする，着脱衣にとまどう，同じことを何回も繰り返して述べる，などにより家族が異常に気づくことがあります．字もうまく書けなくなります．

② 第2期

場所や時間がわからなくなります．つまり見当識の障害を起こします．徘徊を生じ，道がわからず迷子になって行方不明になることもあり，介護者を大変に心配させることになります．

場所に関する見当識障害と徘徊はアルツハイマー病にかなり特徴的な症状です．

アルツハイマー病は大脳全体が萎縮していく病気ですが，その初期には大脳の中でも萎縮しやすい部位としにくい部位があります．アルツハイマー病の初期には，記憶形成に関与する海馬と，場所の認識に関わる頭頂葉が障害されやすいとされます．そのため，アルツハイマー病では病初期から，記憶力低下（特に新しいことを覚えこむ力が低下し，これを記銘力の減弱といいます）とともに，居場所がわからなくなります．これに対し，病気の初期，中期には運動領野（前頭葉の後部にあり，随意運動を起こす命令を出す場所）は障害されません．したがって，アルツハイマー病の初期，中期では運動機能はよく保たれており，運動麻痺も生じません．筋力もかなりあります．しかし，そのことがかえって，徘徊や暴力行為などを生じることにつながり，介護する人たちの負担になるのです．

また中期には言語理解や表現能力が低下したり，まとまった作業能力が低下します．

さらに保続という症状がみられることもあります．

これは，例えば患者に「今日は何月何日ですか」との質問をします．認知症では時間がわかりませんので，11月であっても「8月です」といった答えがかえってきます．次いで「ここはどこですか？」と別の質問をします．すると「8月です」と前の質問に対しての答えと同じ内容の答えがもどってきます．これを保続といいます．認知症や失語症でこのような症状がみられることがあります．

③ 第3期

　家族の名前や顔がわからなくなり，自分の名前すら答えられない高度な認知機能低下を生じます．トイレや着替えもできなくなり，日常生活全般に介護を必要とする状態におちいります．

人格変化

　認知症（痴呆）の進行とともに人格変化が著明になることがあります．不安定な情動や抑制の欠如を生じ，興奮や暴力行為が出現する人もいます．不潔物をもてあそんだり，異食（石鹸や紙など食べられない物を食べる）や蒐集癖（ゴミなどを集めためこんでおく）が出現することもあります．

周辺症状

　中核症状（記憶障害）以外の周辺症状は出現する人もいれば出現しない人もいます．周辺症状として次のようなものがあげられます．
　① 妄想，幻覚，抑うつなどの精神症状
　② 徘徊，不潔行為，異食，蒐集癖，暴力行為などの問題行動
　③ 衣服の着脱の障害，失禁などの日常生活における動作能力の低下

　最近，①や②を認知症の行動・心理症状 behavioral and psychological symptoms of dementia：BPSD と呼んでいます．認知症のケアに際して介護者を大いに悩ませる症状として重要視されています．
　なお認知症の方に出現しやすい妄想に，被害妄想の一種の「物盗られ妄想」があります．認知症に限らず高齢者は自分の記憶障害のため，持ち物を置き忘れて紛失してしまうことがよくあります．そのような時，他人に盗まれたと思い込んでしまうことを物盗られ妄想といいます．妄想の対象になる人は身近でお世話をしている家族や介護者であることが多く，そのような場合，認知症の症状だとわかっていてもその人たちの心が傷つけられることがよくあります．

予後

　全経過は数年から十数年程度です．アルツハイマー病では初期，中期には身体的障害は目立ちませんが，最終的には寝たきりとなり，衰弱，肺炎などで死亡します．最近は介護がよくなっていますので認知症の末期で植物状態（広範な大脳機能の低下のため言語，運動などの動物的機能は失われても，嚥下，睡眠・覚醒リズム，呼吸，循環などの機能は保たれている状態）になってもかな

りの期間，延命される方がおられます．近年は，摂食のできない人に胃ろうを造設してそこから栄養を注入することにより延命している人もいます．認知症患者に胃ろう設置を行ってまで延命させることのよしあしについては多くの議論があります．

治療

薬物療法

アルツハイマー病にはいくつかの治療薬があります．ドネペジル，ガランタミンおよびリバスチグミンは脳内の記憶に関係する神経伝達物質であるアセチルコリンを増やす作用があります．他にはグルタミン酸受容体拮抗作用を持つメマンチンがあります．グルタミン酸は興奮性神経伝達物質であり，その作用が過剰になると神経細胞過剰興奮の結果，神経細胞の傷害を起こすとされます．グルタミン酸受容体拮抗薬のメマンチンはそのようなグルタミン酸による神経細胞の過剰興奮を抑制して，抗認知症効果を示すのです．

これらの薬剤を使用すると1～2年，進行を遅らせることができます．しかし症状の進行を停止させることはできず根本的治療薬ではありません．

アルツハイマー病の治療薬として，最近，レカネマブ（商品名レケンビ）が使用されるようになりました．これはアルツハイマー病の根本原因と考えられている，アミロイドベータの蓄積を減少させる効果があります．対象者は軽度認知障害で，しかも検査（脳脊髄液検査またはPET検査）で，脳にアミロイドベータがたまっていることが条件になっています．この薬の使用で認知機能の悪化が抑制されることが示されています．

周辺症状（興奮，暴力行為，妄想，うつ状態，不眠など）に対しては，抗精神病薬（元来は統合失調症の治療薬），抗うつ薬，睡眠薬，漢方薬（抑肝散）などの使用によりかなり改善することがあります．

心理療法やケア

知的能力は低下しても感情面での反応は保たれているので，人格の尊厳に配慮することが何よりも重要です．

さまざまな生活上の工夫で患者をサポートすることが必要です（カレンダーに今日の日付を明確に記入する，トイレのあり場所を"便所"と大きな字ではっきりと示す，徘徊の多い人には衣類に住所，名前の札をつけるなど）．

回想法や音楽，絵画療法などの心理療法が有効な場合があります．回想法と

表27　脳血管性認知症の種類

① 脳卒中による大病変
　太い血管が詰まって大きな梗塞が起きたり，大きな血管が破れて大出血を起こし，脳の広い範囲が障害される，いわゆる脳卒中に伴うもの．全ての脳卒中患者が認知症を生じるのではないことに注意．

② 白質の循環障害（ビンスワンガー病）
　脳の表面は神経細胞の細胞体が多く，肉眼でも灰色にみえるので灰白質といい，中に入った部分は神経細胞から出る軸索（神経線維）が多く白くみえるので白質という．白質に行く細い血管が徐々に詰まって認知症を生じるもの．

③ 海馬，視床の病変
　海馬や視床という部分は記憶形成に重要な役割をになっているので，これらの部分では小さな血管障害であっても，強い記憶障害を生じる．

④ 多発梗塞性認知症
　1つでは症状を起こさないような小さな梗塞が多発することによって生じる認知症．

は，認知症の患者は新しいことは記憶できなくても，古い記憶は残っているので，昔使用していた物品などをきっかけにして古い記憶を呼び起こし患者同士で懐かしい思い出を語り合い，聞いてもらうことで感情や意欲を保ち向上させ，認知症の進行を抑えようとする試みです．

　また音楽や絵画で自分の気持ちを表すことも不安を軽減する効果があります．

B. 脳血管性認知症

原因など

　脳血管性認知症 cerebrovascular dementia は脳の動脈硬化が根本原因です．これがもとになって，脳梗塞（脳の血管が詰まる），脳出血（脳の血管が破れて脳内に出血する）などの脳血管障害を起こし，認知症を生じるものです．脳の血流が障害されて脳の一部が壊死することによって認知症を起こします．

　脳血管性認知症には**表27**のような種類があります．

症状

　物忘れ，記憶障害が中心症状ですが，アルツハイマー病のような全般性のものではありません．例えば，家族が誰かがわからなくなるが，財産がどれぐらいあるかは覚えているなど，知的能力の低下にむらがあるという特徴があります．これを，まだら認知症といいます．

　脳血管障害によってさまざまな脳が部分的に損傷されているので，手足の麻

表28 アルツハイマー型認知症と脳血管性認知症の鑑別点

	アルツハイマー型認知症	脳血管性認知症
症状の経過	ゆるやかに確実に進行	階段状，動揺性に進行
認知症	全般的な認知症	まだら認知症
病識と人格	障害されやすい	保たれる傾向
抑うつ	少ない	多い
特徴的な症状	徘徊	感情失禁
身体の症状	少ない	高血圧
神経学的所見	少ない	多い
CT/MRI所見	萎縮	梗塞

痺，偽性（仮性）球麻痺（嚥下困難，構音障害），神経心理学的症状，尿失禁などをあわせもっていることが多くみられます．

また，ささいな刺激ですぐに泣き出したりする感情失禁という症状は脳血管性認知症に特徴的です．意欲，自発性の低下，抑うつ症状なども生じやすい傾向があります．

最近，脳卒中の後で，うつ状態になる人の多いことが注目されています．それを脳卒中後うつ病 post-stroke depression といいます．この原因としては急に病魔におそわれたことに反応しての心因性のこともあるでしょうし，器質的脳損傷自体が抑うつ感情発生に影響していることも考えられます．特に左前頭葉の脳卒中にうつ状態が伴いやすいとされています．

治療，予防

脳梗塞の場合は血栓を起こしにくくする抗血小板薬（アスピリンなど）などを使用します．

動脈硬化を起こしやすい危険因子の治療が重要です．高血圧，糖尿病，肥満，脂質異常症［血中のLDL（悪玉）コレステロールや中性脂肪の高値］などの生活習慣病の予防，治療が重要です．昔，わが国では脳血管性認知症がかなり多かったのですが，最近は生活習慣病についての知識が国民の間にもかなり浸透してきましたので脳血管性認知症は徐々に減少しているようです．これに対し，最近は高齢社会の進展とともにアルツハイマー病の方がめだってきています．

脳血管障害の患者は寝たきりになりやすいので，理学療法などのリハビリテーションが必要です．

周辺症状の治療，心理療法やケアについてはアルツハイマー型認知症の項目を参照してください．

アルツハイマー型認知症と脳血管性認知症の鑑別点

臨床症状からアルツハイマー型認知症と脳血管性認知症を鑑別することはある程度可能です（表28）．しかし，症例によってはよくわからないこともあります．一部ですがアルツハイマー型認知症と脳血管性認知症とを合併している方もいます．

C. レビー小体型認知症

レビー小体型認知症 dementia with Lewy bodies：DLB は最近，注目されるようになった認知症です．アルツハイマー病，脳血管性認知症に次いで多い認知症であることが明らかになってきました．進行性の認知症に加えて，ありありとした幻視を生じるのが特徴です．例えば既に亡くなった両親が歩いていく姿がはっきりとみえたなどと述べます．認知症が進行するにつれて，やがてパーキンソン症状（歩行障害，筋肉の緊張が亢進する固縮，手のふるえ）が出現してくることも特徴的です．神経細胞内にレビー小体と呼ばれる円形の構造物が出現します．治療にはアルツハイマー病の治療薬のドネペジルがかなり有効です．パーキンソン症状にはパーキンソン病治療薬（ドーパミンという伝達物質を増やす薬），幻覚妄想には錐体外路性副作用の少ないクエチアピンなどの非定型抗精神病薬を使用します．

レビー小体型認知症はパーキンソン病（歩行障害や筋固縮などの錐体外路症状という運動障害が主）と近縁の疾患です．パーキンソン病の脳内にもレビー小体が出現します．パーキンソン病の初期症状は運動障害が主ですが，長時間経過すると認知症を生じることもあります．

そのようなことから，脳幹部にレビー小体が蓄積すればパーキンソン病となり，大脳皮質にレビー小体が蓄積するとレビー小体型認知症になると考えられるようになってきました．最近は両者を合わせてレビー小体病ともいいます．日本人精神科医の小阪憲司（こさか・けんじ）が提唱した概念です．

レビー小体にはアルファ α シヌクレインという蛋白質が蓄積しています．アルファシヌクレインはレビー小体病以外にも，多系統萎縮症（パーキンソン症状，小脳失調症状，自律神経症状などを起こす）という神経変性疾患の脳内にも蓄積していてこれらの病気の発症に関係すると考えられています．

D. その他の認知症を生じるような器質性の脳の病気（変性疾患）

変性とはある特定の神経系の細胞が徐々に萎縮，脱落していくような病気です．なぜ変性を起こすのか，まだよくわかっていない病気が多いのです．一部の変性疾患には遺伝性の病気もあります．前述したアルツハイマー病やレビー小体型認知症も変性疾患に含まれます．

ピック病 Pick's disease

原因不明の脳変性疾患で，40歳代から50歳代の中年〜初老期に発病します．前頭葉，側頭葉に限局した萎縮を生じます．前頭葉という人間としての精神活動に重要な部位が障害されるので，独特な人格変化を生じます．

周囲の人たちに対してまじめな対応をしようとする努力をせず，人をくったような態度を示すという考え無精（考えの怠惰）という症状が有名です．さらに道徳的，倫理的な逸脱行為，衝動行為を生じることもあります．例えば万引きなどを繰り返すことがあり，みつかっても平然としています．普通に勤務していた人の生活態度がだらしなくなり，やがて失踪してホームレスのような状態になったところを発見されたりします．

日常生活で同じような行動を繰り返す常同行動が見られることがあります．例えば，施設内などで，いつも一定の場所を徘徊するような行動が続きます．また滞続言語といって，問いかけの言葉や前後の文脈とは全く無関係に，ある一定の文章を絶えず繰り返すような言語異常を生じることがあります．言語中枢が損傷される結果，失語症状が目立つこともあります．

初期には認知症は目立たないのですが進行すれば徐々に認知症におちいります．一部に遺伝子異常が存在しますが，その他の大多数は孤発例（家族集積性はない）です．

今でもよい治療法はありません．

画像診断の発達していなかった時代にはこの病気はよく誤診されていたようで，パーソナリティ（人格）障害や統合失調症などと間違えられていました．今では画像診断で前頭葉や側頭葉に限局した萎縮がみつかることによって診断は容易になっています．

ハンチントン舞踏病 Huntington's chorea

常染色体優性遺伝が原因の遺伝性疾患です．病的遺伝子をもてば必ず発症し

ます．この患者を片親にもつ子供たちは50％の確率でこの病気の遺伝子を受け継ぎ，病気を発症します．大脳基底核という錐体外路系に属する部分が変性していき，舞踏病という勝手に身体が動いてしまう不随意運動（自分の意志ではコントロールできない身体の動き）や認知症を生じます．既に染色体上の変異遺伝子の部位やその塩基配列の異常も解明されていますが，まだ有効な治療法はありません．不随意運動に抗精神病薬を使用すると抑えることができます．

進行性核上性麻痺 progressive supranuclear palsy

頸部の背屈姿勢，眼球運動障害（特に下方視障害）とそれが原因の歩行障害が目立つことが特徴です．固縮，動作緩慢，小刻み歩行などパーキンソン病に類似しているのですが，パーキンソン病治療薬は無効です．偽性（仮性）球麻痺（構音障害，嚥下困難）や認知症を生じます．

E. 脳神経外科的疾患

慢性硬膜下血腫 chronic subdural hematoma

脳は重要な臓器なので，固い頭蓋骨の中に入って守られています．頭蓋骨の下にはさらに，硬膜，次いでくも膜が脳を被っています．硬膜と脳の間には静脈が走っています．高齢者では認知症でなくても生理的脳の老化のため，徐々に脳が萎縮してきますので，その静脈が徐々に引き伸ばされていき切れやすくなります．何かのはずみでその静脈が切れるとそこから徐々に出血して硬膜の下に血腫（血のかたまり）ができて脳を圧迫します．その結果，不活発，認知症様となります．CTやMRIといった画像診断で発見されます．脳神経外科的に手術で血腫を除去すれば回復するので，治療可能な認知症に含まれます．

正常圧水頭症 normal pressure hydrocephalus

くも膜下出血，頭部外傷，髄膜炎などに続発することが多いのですが，特発性（原因がはっきりしないこと）のこともあります．中年以後の歩行障害，尿失禁，認知症が3大症状です．くも膜と脳との間には脳脊髄液が貯まっています．脳脊髄液は日々，産生されるとともに吸収されています．正常圧水頭症は，この髄液の吸収障害が原因で貯まった髄液によって脳が圧迫されて起こりま

す．脳室という脳の中にある隙間にも脳脊髄液が貯まるので，CT や MRI で脳室が拡大している像がみられます．

脳神経外科で貯まった髄液を脳から腹腔などへ流し出すシャントを入れる手術をすると症状が回復する可能性があり，これも治療可能な認知症です．

F. 頭蓋内感染症

進行麻痺 general paresis

現在，精神科医療に携わっている若い人たちに進行麻痺という病気のことについて尋ねてもほとんど知る人はいないでしょう．しかし第二次世界大戦前にはこの病気はきわめて多かったのです．

これは梅毒病原体（スピロヘータという微生物，treponema pallidum）の感染後，数年から 15 年ほど経過して発症する梅毒性の脳の慢性炎症によって起こる病気です．いったん発症すれば急速に認知症と人格変化を生じる深刻な病気でした．認知症におちいっていく途中で躁病のような調子の高い状態を生じることも多かったようです．髄液と血清の梅毒反応が陽性なので，この検査で確定診断を行うことが可能です．治療は抗菌薬（ペニシリン）が有効です．現在は少なくなった理由としては，今では梅毒に感染しても簡単に抗菌薬で治癒してしまうからです．

この病気は一時，精神障害の病態解明のモデルとされていました．つまり独特の症状やその経過，転帰（結末）から進行麻痺という一つの精神疾患があるということが提唱されました．さらに顕微鏡的に特徴ある慢性の炎症所見があると報告され病理学上も一つの疾患としての地位が確立します．次いで梅毒がこの進行麻痺の原因であることが発見されました．このことに関しては日本人研究者の野口英世（のぐち・ひでよ）の貢献が重要でした．彼は進行麻痺で死亡した患者脳を顕微鏡で検査し，脳内に梅毒の病原体が存在することを発見したのです．次いでオーストリアのワグナー・ヤウレッグ（Wagner-Yauregg, J.）という精神科医が進行麻痺の発熱療法を開発しました．これは梅毒の病原体が熱に弱いということを利用して，進行麻痺患者に周期的に高熱を出すマラリア病原体を人為的に感染させて病気の治療を行おうとするものでした．この治療法は画期的な成功をおさめ，1927 年にワグナー・ヤウレッグは精神科医として初めてノーベル医学・生理学賞を受賞しています．

この進行麻痺がモデルになって，統合失調症や躁うつ病なども一定の症状や経過および転帰をもっているところから，おそらくはっきりとした原因をもつであろう疾患単位として抽出されてきたのです．しかし，進行麻痺とは異なり，統合失調症や躁うつ病の病因についてはいまだに明確ではなく，はたしてこれらが進行麻痺と同様の意味での疾患であるか否かについてもまだ確定したわけではありません．

　今，野口英世はお札の肖像にもなっていて，偉大な医学者であったことは知られていますが，野口の医学的業績が具体的にどのようなものであったのかについてはあまり知られていません．彼の最大の業績が精神医学に関連したものであったことは日本人の常識として覚えておいていただきたいものです．

　昔，この病気がきわめて多かったことは述べました．著名人でこの病気に罹患した人は多数います．哲学者ニーチェ，作曲家シューマン，文豪モーパッサンなど枚挙にいとまがありません．日本では第二次世界大戦の敗北後，連合国によって戦争責任者を裁く極東国際軍事裁判が開かれました．その場で被告の一人の右翼思想家，大川周明が前の席に座っていた東条英機元首相の頭を手でぴしゃりとたたくという奇行を演じたことがあります．大川周明は進行麻痺と診断され，発熱療法で回復したとのことです．

日本脳炎 encephalitis japonica

　日本脳炎ウイルスが原因です．コガタアカイエカが媒介し，夏に流行しましたが今では予防接種の普及によって少なくなりました．高熱，頭痛，意識混濁が症状で，認知症や人格変化を後遺症として残すことがあります．

単純ヘルペス脳炎 herpes simplex encephalitis

　単純ヘルペスウイルスが原因です．側頭葉症状が高頻度に起こる激症脳炎です．現在，日本における脳炎としては最も頻度が高いと考えられています．大脳辺縁系の両側の障害を起こすことが多く，行動異常などを症状として生じることがあります．ヘルペス脳炎にはアシクロビルという抗ヘルペスウイルス薬が有効です．

　クリューバー・ビューシー症候群 Klüver-Bucy syndrome という状態があります．これは元来，両側の側頭葉（その奥に大脳辺縁系が存在している）を実

験的に切除されたサルがあらゆる物を口の中に入れて食べようとしたり（口唇傾向といいます），見境のない性行動の亢進を生じたりするものです．人間ではヘルペス脳炎の後遺症やアルツハイマー病でこのような状態を生じることがあります．かつて私自身もヘルペス脳炎後にこのような症状を生じた患者を診療したことがありました．まだ若い主婦の方でしたが，病棟で服を脱ぎすて裸になってエロチックな行動をとったり，食欲が亢進してがつがつと食べ散らかす状態を生じたりして対応に苦慮したことがありました．

感染後脳炎，接種後脳炎

　麻疹，水痘，風疹などの各種感染症の経過中，あるいは狂犬病，日本脳炎などの予防接種後にまれに脳炎が起こることがあります．アレルギー性の機序により発症するもので，直接の病原体感染によるものではないとされています．治療にはステロイドを使用します．

　狂犬病はウイルス性疾患であり，このウイルスに感染した犬などの動物に咬まれることで感染します．日本では最近の発生はありませんが，世界的には小動物を介して人間に感染する例がまだ多いのです．このウイルスは神経系に侵入してさまざまな刺激に過敏な症状を起こします．水を飲もうとすると咽喉の筋肉が反射的にけいれんするので飲水ができなくなり，恐水病とも呼ばれました．この病気はいったん発症すれば確実に死亡するおそろしい病気なので，狂犬病の疑いのある動物に咬まれたらすぐに予防注射を打つ必要があります．

　帝銀事件（1948年，第二次大戦後の社会の混乱期に帝国銀行支店員に伝染病予防と称して毒薬を飲ませて12名を殺害し，現金を強奪した凶悪事件）の犯人とされた平沢貞通という人がいます．彼は元来，かなり有名な画家だったのですが，逮捕後無罪を訴え続け，死刑判決を受けたものの死刑執行はされず獄中で死亡しました．この平沢が若い頃，狂犬病予防接種後脳炎を患い，そのためコルサコフ症候群 Korsakov syndrome による作話症を後遺症として残していたという事実があるようです．コルサコフ症候群とは記憶の障害が主に出現するもので，記銘力障害（新しいことを覚え込むことができない），見当識障害（場所や時間がわからなくなること），健忘（一定期間の出来事を覚えていないこと），作話（自分の覚えていない期間について適当な作り話をする）が症状として出現します．このような人は障害を生じる以前のことはよく記憶していて，一見，知能は正常のようにみえるのですが，その後のことは全く記憶できないので時間が停止した状態になっています．作話とは例えば，ずっと日本にいた

にもかかわらず先週はニューヨークに観光に行っていたなどと話すものですが，本人には嘘をついているという自覚はありません．記憶に関する脳部位（海馬や乳頭体など）が損傷されてこのような症状が出てくるのです．

平沢にコルサコフ症候群という後遺症があったとすると，それが彼の犯行（もし行っているとしたら）やその後の言動とどのような関連があるのか，今になってはわかりません．

クロイツフェルト・ヤコブ病 Creutzfeldt-Jakob disease

初老期に発病し，急速に認知症が進行するものです．錐体路症状，錐体外路症状（不随意運動）など多彩な神経学的症状を伴います．プリオン（蛋白質性感染因子）が原因であり，潜伏期は長いのですが，発症すると数か月から1年という短期間で死亡します．今のところ治療法はありません．この患者をケアする病棟では感染対策に細心の注意をはらわなければなりません．

クロイツフェルト・ヤコブ病はそれほど多い病気ではありません．しかし，その原因を探る研究は現代科学の大きなトピックとなりました．

ニューギニアにクールー（現地の言葉でふるえを意味する）と呼ばれるクロイツフェルト・ヤコブ病に類似した病気が多発する地域がありました．ガイジュセック（Gajdusek, D.C.）という学者がそのことに興味をもち，わざわざそこまで調査に赴きました．彼はそこで現地人に食人の風習があることを見いだしました．亡くなった人の魂を取り入れるため死者の身体を食べるという風習があったのです．ガイジュセックはそのことからクールーは感染するものだと思いつき，クールーやクロイツフェルト・ヤコブ病患者の脳をチンパンジーの脳に移植すると類似の病気を発症させることを発見しました．こうしてクールーやクロイツフェルト・ヤコブ病は感染因子によって生じることがわかったのです．ガイジュセックはその功績により1976年のノーベル医学・生理学賞を受賞しています．

それではその感染因子は何でしょうか？　当時はウイルスが原因と考えられたのですが，病原体らしきものから核酸が検出されず，ついにプリオンという蛋白質性感染因子が原因であるとされたのです．細菌やウイルスのような感染因子はDNAあるいはRNAという核酸を含んでいます．核酸がなければ細菌やウイルスは増殖しません．核酸のない蛋白質が感染因子であるという事実は驚くべきことであり，それを発見したプルシナー（Prusiner, S.B.）という学者も1997年のノーベル医学・生理学賞を受賞しています．このプリオンは普通の熱処理や消毒では破壊されないため特殊な対応が必要です．

最近では狂牛病（bovine spongiform encephalopathy：BSE，牛海綿状脳症）の問題があります．BSEもプリオンが原因であり，汚染された牛肉を人が食べると変異型ヤコブ病を起こしたので大問題になったことがありました．

エイズ脳症

ヒト免疫不全ウイルス human immunodeficiency virus：HIV は性交などによって感染します．このウイルスに感染すると免疫をになう細胞が障害されて感染症などに罹患して死亡する確率が高くなることは周知のとおりです．この HIV は中枢神経系を侵すことがあり，その結果，認知症などを生じることがあります．

G. 傍腫瘍性辺縁系脳炎ならびに抗 NMDA 受容体脳炎

傍腫瘍性辺縁系脳炎 paraneoplastic limbic encephalitis とは，脳の遠隔にある腫瘍が直接，脳を浸潤することなく，大脳辺縁系の脳炎を起こすものです．肺がんや睾丸腫瘍に伴うことが多く，腫瘍と神経組織の共通抗原に対して自己抗体が生じることが原因と考えられています．症状は急性の意識障害，記憶障害などです．

最近，その中でも特に，抗 NMDA 受容体脳炎 anti-NMDA receptor encephalitis が注目されています．NMDA 受容体とは脳内の興奮性伝達物質グルタミン酸の受容体の一種です．この受容体への自己抗体が生じる結果，脳炎を生じるものです．症状としては亜急性に精神運動興奮，滅裂思考，幻聴などの精神症状や不随意運動，発熱，意識障害などを生じます．統合失調症などの機能性精神疾患と誤診される恐れがあります．若い女性で卵巣奇形腫を伴っていることが多くみられます．奇形腫に含まれる神経組織への自己抗体が形成され，それが脳組織を攻撃するものと思われます．治療はステロイド投与や免疫抑制剤療法を行い，奇形腫があれば摘出手術を行います．

統合失調症の病態について脳内グルタミン酸系の機能低下が関与しているとの仮説がありますが，抗 NMDA 受容体脳炎が統合失調症類似の症状を生じることはこの仮説と一致するものであり，興味深く思われます．

VII 症状性精神障害（症状精神病）とコンサルテーション・リエゾン精神科

　脳には一次的な損傷はないのですが，身体に明らかな病気があり，その影響によって脳機能が二次的に障害されて精神症状を出す場合を症状性精神障害といいます．

　症状としては意識障害，特にせん妄を生じることが多くみられます．症状性精神障害はむしろ精神科以外の内科や外科などの身体科で遭遇することが多い病態です．したがってコンサルテーション・リエゾン精神科 consultation-liaison psychiatry で重要になってきます．コンサルテーションとは相談・助言のことであり，リエゾンとは連携・連絡のことです．コンサルテーション・リエゾン精神科とは内科などの身体疾患を診療する科で精神科的問題が生じた場合に精神科医が相談にのり，円滑な診療を行っていくことを目指すものです．

　各論的に次のような病気や問題点があげられます．

A. 全身感染症

　昔感染症が多かった頃は全身の感染症に伴い意識障害を生じることが多くみられたようですが，今わが国では抗菌剤や公衆衛生の進歩によって少なくなっています．腸チフス，発疹チフスは意識障害を起こすことで有名でした．チフスという言葉自体，意識がぼんやりするとの意味を含んでいます．

　ゲーテ作詞，シューベルト作曲の『魔王』という有名な歌曲がありますが，これは発熱によるせん妄を起こしたため，父親によって馬で医師のもとに運ばれていく子供を描いたものです．

　高齢者はさまざまなストレスに対して耐える力が低下しているので，肺炎，尿路感染などの感染症を起こすと，せん妄を起こします．高齢者の身体疾患に伴うせん妄は，高齢者が増えている現在，とても多くなっています．

　インフルエンザで抑うつ状態になることの多いことが注目されています．しかし，なぜインフルエンザで抑うつ状態になるのか理由はよくわかっていません．

B. 内分泌疾患

　　内分泌疾患は精神症状を起こすことが多い病気です．意識障害よりもむしろ，内分泌疾患特有な精神症状を生じます．意欲，気分，欲動の異常の組み合わせによるものが多く，双極性障害（躁うつ病）に類似した症状を起こします．これを内分泌精神症候群といいます．

　　内分泌の中枢は視床下部にあります．そこから下垂体へと血流を介して指令を与える物質が送られます．その物質が下垂体からさらに全身のホルモン分泌器官（性腺，甲状腺，副腎皮質など）へと指令を運ぶ諸物質の分泌をコントロールしています．

汎下垂体機能低下症（シモンズ病 Simmonds' disease）

　　下垂体機能障害があると，副腎皮質，甲状腺，性腺などの全身の内分泌機能全般の低下を起こします．やせ，脱毛，低体温，無月経，無気力などの症状が目立ちます．

甲状腺疾患

　　甲状腺機能亢進症（バセドウ病）では神経過敏，感情不安定を起こすことがあります．甲状腺機能低下症は大人になってから起こる粘液水腫と幼小児期から起こるクレチン病では症状が異なります．

　　粘液水腫では全身の浮腫とともに精神活動の遅滞，意欲減退を生じ，うつ病ないし認知症とまぎらわしい状態を起こします．

　　生後早期からの甲状腺機能低下のクレチン病では強い知的障害を起こします．

副腎皮質疾患

　　副腎皮質機能亢進症をクッシング症候群 Cushing's syndrome と呼び，血中のコルチゾールという副腎皮質ホルモン（ステロイドホルモン）が高値となります．精神症状としては抑うつを多く起こします．各種身体疾患の治療にステロイド剤を使用しますが，その長期使用によって精神症状が出現する場合があり，これをステロイド精神病といいます．

　　なお，うつ病自体の病態にも視床下部−下垂体−副腎皮質系機能亢進が関係し

ているとの説があります．視床下部から分泌されて下垂体からの副腎皮質刺激ホルモンの分泌を促進する副腎皮質刺激ホルモン放出ホルモン CRH という物質があります．この CRH の受容体への拮抗薬が抗うつ薬として使用できるのではないかとの説があり，研究が行われていますが現在，実用化にまでは至っていません．

C. 膵臓疾患

　インスリノーマという膵臓腫瘍では，その腫瘍からインスリン分泌を起こし，低血糖発作を時々起こすので，それに応じてもうろう状態のような意識障害やけいれん発作を起こすことがあります．血糖を測定しないと見逃されやすい病気です．

　また膵臓がんの初期症状として，うつ症状を起こすという不思議な事実が昔から知られています．これを警告うつ病（膵臓がんがあることを，うつ症状の出現で警告しているという意味）と呼ぶことがあります．しかし，なぜそのようなことが起こるのかその理由はまだわかっていません．

D. 肝臓疾患

肝性脳症

　多くの肝臓病の末期には肝臓が萎縮して肝硬変となり，肝機能が大幅に低下します．正常な状態ですと腸管で蛋白質が細菌によって分解されて有害なアンモニアなどの窒素化合物が生じても，それは腸管から吸収された後，腸管と肝臓を結ぶ門脈という血管を通って肝臓実質に運ばれ，そこで代謝，分解を受けるので害を及ぼしません．ところが肝硬変になると門脈の血流が直接，大静脈という全身の循環系に流れこんでしまいます．その結果，腸管から吸収された有害な窒素化合物が肝臓を経由せず直接，全身循環に入りこみ，脳の機能に悪影響を与えて意識混濁を起こします．これを門脈大循環短絡性脳症 portal systemic encephalopathy といいます．この時，羽ばたき振戦（アステリキシス，固定姿勢保持困難）という，鳥が羽ばたくような手のふるえを生じることがあります．

ウィルソン病 Wilson's disease

　先天性銅代謝異常です．遺伝的な病気であって，生まれつきセルロプラスミンという銅を運ぶ血清蛋白質が減少しているため，脳，肝臓，角膜に銅が沈着して障害を起こしてきます．精神神経症状として人格変化，認知症，錐体外路症状（振戦，固縮など）などを起こすことがあります．ペニシラミンという銅を排泄する薬物が有効なことがあります．

インターフェロンの副作用

　現在，慢性 C 型肝炎の治療にインターフェロンという薬が使用されています．ところがこのインターフェロンは時に抑うつ症状を副作用として生じ，そのため肝炎の治療が継続できなくなることがあります．

E. 尿毒症

　腎臓は体内の有害な老廃物を尿内に排出する機能を営んでいます．腎機能が極度に低下した状態を尿毒症といい，意識混濁，けいれんなどを生じます．
　腎機能障害の治療として最も有効なものは腎臓移植ですが，事情によって移植ができない患者には人工透析を行う必要があります．ところが人工透析を施行されている患者の精神科的問題も生じています．週に何回も透析に通わないと生命が危うくなることから，そのための不安感や抑うつを生じる人が多いのです．また数は多くありませんが，長期透析が原因で認知症になることがあるとの報告もあります．

F. 分娩にともなうもの

　女性には妊娠，分娩という男性にはない大きなライフイベントがあります．通常，妊娠中は精神的には安定する方が多いようです．しかし，出産後の産褥期には精神障害が多く発症することが知られています．その中で出産直後に少し涙もろくなったり，軽度のうつ状態になったりすることをマタニティブルーズ maternity blues といいますが，これは一時的なもので自然に軽快するものであり，あまり心配なものではありません．ところが出産後 7 日から 10 日経って，このマタニティブルーズから重いうつ病へと進展する方がいます．これを産後うつ病といいますが，重症になりやすく，「子供を育てていくことができな

い」などと悲観的に考えるあまり，自殺や嬰児殺しまで起こすことがあり，きわめて深刻な状態です．この場合は早期に発見して，うつ状態への十分な治療を行わなければなりません．

なぜ，産後にうつ病が起こりやすいのかについては，分娩前後の体内のホルモンバランスの急変が脳に影響しているとの生物学的見方から，出産によって自分が今までは親の世話を受けていた子供の立場であったのに，急に自分が子供をもつ親の立場になることへの心理的負担の大きさが関係しているとの見方までさまざまな説があります．

G. 膠原病

膠原病とは自己免疫（本来は細菌などの外部からの侵入者を撃退するために産生される抗体が，間違えて自分の組織に対して産生されてしまうことによって発症する）が原因で生じる全身の発熱や痛みを起こす病気の総称です．

その中に全身性エリテマトーデス systemic lupus erythematosus：SLE という病気がありますが，この病気が精神症状を伴うことが多いのです．症状としては意識混濁やせん妄などから，統合失調症や双極性障害に類似するものまでさまざまです．全身性エリテマトーデスにはステロイドホルモンを治療薬として使用しますが，そのような時に精神症状が起こるとその精神症状が全身性エリテマトーデスの病気自体によって生じているのか，ステロイドホルモンの副作用として生じているのか，鑑別が困難になることがあります．

H. 術後精神障害，ICU（集中治療室）精神病

いろいろな外科的手術を受けた後，特に高齢者はせん妄を生じやすく，それが術後管理の点で大きな問題になることがあります．安静を保つべきなのに，興奮，徘徊を生じて点滴をはずしてしまうなどの問題行動を生じます．ICU（intensive care unit，集中治療室）で特に生じやすいといわれ，これを ICU 精神病といいます．

その原因として 24 時間監視下におかれるための睡眠遮断，プライバシーの剥脱，感覚遮断が影響しているとの考えがあります．

このようなせん妄への対処法として次のようなことがあげられます．家族の存在が最も不安を軽減させるので，家族と一時的に面会させることは効果があります．また医療者や家族は患者と接するたびにはっきりと名乗り，相手が誰かということに不安を抱かせないようにします．見当識を保たせるために患者

> **症例　術後せん妄**
>
> 78歳の男性．
> 　胃がんの手術のため外科病棟に入院．手術前に認知症等はなく精神科的に問題はないようであったが，術後の最初の晩に，ICU病棟内で不穏となり，意味不明の大声をあげながら身体を動かし始める．このままでは必要な安静が保てないということで，直ちに精神科医が呼ばれる．患者はとんちんかんなことを述べるばかりで全く会話は成立しない．手術後のせん妄と考えられ，抗精神病薬（ハロペリドール）の注射投与により，とりあえず落ち着く．それ以後も数日，抗精神病薬が処方され，その結果，せん妄の再発はなく，術後の身体回復も順調であった．

の目の届く範囲に，カレンダーや時計を置くこともよいでしょう．家族の写真を枕元に置くことも勧められます．朝は光を入れて日中の覚醒度を高めるようにするとともに，夜間は真っ暗にするとかえって不安を増加させるので薄明かりを保つことがよいことがあります．点滴ラインをいじられないように，患者の注意の及ばない上半身以外の場所に設置したり，腕につなぐ場合は衣服などで被って気づかれないようにすることも有効なことがあります．また重症であれば向精神薬の処方が必要になります．クエチアピンという非定型抗精神病薬が副作用が少なくて使用しやすいとの報告があります．

I. 栄養障害

ペラグラ pellagra

　ニコチン酸欠乏によるもので，皮膚症状，胃腸症状（下痢），精神症状を生じます．躁うつ病様症状，統合失調症様症状から，せん妄，認知症に至るまであらゆる精神症状を出すといわれています．これは日本のような豊かな社会ではほとんど存在しないのですが，開発途上国のような飢餓の存在する所では問題です．北朝鮮で最近の食料危機の時にみられたとのことです．

ウェルニッケ脳症 Wernicke's encephalopathy

　ビタミンB_1欠乏によって生じ，眼筋麻痺，小脳失調，意識障害などを起こします．回復後もコルサコフ症候群（"記銘力"という新しいことを覚えこむ力の

障害, 見当識の障害, 健忘, 自分の記憶していないところを埋めるような作話をする) という記憶障害を主症状とする後遺症を残すことがあります.

　これはアルコール依存症者に生じることが多いのです. アルコール依存症者は酒ばかり飲んで食事をあまりとらないので, 栄養不足になり, このような状態になりやすいのです. 最近では肥満を恐れるあまり極度のダイエットを行って栄養不足となり, その結果ウェルニッケ脳症まで起こす人が時々いるようです.

　また過去に医原性にこのような状態を起こし, 医療過誤として問題になったことがありました. 厚生省（当時）が医療費抑制の一環として理由なく点滴にビタミン剤を入れることを禁止したことがありました. それに過剰反応して消化器がん患者の手術後にもビタミン剤を入れずに長期点滴を行った病院がいくつかあり, その結果, ウェルニッケ脳症とその後遺症としての記憶障害を生じた患者が何人も出てしまったのです. 消化器の術後のように理由がある場合は当然, ビタミン剤補給をしなければならず, その点の注意は必要です.

J. がんと精神医学的問題

　現在, わが国では3人に1人ががんで亡くなる時代になっています. 以前より治療法が進歩し, 治りうる病にはなってきましたが, それでも放置すれば必ず死に至るおそろしい病気であることは変わりありません.

　今はインフォームドコンセントの時代ですのでがんの告知が進んでいます. がんを宣告されればどのような人でも心理的ショックを受けることになります. がん患者や家族のこころのケアが重要視されるようになっています.

　その結果, がんとこころの関係を明らかにすることを目的とするサイコオンコロジー（精神腫瘍学 psychooncology）という学問分野が生まれることになりました. その基には, 臓器や病気自体だけを診て, 病を抱えた人を診ようとしない医療への疑問, 反省がなされるようになり, がん患者に包括的医療を提供する必要性が強調されるようになった時代背景が存在しています.

　サイコオンコロジーには次の二つの側面があります.
　① がんが患者の心理面に与える影響を研究すること.
　② 心理的ストレスなどが, がんの発症や予後に与える影響を研究すること.

がんが人間の心理に及ぼす影響

　一部の例外を除いて, がんは通常, 治療せず放置すれば必ず患者の生命を奪

うおそろしい病気です．したがって，患者はがんが疑われた時から，検査，病名の告知，治療とそれに伴う副作用，再発と進行，終末期に至るまで，さまざまなストレス要因にさらされることになります．がん患者への心理的サポートの重要性が，近年認識されるようになっています．

通常の心理反応

このようながん患者の一般的な心理的反応と適応過程は以下のような経過をたどります．
第1期：「悪い知らせ」を受けた後，強い衝撃を受けて，絶望感を生じる．1週間程度続く．
第2期：抑うつ，不安，不眠を生じ，日常生活にも支障をきたす．
第3期：徐々に現実的に適応する努力が始まり，さまざまな対処方法が用いられることにより，2, 3週間程度で2期の症状がおさまっていく．

精神科的問題

その反面，がん患者の半数近くは精神科的診断のつくような状態におちいります．中でも，うつ病と適応障害を発症することが多くみられます．また，進行期や終末期では，せん妄を生じます．

その結果，クオリティオブライフ（QOL）の低下，適切に意思決定をすることの障害（治療への協力の拒否など），自殺の危険性の増大，家族の精神的負担の増大などさまざまな問題を生じます．

適応障害やうつ病に対しては，精神（心理）療法や薬物療法（抗不安薬，睡眠薬，抗うつ薬）が必要となります．

精神療法には個人精神療法，集団精神療法（グループ精神療法）があります．グループ療法では，当事者同士がサポートしあうことが可能となります．技法としては実存的精神療法や支持的精神療法を基盤とするものと，心理教育や認知行動療法を基盤とするものがあります．支持的精神療法は最も一般的なアプローチで，感情の表出の促進，傾聴，受容，保証などを行います．心理教育では不確実な情報を整理し，がんという病気や治療法について適切な情報を提供し，無用な不安を軽減させます．

がんという病は，人間はいずれ皆死ぬ存在であるとの実存的問題に目を向けさせる面をもっています．医療に従事する者は，患者や家族との関わりの中で，時には，このような問題についても誠実かつ率直に話し合い，死と向き合い，人生をいかに完成させるかとのスピリチュアルな問題にも対応していく必要が

あります．

　せん妄に対しては，環境調整と薬物療法が行われますが，終末期のせん妄は改善しにくく，持続的な鎮静が必要になります．

　がん患者自身に加えて，患者の家族も大きな精神的負担を背負うことになります．家族が生じる抑うつの程度は，がん患者と同等とも言われており，医療者は家族の心理的問題にも対処する必要があります．

こころががんに及ぼす影響

　ストレス状況下では，腫瘍細胞を殺すナチュラルキラー細胞（NK細胞）の活性が低下するともいわれ，精神状態や心理的ストレスが免疫系にも大きな影響を及ぼすことは，よく知られています．しかし心理的ストレスがはたしてがんの発症や予後にまで関与しているかどうかについては十分に検討する必要性があります．これまでの報告をまとめると，心理的ストレスが発がんと確実に関連しているとは言いきれない状況です．

　また，かつて，がん患者が前向きな態度をとることが長期生存に結びつくとの報告や，精神療法ががん患者において延命効果があるとの報告も行われました．しかし，近年の実証性の高い研究ではこれらに対して否定的です．例えば，がん患者への集団精神療法は患者の生活の質の向上には寄与するものの，生存期間には影響を与えなかったとの最近の報告もあります．このように，心理的態度の，がん患者の余命に及ぼす影響については，いまだに明解な結論は得られておらず，この点に関して医療者は言動に注意する必要があります．

Ⅷ 物質関連障害群，物質依存症
substance-related disorders, substance dependence

A. 物質関連障害，物質依存症とは何か

　ある物質の反復摂取を続けているうちに，その物質が有害であることが明らかになってきても，物質の使用を止められなくなることがあります．そのような場合を物質依存 substance dependence と呼びます．

　物質依存は**表 29**にあげる3要素から成立します．

　世界保健機関 WHO が，依存性物質を精神依存，身体依存，耐性形成の3点から分類しています（**表 30**）．全ての依存性物質は精神依存を起こすのですがその強弱には物質の種類によって違いがあります．また身体依存と耐性は物質によって起こしたり，起こさなかったりするのです．

　物質依存を生じやすい人格特性，心的機制には次のような事柄があげられるでしょう．小心，不安による内的緊張の緩和のため摂取する人がいます．欲求

表29　物質依存の3要素

① 精神依存 psychic dependence
　快楽のため，あるいは不快を避けるため物質の服用を求める精神的衝動のこと．

② 身体依存 physical dependence
　物質の使用をやめると身体的症状が起こる場合．薬物中止あるいは減量によって起こる症状を禁断症状 abstinence symptom あるいは離脱症状 withdrawal symptom という．

③ 耐性 tolerance
　物質を反復摂取しているうちに効き目が悪くなり，以前と同じ効果を得るためには摂取量を増やさねばならなくなること．

表30　依存性物質の分類

	精神依存	身体依存	耐性	物質
モルヒネ型（麻薬）	+++	+++	+++	モルヒネ，ヘロイン
アルコール・バルビツール酸型	++	++	++	アルコール，抗不安薬，睡眠薬，鎮痛薬
コカイン型	+++	−	−	コカイン
大麻型	++	−	−	マリファナ
アンフェタミン型（覚せい剤）	+++	−	+	ヒロポン
幻覚剤型	+	−	+	LSD
有機溶剤型	+	−	+	シンナー

不満耐性の低い人，家庭内対人関係に問題のある人も依存になりやすい傾向があります．反社会的人格，意志薄弱な人なども依存から抜け出すことが困難になります．

各国政府は物質依存の社会における流行を防ぐため，多くの依存性物質を非合法化しています．そのような背景のもとに，暴力団やマフィアのような犯罪組織が違法薬物を密売して儲けていることは，映画やテレビドラマなどでご存知のとおりです．

また世の中には非合法な物質であることにむしろ関心を示し，興味本意に手を出して依存になってしまう人もいるのでしょう．

以下にさまざまな物質関連障害について述べます．

B. アルコール依存，アルコール関連障害群
alcohol-related disorders

アルコール依存は世界中の物質依存の中で最も頻度が高くなっています．イスラム教など一部の文化圏を除いてアルコールは成人になれば合法的に摂取してよいことがその背景にあります．

アルコールの許容量は1日日本酒で2合以下であって，これ以上のアルコールを大量，長期間摂取すると誰でもアルコール型依存になる可能性があります．

アルコール依存症候群

慢性的アルコール使用により，健康や社会生活が損なわれるようになった状態をアルコール依存症候群といいます．生活態度のだらしなさや気分不安定性が目立ち，飲酒の自己制御不能（コントロール喪失）となり，連続飲酒の状態におちいります．仕事にも行かず一日中酒を飲み続け，反省して酒をやめようと思ってもやめることができません．身体的にも胃潰瘍，肝障害，心臓病，膵炎，脳出血，末梢神経障害（手足のしびれや筋力の低下）などを伴うようになります．検査所見では γGTP の増加をきたすことがよくあります．またアルコール依存症者は，抑うつ状態になることが多く，そのうつ状態をまぎらわせるため，ますます飲酒を続けます．うつ状態のため自殺することもあります．

アルコール依存では身体依存を生じるので，血中アルコール濃度が低下すると離脱症状を起こします．たとえば，手のふるえ，発汗，吐き気，さむけなどの自律神経症状，不眠，いらいらなどの精神症状などを起こします．けいれん発作さえ起こすこともあります．

> **症例** アルコール依存
>
> 50歳の男性．
>
> 高校卒，自営業．
>
> 若い頃から酒好き，酒量は多く，毎日，日本酒で4, 5合程度は飲む．時に1升飲むことさえある．やがて大酒した時に記憶がなくなることが起こり始めた．生活がだらしなくなり，徐々に仕事に行かず，朝から1日中，飲み続ける状態におちいっていった．長年の飲酒のため胃潰瘍が悪化し，吐血のため一般病院の消化器病棟に入院．その結果として，長年の飲酒が途絶える．3日ほどして，たくさんの小さい虫が動き回っているのがみえるようになり，恐怖心を感じて点滴ビンを引きずりながら病棟内を徘徊し，周囲の人や物を突き飛ばして大騒ぎを引き起こす．精神科医が呼ばれ，アルコール依存の離脱症状である「振戦せん妄」との診断を受け，ジアゼパム注射の処置を受け，どうにか鎮静する．
>
> 数日後，せん妄は完全に消失し落ち着くが，精神科医から断酒会への参加など積極的なアルコール依存への治療を受けるように勧められても，本人の自覚は乏しく，退院後も再び飲酒を続けているようである．

このような状態を基盤として，さらに次のようなさまざまな精神障害を起こすようになります．

振戦せん妄 delirium tremens

アルコール依存者の急激な断酒または減量による離脱症状です．例えばアルコール依存者が身体疾患の悪化のため飲酒を中断しなければならなくなった状況下などで生じます．したがって精神科以外の一般病院でこのような症状が発症し，精神科診療に慣れていない医療従事者を大変に困惑させることがあります．

振戦（身体のふるえ）とせん妄が主症状です．身体的に粗大な振戦，構音障害，失調（歩行のふらつき），自律神経症状（発汗，頻脈）を生じます．それに加えて，せん妄（意識混濁，幻視，錯視，精神運動興奮，不眠）状態となります．アルコール依存のせん妄では小さい動物や人間などが多数，動き回っているのがみえるという独特な小動物幻視が特徴的です．患者が床から何かをつまみあげる動作をしているので，何をしているのか尋ねると，「小さな虫がたくさん動き回っているのがみえるので，それをつかまえているのです」と述べたりします．またリープマン現象といって，患者を閉眼させて眼球を圧迫しながら暗示を与えると幻視を誘発できることがあります．作業せん妄といって，せん妄の間中，自分の職業に関係した動作を示すことがあります．ワープロを使う

ことを仕事にしている人はせん妄の間中，ワープロを使うような動作を行い続けるといった症状です．

時に，けいれん発作も生じます．数日後，深い睡眠でせん妄は終わり，以後はすっきりと回復することが多いのです．

しかし，栄養障害や身体疾患のある場合はしっかりと身体的ケアを行わないと衰弱で死亡することもあるので，注意しなければなりません．

補液（ビタミン B_1），強心処置が必要となります．せん妄にはベンゾジアゼピン系の薬剤（ジアゼパムなど）を注射で投与することが有効です．

アルコール幻覚症

過度の飲酒に引き続いて出現することが多いのですが，意識混濁はなく，脅迫的な幻聴が出現し，被害妄想も生じます．統合失調症の症状に似ています．

アルコール妄想症

配偶者が浮気をしているという嫉妬妄想がよくみられます．アルコール依存になる人の男女差については，やはり男性が女性よりもかなり多いのです．これは過度の飲酒は男性には許容されても，女性の場合はまだ一般的ではないという社会的背景があるからでしょう．もっとも最近はキッチンドリンカー（家庭の主婦が台所仕事などしながら，つい飲酒を重ねてしまう）といった言葉も生まれ，以前よりも女性のアルコール依存は増えています．

男性がアルコール依存になると末梢神経障害や糖尿病などの合併症のためインポテンスになることがあり，そのようなことが心理的負い目になって，妻が浮気をしているという妄想が出現しやすいのではないかといわれています．

アルコール性コルサコフ精神病

記銘力障害（新しい出来事を覚えこむことができない），健忘（一定の期間についての出来事を記憶していない），失見当識（場所や時間がわからない），作話（健忘におちいっている期間を埋めるような作り話をする）といったコルサコフ症候群が，振戦せん妄に引き続いて出現することが時にあります．これはいったん発症すると治りにくい病態です．ウェルニッケ脳症の後遺症として本症を生じることがあることは前述しました．

アルコール認知症

末期には人格崩壊と認知症を生じることもあります．

胎児性アルコール症候群

妊婦がアルコール依存である場合，出生した子供が低体重や知的障害となることがあります．アルコールの直接的な害と，母親が食事をとらないための栄養障害の影響が考えられます．

治療

アルコール依存は治療しないでおくと，寿命を縮めることになる深刻な病態です．

振戦せん妄などの急性期の精神症状の治療後には，そのもとにある飲酒を完全に中止する必要があります．そのためには断酒継続が最も大切です．いったんアルコール依存が成立した患者では少量のアルコールだけにとどめるような節酒をしようとしてもうまくいかず，すぐに元の依存状態に逆戻りしてしまうからです．断酒教育のためには2～3か月程度の入院が必要です．入院に際しては，まず，離脱症状の予防が必要なので，アルコールの代用品として，ベンゾジアゼピン系薬剤を服用させ，ついでそれを徐々に減らしていきます．また身体疾患を伴っていることが多いので内科的評価と治療を十分に行います．さらに自助グループへの参加が望ましいとされています．

自助グループとは同じ病気や悩みをかかえた患者同士がグループを作って支えあおうとする組織です．この端緒となったのが米国で発足したAA（alcoholics anonymous，アルコール依存者匿名禁酒会）です．これはアメリカにおける患者たちの禁酒を続けていくための組織です．米国のAAではその名のとおり，患者たちは名や身分を隠してミーティングを行います．わが国でも断酒会（自分の身分を明かすことも多い）という患者の禁酒のための組織が各地に作られて活動しています．自分たちの体験を話しあい，励ましあって禁酒を続けていこうとするもので，集団精神療法の一種といってよい側面をもっています．

なおアルコール依存者は底つき体験という飲酒による最低の状態（例えば傷害事件を起こして警察の留置場に入れられるなど）にいったんおちいらないと根本的治療につながらないといわれています．アルコール依存者の配偶者が本人のためと思い，後始末に走り回り，その結果本人が底つき体験に至らず依存が進展していく一方で，配偶者にはアルコール依存者にとって自分が必要とされているという役割を与えてしまう状態を共依存といいます．これは自己の空虚感を他人への世話焼きによって埋める嗜癖の状態ともいえるものです．この

```
エチルアルコール ──→ アセトアルデヒド ──→ 酢酸 ──→ 二酸化炭素＋水
                ↑                        ↑
        アルコール脱水素酵素        アルデヒド脱水素酵素
```

図 10　エチルアルコールの代謝

共依存状態は治療の妨げになることが多いとされます．
　そのため以前には，家族に対して「患者をあえて突き放しなさい」との指導が行われたこともあります．しかし最近はそのような直面化・底突き体験化ではなく，本来家族のもっている患者への温かさを利用するなど，家族の共感的対応を重視すべきであるとの考えも強くなっています．そのようなアプローチに「コミュニティ強化アプローチと家族トレーニング」（Community Reinforcement Approach and Family Training：CRAFT）があります．CRAFTとは認知行動療法や動機づけ面接中心の治療で，物質依存の問題を克服するには，問題行動を罰するよりも，適切な行動を強化し，物質よりも魅力的な選択肢を患者に与えることであるとします．CRAFTは従来の直面化・底つき体験中心の治療よりも効果があるとの報告がなされています．

　このようにアルコール依存治療には精神療法的アプローチが主になりますがさらに補助としての抗酒薬（シアナマイド）を使用することがあります．
　アルコール（正式にはエチルアルコール）は体内に摂取された後，まずアルコール脱水素酵素によって有害なアセトアルデヒドになりますが，そのアセトアルデヒドは次いでアルデヒド脱水素酵素によって代謝され無害な酢酸に変わります．酢酸はさらに二酸化炭素と水に分解されます（**図10**）．
　抗酒薬はアルデヒド脱水素酵素を阻害し，その結果体内に有害なアルデヒドを蓄積させて顔面紅潮，発汗，頭痛，頻脈，吐き気などを生じ，飲酒をできなくさせるものです．
　なお東洋人の半数近くは遺伝的にアルデヒド脱水素酵素活性が低く，そのため生まれつき飲酒できない体質の人がいます．このような人たちはその体質のため，酒の上でのつき合いには苦労しますが，アルコール依存におちいることからはまぬかれているということができます．
　最近，使用されるようになったアカンプロサート（商品名レグテクト）はグルタミン酸作動性神経を抑制し，飲酒欲求自体を抑制するとされます．
　前述したように，従来，アルコール依存の治療については，完全に飲酒を止める断酒が必要とされてきました．しかし，近年，明らかな合併症のない患者

表31 アルコール以外のアルコール・バルビツール酸型依存を生じる物質

系統	主な薬物
睡眠薬	バルビツール酸系，ベンゾジアゼピン系
鎮痛薬	セデス®，ノーシン®，ペンタゾシンなどの非麻薬系鎮痛剤
抗不安薬	ベンゾジアゼピン系
風邪薬	ブロン®

(®商品名)

には，飲酒量低減（節酒）治療を行ってもよいとする考えも生じています．その際にはナルメフェン（商品名セリンクロ）という飲酒量低減薬が使用されます．

『酒とバラの日々』という名曲があることはご存知の方は多いかもしれません．しかし，それが主題曲であった同名の往年の名画については今の若い人は知らない方も多いでしょう．この映画ではアルコール依存症の症状が見事に演じられていて一見の価値があります．

C. その他の依存性物質

バルビツール酸型依存

DSM-5では鎮静薬，睡眠薬，または抗不安薬関連障害群 sedative-, hypnotic-, or anxiolytic-related disorders と記されています．

アルコールに加えて表31のような薬物がアルコール・バルビツール酸型依存を起こします．

昔の睡眠薬であるバルビツール酸系睡眠薬は依存を生じやすく，問題の多い薬剤でした．高齢者の中には睡眠薬のおそろしさが喧伝されたことを記憶しておられて睡眠薬処方をいやがる人がいます．しかし，現在はバルビツール酸系薬剤よりは副作用が少ないベンゾジアゼピン系薬剤が抗不安薬ないし睡眠薬として臨床で多く使用されています．ベンゾジアゼピン系薬剤はバルビツール酸系薬剤よりも依存は起こしにくいのですが，大量乱用者には依存を生じます．若年層で睡眠薬遊びとして，アルコールと一緒に飲んだりするなど乱用する人たちがいますが，当然そのようなことはやめなければなりません．

ペンタゾシン（商品名ソセゴン）という鎮痛剤はオピオイド受容体（オピオイドという麻薬系の物質が結合する受容体）の部分作動薬ですが，モルヒネよりも依存性が少ないとして非麻薬性鎮痛剤とされています．優れた鎮痛作用があるので身体疾患に伴う疼痛によく使用されますが，これに依存になる患者が

かなりいます．このような人たちは強い痛みを訴えて夜間の救急外来などを受診しペンタゾシンの注射をしつこく希望しますが検査では明確な身体所見が見いだされません．医師が根負けして注射を行うと満足した様子で帰宅していくのです．しかしペンタゾシン依存が疑われる人には断固として注射を断り，依存症の治療を勧告する必要があります．ペンタゾシン依存は次に述べるモルヒネ型依存に近いものです．

モルヒネ型依存（麻薬依存），オピオイド関連障害群 opioid-related disorders

オピオイドとは，オピウム（opium, アヘン）類縁物質という意味です．アヘンが作用するオピオイド受容体に結合する物質として命名されました．

アフガニスタンには大きなケシ畑があるそうです．ケシの実にカミソリなどで傷をつけると，実から液が滲み出てきます．それを乾燥させた粉末がオピウム（アヘン）です．アヘンは昔から薬物として使用されていましたが，それによる依存患者も存在しました．19世紀にイギリスが中国（当時は清国）にアヘンを売ろうとし，清がそれを禁止しようとしたところ，戦争をしかけたことがありました．それがアヘン戦争と呼ばれるものです．

アヘンの中で最も強力な成分がモルヒネ morphine と呼ばれる物質であり，そのモルヒネの化学構造を人工的に少し変化させた最強の麻薬がヘロインです．このようなアヘン，モルヒネ，ヘロインなどをオピオイドといい，これが本来の意味での麻薬に該当します．またオピオイドは生体内にも存在するもので，これにはエンドルフィンなどがあります．

モルヒネは強力な鎮痛作用とともに不安をとり恍惚感を生じる作用があります．元来は優れた医薬品であり，今ではがん患者の疼痛の軽減などに使用され緩和医療に欠かせない薬品とされています．しかしヘロインは医薬品としても使用できません．

オピオイドないし麻薬は薬物依存を起こす代表的薬物です．精神依存，身体依存がともに強く，耐性も起こりやすいのです．

乱用していると，人格変化，道徳感情の鈍麻，意欲欠乏の状態となります．

離脱症状は激しく，流涙，発汗，流涎（よだれ），鳥肌，悪寒，頻脈，下痢などを生じます．これを自律神経の嵐といいます．これは依存症者に大変な苦しみを与えることになり，その結果薬物を絶えず求め続けることにつながります．

昔，黒澤明監督の『天国と地獄』という映画がありましたが，その中のある場面で麻薬依存症者の離脱症状の様子がリアルに演じられていて感心したことがありました．

コカイン型依存

　南米のアンデス高地にコカという植物があります．そのコカの葉から抽出された物質がコカインでこれを使用すると多幸感を生じます．乱用していると幻覚，妄想等の統合失調症様状態が引き起こされます．昔アンデス山脈にインカ帝国が栄えました．高地にもかかわらず，巨大な石造建築が作られたのですが，その背景には現地の人がコカの葉を嚙むことによって得ていた精神刺激作用が大きな役割を演じたのではないかとの説があります．

大麻型依存（カンナビス，マリファナ），大麻関連障害群 cannabis-related disorders

　大麻という植物の葉を乾燥させて葉巻きのように火をつけて煙を吸引するようにして使用されます．夢幻様状態，多幸気分や視覚・聴覚の鋭敏化を生じるようです．音感が高まるとされ，音楽家がこれを違法使用して逮捕されることがよくあります．

　なおオランダなどでは大麻は他の依存性物質ほど有害ではないとして合法化されているそうです．しかしわが国では麻薬と同様に厳しく取り締まられています．さらに，このような薬物使用を重罪としている国々は多いので，このような薬物には絶対に手を出すべきではありません．

アンフェタミン型依存（覚せい剤依存）

　アンフェタミン，メタンフェタミン（ヒロポン）などが覚せい剤といわれるもので，覚醒作用，精神刺激作用があります．

　覚せい剤は1930年代に既に作り出されており，第二次世界大戦中，わが国では軍需工場の能率向上のため使用されていたとのことです．第二次大戦後，社会の混乱に乗じて大流行しましたが，そのため，覚せい剤取締法が作られいったん沈静化しました．しかし，1970年頃より現在まで再び流行し，今に続く社会問題となっています．

　薬剤摂取後の爽快感と，薬の切れた時の疲労感から強い精神依存を起こします．長期使用で統合失調症様の幻覚妄想状態を引き起こすことが多く，いったん治っても，何かのきっかけ（飲酒，身体疾患など）に反応して幻覚妄想状態が容易に再燃するフラッシュバック現象を起こします．このような幻覚妄想に左右されて，見ず知らずの他人に被害妄想を抱き，傷害殺人事件を引き起こすことさえあります．

　DSM-5ではコカインとアンフェタミンは類似の作用機序をもつことから両

者を精神刺激薬関連障害群 stimulant-related disorders としてまとめています.

幻覚剤型依存, 幻覚薬関連症候群 hallucinogen-related disorders

LSD などによるもので, 知覚異常, 幻視（万華鏡のような色彩豊かな幻視）, 現実世界を超越した神秘的体験（サイケデリック体験）を引き起こすことがあります. 米国ではフェンシクリジンという統合失調症に類似する症状を起こしやすい幻覚薬の依存が大きな問題ですが, 日本では目立ってはいません.

有機溶剤型依存, 吸入剤関連障害群 inhalant-related disorders

ベンゼン, トルエンなど揮発性有機溶剤をビニール袋に入れて吸引することで使用されます. 若年層のシンナー遊びとして流行しました. 吸入時の陶酔感を求めるものですが, 時に幻覚まで生じます.

市販薬への依存

近年, 若年者の間で市販薬（風邪薬など）の過剰摂取（overdose：OD, オーバードーズ）が問題になっています. オーバードーズにより不安やうつ気分を解消しようとする心理があるようです. 境界性パーソナリテイ障害ではリストカットやオーバードーズを繰り返す人がいます.

薬物依存の治療

薬物依存はアルコール依存と同様, 自助グループへの参加が治療に重要です. わが国ではダルク（Drug Addiction Rehabilitation Center）という組織が活発に活動しています.

D. その他の依存

タバコはその中に含まれるニコチンという物質に対する依存症を形成します. タバコはがんや慢性閉塞性肺疾患, 動脈硬化などを生じる有害な依存物質であり, ニコチン依存の治療は公衆衛生上の重要な問題です. DSM-5 ではタバコ関連障害群 tobacco-related disorders として治療すべき精神疾患として取りあげられています. 治療としてニコチン置換療法（ニコチンガム・ニコチンパッチ）, 非ニコチン製剤（バレニクリン, ニコチン受容体作動薬）などによる禁煙法が行われます. これらの薬物は禁煙直後から始まる離脱症状を抑える働きがあります.

またカフェインは過剰に摂取すると，不眠，いらいらなどを誘発します．

最近は依存症の概念が広がる傾向にあり，物質への依存だけでなく，ギャンブル（日本ではパチンコ，パチスロ，競輪など），買い物，セックスが止められない人，あるいは摂食障害患者などを過程（プロセス）に対する依存症が生じているとのとらえ方をする研究者もいます．

例えば，神経性過食症における過食が止められないという症状を依存症ととらえるものです．薬物にせよ，過程にせよ絶えずそのことばかり考え続けて他の事柄に関心を向けられない状態になっているという面では共通したものがあるのかもしれません．

DSM-5 ではギャンブル障害 gambling disorder が正式の精神疾患診断名として記載されました．ギャンブル依存症の治療についても GA（ギャンブラーズ・アノニマス）などの自助グループ参加が重要です．インターネット依存も徐々に重要な問題になりつつあります．

近年インターネット・オンラインゲームの依存が問題となっていることを背景に，ICD-11（2019 年公表）ではゲーム障害 gaming disorder も病名として記載されています．

依存症の生物学的基礎

脳内にはドーパミンを伝達物質として使用している神経系が存在します．このドーパミン神経系の異常はさまざまな人間の神経精神疾患と関係してきます．例えば，パーキンソン病，統合失調症，双極性障害などです．そのドーパミン系が物質依存の成立とも深い関係をもっているとされています．

ドーパミン系の中の中脳腹側被蓋野（A10）から中脳側坐核に投射する中脳辺縁系を脳内報酬系といい，この系が賦活されると多幸感や陶酔感を生じます．アルコールをはじめ麻薬，覚せい剤などの依存を起こす物質は，この A10 ドーパミン神経系を強力に活性化しすぎて強い陶酔感を生じるため，精神依存の状態を作り出すと考えられています．それと関連してパーキンソン病をドーパミン受容体作動薬で治療しているとギャンブル依存という不思議な副作用を起こすことがあるとの報告があります．

IX てんかん
epilepsy

A. てんかんとは何か

定義

　一時的な意識障害やけいれんの発作を繰り返して起こす慢性の脳の病気です．神経細胞は活動電位という電気活動を発生させています．脳の神経細胞群の電気活動の異常興奮によって起こる病気がてんかんです．脳の電気的活動を記録する脳波検査で異常活動を認めます．

原因

　神経細胞異常興奮を起こす原因はさまざまです．次の二つに分類できます．
① 特発性てんかん
　脳に傷などの器質的異常がみつからず，体質や遺伝が関係していると思われます．てんかんの多くは特発性です．
② 症候性てんかん
　脳に器質的な病的変化（外傷，脳炎，脳血管障害後の傷，脳腫瘍など）があり，それが刺激となって起こるものです．20歳以後にてんかんが初発した場合は脳腫瘍などの病気が背後に存在していることが多いのです．

B. 症状

全般発作 generalized seizure

　最初から意識障害を生じたり，身体両側に同時に起こるけいれんを生じたりする発作を全般発作と呼びます．脳全体が同時に異常興奮を起こすものです．その具体的な症状は次の4つに大きく分けられます．

強直間代発作（大発作）tonic-clonic seizure

これは，てんかんの代表的な発作といえます．

突然，意識を失い倒れ，全身に激しいけいれんが起こります．まず十数秒間の四肢をつっぱらせる強直けいれんを起こし，次いで十数秒間の四肢筋肉の律動的な収縮と弛緩を繰り返す間代けいれんを起こします．その後で，通常はしばらく昏睡におちいるのですが，時に発作後もうろう状態を生じることもあります．発作終了時に呼気が再開する時に唾液を吹き出すことがあり，それが口から泡を吹いているようにみえることがあります．全経過は2～3分で終わります．

小児期から思春期に発症することが多く，普通は1か月～1年に数回の発作を起こします．

この発作を起こしている状態に遭遇しても通常は発作の終了するまで，しばらく見守っていることしかできませんし，またそれ以上のことをする必要もありません．しかし，けいれん終了後には，患者の身体を横にして嘔吐した物を誤嚥しないようにすることが勧められます．またけいれん発作重積といって発作が止まらなくなった場合には生命の危険を生じるので緊急の処置が必要になります（後述）．さらに転倒によって負傷した場合は当然，それに対する処置を行わなければなりません．

変換症（ヒステリー）との鑑別点として，てんかん大発作の場合は転倒時の外傷，けいれん時の咬舌を生じることがありますが，変換症ではみられません．また，てんかんであれば脳波異常を生じますが，心因性のけいれんでは脳波異常は生じません．

ミオクロニー発作 myoclonic seizure

瞬間的に筋肉がピクリと収縮する発作を生じるものです．何回も繰り返して起こることがあります．意識障害は生じません．

欠神発作（小発作）absence

短時間の意識消失発作のみを起こし，けいれんは起こしません．回数はかなり多いことがあります．学童期の女子に多くみられ，大人になると自然に発作が消失することが多く，予後はよいものです．服薬により発作をよくコントロールすることも可能です．このタイプの患者はけいれんを起こさないので，周囲の人にてんかんと気づかれずにいることがあります．「最近，教室で何となくぼんやりしていることが多くなった」などと先生に注意されているようなことが

表 32　てんかん単純部分発作の種類

① 運動性焦点発作
　一側大脳半球の運動領野にてんかん発作を起こす焦点があると，反対側の手足の部分的なけいれんを生じるもの．発作が限局していれば意識障害は生じない．しかし，けいれんが順次広がっていき，それが全身に及んで最終的に意識も消失することがある．これを二次性全般化（ジャクソン型発作）という．

② 知覚性焦点発作
　何らかの知覚症状を発作として生じる．大脳の知覚領域に焦点があると，このような発作を生じる．体性感覚領では身体の異常感が，視覚領では閃光などが発作症状として生じる．何かが焦げるようなにおいがするといった幻嗅は鉤回の発作によって生じる．

③ 自律神経発作
　脳内自律神経中枢が発作を起こす．悪心，嘔吐，腹痛，頭痛などが発作症状として起こる．子供が腹痛を繰り返していて胃腸などにはっきりした病気がない時に脳波検査をして，てんかん発作であると判明することがある．

④ 精神発作（大脳の高次機能の障害が発作症状として出現）
　失語症，あるいは記憶障害などの高次脳機能障害が発作として生じるもの．例えば，ブローカ領域に焦点があると運動失語症状が発作として出現する．記憶を司る領域に焦点があると記憶症状が発作として出現する．記憶発作の中に既視感という症状がある．以前に一度も行ったことがない場所であるにもかかわらず，この場所は前に来て見たことがあるなどと不思議な感じをいだくことがあり，これを既視感 déjà vu という．この感じは健常者でも出現することがあるが，時にてんかんの精神発作症状として出現することがある．

あり，脳波検査をして，初めててんかんとわかるのです．

脱力発作 atonic seizure

　姿勢を保つ筋肉の突然の脱力を起こし，その場に転倒してしまいます．意識障害はありません．このような発作が頻発する患者は頭部打撲から身を守るため絶えずヘルメットを着用していることがあります．

部分発作 partial seizure

　脳の一部の病変（一側大脳半球の限局された部位）から起きる発作です．大脳は場所によって異なった機能を営んでいます．したがって部分発作では発作の始まる部位の営む機能に応じて，異なった臨床発作を示すことになります．

　この部分発作（焦点発作，局所発作）はさらに意識障害をきたさない単純部分発作 simple partial seizure と意識障害を生じる複雑部分発作 complex partial seizure に分けられます．単純部分発作は表32の4つに分けられます．

　複雑部分発作は側頭葉発作ないし精神運動発作ともいいます．
　脳の側頭部に脳波でてんかん性の異常を検出します．側頭葉の内側部にある

海馬や扁桃体などの辺縁系に発作焦点がある場合と，外側の側頭葉皮質に発作焦点のある場合があります．

意識消失とともに衣類をまさぐったり，うろうろ歩き回ったりするなど自動症という目的のない異常な運動を生じます．

このタイプは発作以外の精神症状を示すことが多いのです．また一部の患者は発作の時に強い霊的体験を生じることがあるそうです．ロシアの文豪ドストエフスキーにはてんかん発作があり，法悦的な異常感覚の体験があったとのことです．

上記以外のてんかんおよびてんかん類似の病態

ウエスト症候群（West syndrome，点頭てんかん）

乳児期に発症する，突然首を前屈しうなずくようにみえる発作を起こすてんかんです．知的障害を伴い，難治性で予後はよくありません．

レンノックス-ガストー症候群 Lennox-Gastaut syndrome

小児期に発症する難治性てんかんで，周産期障害などいろいろな器質的脳病変が原因となって生じます．これも知的障害を伴うことが多く予後も不良です．

反射てんかん

てんかんは過呼吸や光の点滅刺激で発作が誘発されることがあります．1997年にポケモン（ポケットモンスター）というアニメを見ていた子供たちにけいれん発作が誘発されたことがありました．ちょうど夕方の薄暗い時間帯に光がチカチカして点滅刺激のようになったためでしょう．

てんかん発作重積

発作が短時間に何回も生じる状態をてんかん発作重積といいます．大発作の重積する場合は重症となり，死亡の危険まで生じることがあります．そのような時にはジアゼパムというベンゾジアゼピン系薬剤の静脈注射を行います．最近，ミダゾラムやロラゼパムの注射も行われるようになりました．発作重積は服薬を怠った時に起こりやすいといわれます．

熱性けいれん

幼小児が高熱を出すとけいれんを起こすことがあります．これはてんかんで

はなく，大人になると自然に起こさなくなるものです．しかし，一部の熱性けいれんの子供は後にてんかんに移行することがあります．

C. 治療，対応

抗てんかん薬の服用が治療の基本です．最近，難治性てんかんに，迷走神経刺激療法が行われるようになりました．脳腫瘍や脳血管障害が原因の場合は脳神経外科的手術を行います．その他，難治性の部分発作で発作の焦点が限局している場合に，その焦点部分のみを外科的に切除することもあります．

睡眠不足，過労は発作を生じやすくします．スポーツは陸上の運動ならかまいませんが，水泳は勧められません．また，てんかん患者は入浴中に発作を起こすと溺死することがあり，注意が必要です．

昔はてんかんの患者は運転免許が取得できませんでしたが，今では発作がよくコントロールされている患者は免許取得が可能になりました．しかし，発作があるにもかかわらず，そのことを隠して運転免許を取得していた患者が，運転中に発作を起こした結果，死亡事故を起こした事件が起こり問題となりました．その点については，患者自身にも十分な自覚が求められます．

D. てんかんと精神症状

てんかんという病気はアメリカでは神経内科で診療しています．日本では昔から精神科で診療してきましたが，最近は神経内科に移りつつあるようです．発作のコントロールについては，どの科でも大きな違いはないでしょうし，また，症候性てんかんの場合はさまざまな脳の器質的疾患が原因のことがありますので，今後もこの流れは変わらないでしょう．しかし，てんかんという病気は発作や神経学的症状だけではなく，精神症状を生じることがかなりあるのです．

例えば，てんかん性不機嫌状態といって，抑うつ的となることがあり，その場合は自殺の可能性も出現します．時には統合失調症様の幻覚妄想状態を生じたりします．

また，人格変化を起こすことも昔から知られています．鈍重，粘着，爆発といった性格で，頑固で細かいことにこだわるしつこさや回りくどさが目立ち，些細なことでひどく怒り出すようなことがあります．つまり，きわめて扱いにくい厄介な性格ということになります．しかし，てんかんの人の全てがこのような人格変化を起こすわけではなく一部の患者に限られます．特に側頭葉発作

の患者がこのような人格変化を起こしやすいといわれています．

　あまり精神科患者への偏見をもっていただきたくはないのですが，やはり精神科診療に携わっていますと，時に患者の興奮や暴力行為に遭遇することがあります．統合失調症，物質依存，躁病，境界性パーソナリティ障害，アルツハイマー病など原因疾患はさまざまです．そのような時，医療関係者自身が患者によって危害を受けないように注意することは大切なことです．統合失調症の患者が興奮，怒りを生じた時は，話しかけによって何とかその場をおさめることも可能といわれます．しかし，てんかんの患者が興奮した時は対話によって鎮静させようとしてもむずかしいことがあります．

　昔，私が若い頃に勤めていた大学病院での出来事です．神経内科の病棟にてんかん発作の患者が検査入院しました．その神経内科では当時，脳血流測定の研究が活発に行われていました．今のように SPECT や PET のような侵襲の少ない装置ではなく，頸動脈に太い注射針を刺すような患者の負担の大きい検査が主だったのです．形態学的検査用の CT もまだ十分利用できなかった頃です．てんかん発作では脳腫瘍のような重大な病気が原因のこともありますので，神経内科で十分な検査を行うことは当然のことでした．しかし，検査のほうに重点を置きすぎて患者の気持ちをあまり考慮しない面があったのかもしれません．インフォームドコンセントという言葉もまだ一般的ではなかった時代でした．その患者が医療者側の対応に不満を爆発させ，神経内科の教授に対して数日間にわたって大変な剣幕で怒りの抗議を行うことがありました．神経内科から精神科のほうに依頼があり，このままでは神経内科の教授が疲労のあまり倒れてしまうので何とかして欲しいといってきました．精神科のほうではこれは神経内科の問題なのでそちらで対応処理して欲しいとお断りをしたとのことです．その後，どのように経過したのかは知りませんが，その後も当の教授がお元気そうに活躍しているところを目にしていますので，何とか事態は収集できたのでしょう．

　その患者が精神科のほうに入院していたらどうなっていたであろうかと考えることがあります．精神科は神経内科と違ってその当時の最新の検査は行えなかったでしょう．しかし，てんかん患者の性格を考慮して慎重に対応を行い，神経内科ほどの問題は引き起こさなかったのではないかと思っています．

X 老年期精神障害

ここでは認知症以外の老年期の精神科的問題について述べます．

A. 老年期の精神医学的問題の特徴

老年期の精神医学的問題の特徴として次のようなことがあげられます．

まず，原因が1つではなく多因性であるということです．素質，身体疾患，環境上の問題，脳の老化（知的機能の低下）など多くの要素が関係してきます．

心身の相関が著明であるということも特徴です．

例えば，感染症や骨折を起こすと体力が衰えているので，すぐ寝たきりになってしまいます．寝たきりになると，うつ状態や認知症の進行を早めます．それがさらに体力を低下させるという具合に悪循環を起こします．

寝たきりの合併症を廃用症候群と呼び，次のような症状があげられます．

① 骨格筋の萎縮，② 関節の拘縮，③ 骨粗鬆症，④ 起立性低血圧，⑤ 肺炎，⑥ 褥瘡，⑦ 尿路感染，⑧ 内臓機能低下，食欲低下，便秘，⑨ うつ状態，認知症の進行，など．

高齢者が寝たきりになるとよいことはひとつもありません．高齢者医療に携わる人は，絶えず寝たきり予防に努めなければなりません．

また，老年期は他の年代よりも意識障害を起こしやすい面があります．脳血管障害，感染症，心不全，腎疾患，向精神薬の過剰投与，心理的ストレスなどさまざまなことが原因になります．認知症をもつ高齢者がその経過中に意識障害をきたすことも多くみられます．せん妄が特に多くみられ，夕方から夜間にかけて悪化することが多く，夜間せん妄といいます．これは高齢者の介護にあたる方を悩ませる深刻な問題です．

寝たきり予防，夜間せん妄予防のために，日中はなるべく覚醒させ刺激を与え，起座位をとらせ，歩行介助などを行い，アクティビティを高めることで適度な疲労を生じさせ，夜の睡眠を促す努力が必要になります．また適切な向精神薬を使用すると改善することがあります．

B. 老年期の機能性精神障害

老年期精神障害で最も重要な認知症を生じる病気については,「外因性精神障害」の項で述べました．ここでは認知症を生じないような機能性精神障害について述べます．

老年期うつ病

うつ病については前に述べましたが,抑うつ気分,物事への興味・関心の低下,悲観的思考などが起こる病気です．うつ病は思春期以後どの年代でも発症しうるもので,若い頃は異常がなかったのに,老年期になって初めてうつ病が発症する人もいます．

うつ病はさまざまな喪失体験がきっかけになって発症することが多いのですが,老年期ほど喪失体験を多く生じる年代はないでしょう．まず若さを失います．いろいろな身体の病気になって,健康が失われます．子供たちが独立して家を出ていきます．定年になって仕事を失います．経済的にも収入が減ってきます．やがて知人たちが亡くなっていきます．特に心理的ショックが大きいのが長年連れ添った配偶者に死なれることです．配偶者の死は数ある心理的ショックの中でも最大の衝撃をもたらすとの説があります．このようなことが背景となって老年期に反応性のうつ病が多く発症します．

老年期のうつ病では,心気的で身体愁訴(さまざまな訴え)が多い,不安,焦燥を伴うことがあり自殺の頻度が高い,妄想を生じやすいなどの特徴があります．日本は自殺の多さが社会的に大問題となっていますが,高齢者の自殺がかなり多いという特徴もあります．

うつ病では精神機能の抑制が生じ,その結果,質問に対して「わかりません．忘れてしまいました」などの答えしかもどってこないことがあります．その場合には高齢者であるので,認知症が生じたのであろうと誤診することがあります．これをうつ病性仮性認知症(痴呆)といいます．このような場合,抗うつ薬で治療して,うつ病が回復すると,一見低下したようにみえた知的能力が改善するようにみえることがあります．

うつ病には,抗うつ薬などの治療法があるので,うつ病を認知症や他の病気と誤らないようにすることは大切なことです．

幻覚妄想状態

統合失調症に類似した幻覚妄想状態が老年期に起こることがあります．これが若年期の統合失調症と同じものか，老年期の特異な精神疾患なのか明らかでない面があります．症状は幻覚と妄想が主体です．被害妄想が多いのですが，若年者のそれと比較すると世俗的であり，妄想の対象も配偶者や近所の人など身近であり，現実的かつ具体的であるという特徴があります．例えば，「3軒先の家のAという奥さんが，私の悪口を近所にいって歩いている」などの訴えをします．疎通性や対人接触はよく，人格の変化も目立たない点で統合失調症との違いがあります．

女性，独身，孤立，異常な病前性格，視力低下や難聴といった感覚障害などが発症要因として関係してくるようで，原因は多因子性ということができます．

感覚障害が誘因となる老年期特有の疾患

シャルル・ボネ症候群 Charles Bonnet syndrome

視覚障害のある高齢者に生き生きとした幻視が生じることがあります．患者に認知症はなく，また幻視が現実のものでないことを自覚しているという特徴があります．

音楽幻聴

難聴のある高齢女性に多く，子供時代に慣れ親しんだ童謡などの音楽が聞こえてくるという訴えのみが症状として出現します．

XI 児童・青年期の精神障害

　大人の精神障害では精神症状を主に生じるのですが，幼児期や児童期の精神障害の特徴は身体的に表出されたり，行動面にあらわれたりすることが多いという特徴があります．10歳を超すと体験内容も豊富になり，症状も成人に近づいていきます．当然のことながら家族内精神力動が重要であり，両親，特に母親との面接は欠かせません．

　児童・青年期の精神障害の分類は，かなり複雑ですが，ここでは主にICD-10とDSM-5の分類の両者を参照しながら述べていきます．ICD-10とDSM-5では分類がいくらか異なっています．

　小児の精神障害には神経発達症群／神経発達障害群（DSM-5）のような脳機能の生物学的異常が原因である可能性が強いものから，養育などの心理環境的要因が重要であると考えられるものまでさまざまな障害が含まれます．

　以下に児童の精神障害を各論的に記します．

A. 心理的発達の障害

　ICD-10には，乳幼児期または小児期に発症し，心理的発達の障害 disorders of psychological developments という範疇に属する障害があります．これは症状の寛解・再発は少なく恒常的な経過を示すのですが，成長につれて次第に軽快することもあります．

　女児より男児に多く，原因は不明ですが，遺伝的要因が重要であると考えられます．また知的障害や，不十分な学校教育に基づくものではありません．中枢神経系の生物学的成熟と関係した機能発達の障害であるとの生物学的見方が最近は主流になっています．この心理的発達の障害は軽症の特異的発達障害 specific developmental disorders と重症の広汎性発達障害 pervasive developmental disorders とに分けられます．

　これに対し，DSM-5では神経発達症群／神経発達障害群 neurodevelopmental disorders というカテゴリーを新設し，この中に知的能力障害群（知的障害），コミュニケーション症群，自閉スペクトラム症，注意欠如・多動症，限局性学習症，運動症群（発達性協調運動症，チック症群）を含めています．

　ICD-10の特異的発達障害はDSM-5のコミュニケーション症群，限局性学習

表33 特異的発達障害の種類

① 会話および言語の特異的な障害
　（DSM-5のコミュニケーション症群 communication disorders に相当）

a.	特異的な会話構音障害	舌足らずな発声．DSM-5の語音症 speech sound disorder に相当．
b.	表出性言語障害	言語の理解力はあるが，発語が遅れる．DSM-5の言語症 language disorder 中の表出性能力の障害に相当．
c.	受容性言語障害	言語理解が低い．DSM-5の言語症 language disorder 中の受容性能力の障害に相当．
d.	吃音	（本文中で詳述）

② 学力（学習能力）の特異的な発達障害
　（DSM-5の限局性学習症 specific learning disorder に相当）

a.	特異的読字障害	ひらがなを覚えにくい．
b.	特異的綴字（書字）障害	漢字を覚えにくい．鏡に映したような字（鏡文字）を書く．
c.	特異的算数能力障害	簡単な足し算，引き算ができない．

③ 運動機能の特異的発達障害
　（DSM-5の発達性協調運動症 developmental coordination disorder に相当）
　協調運動が拙劣で不器用．小脳機能不全の可能性がある．理学療法を行う．

症，発達性協調運動症に相当し，ICD-10の広汎性発達障害はDSM-5の自閉スペクトラム症に相当します．

特異的発達障害

　会話，言語，学力，運動機能など特定の領域の遅れを示すもので，幼小児期に顕在化します．当初，教育分野で注目されました．これは会話や言語に特異的な障害が出る場合，学習能力に障害が出る場合，さらに運動機能障害とに分けられます（**表33**）．

　言語症（DSM-5）にはかなりの遺伝性があります．治療は言語聴覚士により，行動療法的に段階を踏んで課題を達成させていきます．遊戯的雰囲気の中で行うことが必要で厳しい訓練は適切ではありません．

　吃音 stuttering は ICD-10 では特異的発達障害の中には含まれていませんが，DSM-5 では小児期発症流暢症 childhood-onset fluency disorder としてコミュニケーション症群に含まれます．吃音は，3，4歳頃から学童期初期に好発します．その後大人になっても症状を残している人が多く見られます．今でも原因不明で，あまりよい治療法もありません．友人と無駄話をしている時には順調に話せても，あらたまった席で話す時に吃音が悪化するということがよくみられます．そのような場面で再び「どもる」のではないかという予期不安が症状を増

悪させるのです．

　学力（学習能力）の特異的な発達障害は，学齢期に顕在化するため，教育分野で注目され学習障害 learnig disability：LD と呼ばれました．DSM-5 では，限局性学習症 specific learning disorder と呼ばれます．これは，学齢期に特定の学習能力の障害があるもので，何らかの生物学的な機能不全による認知過程の異常から起こるものです．知的障害によるものではなく，学習機会の不足や不適切な教育の結果でもありません．予期しえない学業不振という言葉があてはまるとされます．

　左半球の角回（頭頂葉と後頭葉の移行部）という部位の障害が関係している可能性があります．

　学習障害 LD についてはまず本人の学習困難は病気であるとの認識をもつことが重要です．苦手な部分について時間をかけてていねいに指導するなど，個別指導が必要になります．

　前庭感覚（内耳の三半規管などで感じとる平衡や位置の感覚）や固有感覚（関節や腱の受容体から生じる身体の位置の感覚），触覚などの感覚刺激を与えて，脳機能の統合を促す感覚統合療法という治療法が有効であるとする説があります．具体的にはブランコ遊びなどです．ブランコに乗って身体を揺さぶると前庭感覚が刺激されます．その際，手足を伸展屈曲させたり皮膚に接触したりして固有感覚や触覚も刺激します．しかし，このような治療法の効果を疑問視する見方もあります．

広汎性発達障害 pervasive developmental disorders

　心理的発達障害が広汎にわたって認められるもので，対人接触や言語交流などに持続的な障害があります．

小児自閉症 childhood autism

　アメリカのカナー（Kanner, L.）によって最初に報告されました．

　人生の早期にあらわれる発達の異常または障害で，次の3つの主要症状から成ります（表34）．

　①社会的相互関係（対人関係）の障害
　②言語的コミュニケーションの障害
　③反復的常同的行動（同一性保持）

表34 小児自閉症の3つの主要症状

① 社会的相互関係（対人関係）の障害
　人や状況に対して自然にかかわれない．対人的疎通性に欠け，感情的接触がとりにくい．視線があいにくく，すぐ目をそらす傾向がある．1人遊びが多い傾向もある．しかし，人見知りや遠慮はない．そもそも他人に興味や関心を示さない．他者と関心を共有するために，対象を指さしたり，見せたりしない．

② 言語的コミュニケーションの障害
　コミュニケーションの目的での言語使用が困難．多くの場合，言葉の遅れで気づかれる．重症だと言語が発達しない．また言語のあるものでも意志を伝える道具として用いることができない．言葉をオウム返しにする反響言語がみられることがある．言葉を使って意志が伝えられないために，自分の意図を伝えようとする時，人の腕（例えば母親の手）をつかんで欲しい物のところへもっていく現象があり，これをクレーン現象という．他人の腕を機械のクレーンのように道具としてしか認識していない．

③ 反復的常同的行動（同一性保持）
　特定の行動や，活動への異常なこだわりと執着傾向のこと．同じことを絶えず繰り返す常同的行動が目立つ．ある特定のものに対して強いこだわりをみせることが特徴．
　例えば，次のような行動がみられる．
　扇風機などの回転するものに強い好奇心を示し，自らも手をひらひらさせる．体を前後に揺らすような行動を行い続ける．いつも同じおもちゃが側にないとかんしゃくを起こす．
　いつも同じ道順をとおり，違う経路をとおろうとするとパニックを起こす．いつも同じ食物を食べる．

アスペルガー症候群 Asperger's syndrome

　自閉症と同様な対人関係障害と反復・常同行動が存在するものの，言語発達の遅れはないものです．冗談や皮肉が伝わりにくい，空気が読めないなどの特徴があります．軽症の自閉症といってよいでしょう．以前はこのような障害に対する認識がなく，単なる変わり者，性格の歪みなどととらえられ，いじめの対象になるなど社会的に差別される傾向がありました．しかし，今では脳のコミュニケーション能力の機能障害が原因とされ，このような人に対する社会の理解も得られつつあります．

　なお DSM-5 では小児自閉症とアスペルガー症候群とを区別せず，連続的にとらえており，この両者を含めて自閉スペクトラム症 autism spectrum disorder と名づけています．次の2つの症状を特徴とするとしています．
　① 社会的コミュニケーションや対人的相互反応の持続的な欠陥
　② 行動，興味，活動などで反復性がある（感覚刺激への過敏さを含む）．

　この自閉スペクトラム症は人口の1％とされ，男子が女子よりも4倍多いとされます．
　かつて自閉スペクトラム症の原因として心因説や統合失調症が人生の最も早期に出現したものとの説もあったのですが，最近は器質因説が有力です．したがって一時提唱された母親の冷たい養育態度が原因とする説は今では完全に否

> **症例　自閉症**
>
> 6歳の男児．
> 　出生時体重3,400グラム，順調なお産であった．身体面の発育も順調．赤ん坊の頃から手のかからない子供で，人見知りは全くなかった．母親は他人と区別できるようだが，他の家族と他人との区別がつかない．歩き始めてからはよく動き，追いかけるのが大変であった．発語は1歳半位であったが，その後，語彙が増えない．簡単な単語（ゴハンなど）を時に言う程度．要求は母親の手を取って示し，言語を使用しない．要求がかなえられないと泣いて怒る．他の兄弟や他児と遊ばず，一人で水，砂などで遊ぶ．遊び方には一定のパターンがあって，他人がそれを変更するとパニック状態になる．テレビの中のあるコマーシャル音楽が好きで，そのコマーシャルを見たい時は自分でチャンネルを合わせる．地図や鉄道などある特定の物に強い関心を示す．4歳頃から自閉症の診断を受け，児童精神科施設に通院しているが，あまり行動に改善はみられない．

定されています．言語・認知障害を有する特殊な発達障害であり，先天的な脳の機能障害です．てんかん発作を合併することもあります．また重い自閉症では知的障害を伴うことが多くみられます．ある程度の遺伝性があり，一部には遺伝子変異が見いだされています．

　自閉スペクトラム症の背景には心の理論 theory of mind の障害があるとされます．心の理論とは，「他者には他者の心があり，自分とは違う考えや信念をもっている」ことを理解する機能のことです．さらに近年，神経科学の進歩により，心の理論を支える脳の機能が解明されてきました．心の理論を司る具体的な脳部位としてミラーニューロンの存在をあげることができます．

　人やサルの脳の中には他者の行為を見ているだけで，自分の脳の中の同じ行為を行う神経細胞が活性化することがわかってきました．これをミラーニューロン（直訳すれば鏡神経細胞）といいます．つまり，ミラーニューロンは他者の意図をくみ取る働きに関係しているようです．このことから他者の心中を察して相手に共感するといった対人的やりとりにもミラーニューロンが関連しているのではないかといわれています．自閉スペクトラム症はこのシステムに障害があるとの仮説が浮上し，現在研究が行われています．

自閉スペクトラム症への治療や対応

　TEACCH（Treatment and Education of Autistic and Related Communication-handicapped Children，自閉症および関連するコミュニケーション障害の子供のための治療と教育）プログラムと呼ばれる，構造化を用いた療育手法が行われます．

生活習慣，勉強や作業，趣味に至るまで，教育的な援助を行い，社会適応を目指すものです．また言語によるコミュニケーションが苦手な場合には，指示を紙に書いて示すなど，視覚的手がかりを与えるなどの工夫を行います．このような療育を経験することで，さまざまな場面への不安を減少させる効果があるとされます．

さらに行動療法を用いて適応行動の増加をはかることが必要です．重症の自閉症ではトークンエコノミーという行動療法（後述）が有効との指摘もあります．生活技能訓練や感覚統合療法も行われます．息の長い援助が必要とされる障害です．予後は症例によってさまざまですが，重症の場合はよいとはいえません．

最近は自閉スペクトラム症への理解が高まり，社会（学校や職場）での対応も工夫がなされるようになってきました．例えば，このような人はグループでの行動が苦手だったり音に過敏だったりという特性をもっているので，個室で一人にしての受講や仕事を許可するといったようなことです．このような人は営業のような仕事には向きませんが，一人でパソコンに向かうような仕事であれば優れた能力を発揮できることもあるのです．

なお，一部の自閉症や知的障害の人で機械的記憶力（時刻表，カレンダーの曜日など）や音楽などだけがきわだって優れているなど健常者にはありえないような異常な能力を示す人たちがいます．例えば，「1520年の11月7日は何曜日か」を急に問われてすぐに答えられる人は健常者にはいませんが，自閉症にはそのようなことが可能な人が実際に存在します．これをサバン症候群 savant syndrome といいます．『レインマン』という映画で俳優のダスティン・ホフマンがそのような患者を見事に演じていました．このようなサバン症候群がなぜ生じるのかその理由はまだ解明されていません．

B. その他の神経発達症群

注意欠如・多動症／注意欠如・多動性障害
attention-deficit hyperactivity disorder：ADHD

極端に落ち着きなく注意散漫な子供で，男児に多いとされます．
次の2つの症状を出します．
① 不注意：注意が持続しない．勉強，用事，仕事をやり遂げられない．持ち

物が整理できない．忘れ物が多い．気が散りやすい．

　②多動性と衝動性；じっとしていられない．おしゃべりが多い．順番を待てない．他人の邪魔をする．

　原因は不明です．このような子供は以前は親のしつけの問題ととらえられてきたのでしょうが，今では何らかの脳の機能不全が原因であると推測されています．またかなり高い遺伝率があります．

　このような子供に関与する大人は根気よい支持的・受容的態度と，毅然として枠組み遵守を求める態度の両方の姿勢が必要とされます．教師のすぐ前に席を置いて目の届くようにすることも必要でしょう．気が散らないように周囲からの刺激が少なくなるような環境整備も試みます．またあまりにも他の子供たちに迷惑がかかるようであれば，個別的な指導，特別な施設が必要でしょう．トークンエコノミーという行動療法も行われます．

　さらに薬物が有効な場合もあります．現在，メチルフェニデート（覚せい剤の一種で商品名はコンサータ）とアトモキセチン（商品名ストラテラ）の2種類が使われています．さらに最近，グアンファシン（選択的 α_{2A} アドレナリン受容体作動薬で商品名インチュニブ）も使用されるようになりました．

　ADHD児に覚せい剤を用いることについては驚く人もいるかもしれませんが，有効性はあるようです．覚せい剤がなぜ有効なのかの理由として，ADHD児はものごとに注意を集中できないので，あきやすく落ち着きがなくなるのだから，覚せい剤を投与して集中力を高めれば落ち着きが出てくるのではないかとする説があります．

　ADHDは子供の頃に発症しますが，大人になっても症状が持続している人がいます．

　ADHDの親御さんや当事者で作っている「えじそんくらぶ」という会があります．アメリカの発明王エジソンがADHDであった可能性があることに由来しています．エジソンは子供の頃，落ち着きがないために小学校を退学させられ母親によって教育を受けたとのことです．

チック症群／チック障害群 tic disorders

　顔面，肩，首の筋肉の瞬間的な収縮による反復される不随意運動（目をぱちぱちする，顔をしかめるなど），あるいは反復される発声（咳払い，叫び声，鼻をくんくんさせる）を症状とします．前者を運動性チック，後者を音声チックといいます．学童期の男子に多く，その多くは一過性です．治療として支持的精神療法，環境調整を行います．母親が子供のチックを気にして注意すればす

るほど，ひどくなる傾向があります．子供のチックがいつまでも治らないがどうしたらよいかを心配して来院されるお母さんに，私は「テレビに出演してチック症状を堂々と出しながら活躍している有名人もいるのであまり心配する必要はないですよ」と話すことにしています．タレントのビートたけし，政治家の石原慎太郎のことです．ビートたけしさんは肩や背中をそらせるような運動性チックがありますし，石原氏にはまばたきのチックがあります．

多くのチックはこのようにたとえ治らなくても心配することはありません．しかし，中には重症チックがあり，これには治療の必要が出てきます．

トゥレット症／トゥレット障害 Tourette disorder は，運動性チックに加えて，音声チック（咳払いなど）や汚言症（わいせつな言葉を発語する）を伴い，慢性の経過をとります．これは心因性とはいえず，錐体外路症状の一面があり，神経学的な病気とする考え方が強まっています．リスペリドン，ハロペリドールなどの抗精神病薬が有効なことがあります．

またチック症やトゥレット症には強迫症の合併が多く，このような障害には共通して錐体外路系に異常があるかもしれないとの仮説も生まれています．

C. その他の小児の精神障害

反抗挑発症／反抗挑戦性障害 oppositional defiant disorder

怒りっぽく反抗的で，かんしゃくを起こす子供のことです．養育環境に問題があることが多いとされます．

素行症／素行障害 conduct disorder

以前は行為障害といっていました．反社会的，攻撃的行動パターンを反復する子供のことです．いわゆる非行少年，少女をさします．過度のけんかや，いじめ，動物や人間への残虐行為，盗み，嘘，ずる休みなどを起こします．凶悪事件を起こす少年が素行症と診断されることが多く，1997年に神戸で友人を殺しその首を切断した少年（酒鬼薔薇と名乗り，当時14歳の中学生）もこの診断を受けています．しかし，そう診断したからといって，このような子供の異常行動の原因がわかったということではありませんし，素行症という一つの病気があるわけでもないでしょう．DSM のような操作的診断基準の考え方としては，このような子供が現実に存在することは確かであるので，問題行動を列挙

してそのような基準を満たしたら素行症と診断すると取り決めているだけです．そのような取り決めのもとに抽出された問題児がなぜ発生するのかの原因や解決法を探ることは今後の研究にゆだねられるところです．このような素行障害と診断された子供たちが将来また犯罪を繰り返すようになるのか，それとも普通の社会生活を営めるようになるのかは重大な関心事です．酒鬼薔薇事件の犯人は現在では治療を終了し，通常の生活を送っているようです．

素行症の原因については，ネグレクト（育児放棄，育児怠慢）や過酷なしつけなどの環境要因が示唆される一方で，感情処理に関する脳部位の機能異常や遺伝要因などの生物学的背景も指摘されています．

反抗挑発症と素行症はDSM-5では秩序破壊的・衝動制御・素行症群という大カテゴリーの中に含まれています．

分離不安症／分離不安障害 separation anxiety disorder

DSM-5では不安症群内に分類されています．愛情の対象となっている人物（例えば親など）から別れることへの過剰な不安を示す場合です．

選択性緘黙 selective mutism

DSM-5では不安症群内に分類されています．自宅にいる時に家族の前では普通に話をするのですが，学校などで先生や友達など他者とは全く話をしない状態を指します．

反応性アタッチメント障害／反応性愛着障害 reative attachment disorder

社会的ネグレクト（育児放棄ないし育児怠慢）や児童虐待の犠牲者に発症します．アタッチメント（大人への愛着）行動を示さなくなり，情動表出の減少が生じます．DSM-5では「心的外傷およびストレス因関連障害群」の中に分類されています．

児童虐待の原因にはさまざまなことがあるでしょうが，児童虐待を行う親自身が子供の頃，自分の親に暴力を受けたり，愛された経験のない場合が多いようです．

これと関連して少し前にアダルト・チルドレンという言葉がはやりました．

アダルト・チルドレンとは英語で adult children of alcoholics のことをさすのですが，アルコール依存者を親にもった子供が成人した場合という意味です．

そのような人はアルコール依存者の親によって，絶えず心的外傷を受け続けたため成人後，行動上の問題を起こすことが多い傾向があります．アメリカのビル・クリントン元大統領は幼少の頃，義父がアルコール依存症者だったそうで，自分はアダルト・チルドレンであるといっていたそうです．そのこととクリントン氏が女性関係で問題行動を起こしたことが関連しているのか否かは明確ではありません．

遺尿症 enuresis

尿をもらすこと．夜間に起こすものを夜尿症といいます．5歳を過ぎても起こるものは問題とされます．弟妹の誕生で退行が起こりいったん治まった夜尿が再発することがあります．以前は三環系抗うつ薬の少量が治療に使用されていました．今では，デスモプレシン（抗利尿ホルモンバソプレシンの誘導体）が使用されます．また夜尿アラーム法という行動療法が行われます．これはパンツに付けたセンサーが濡れを感知するとバイブレーションで夜尿が起こったことを本人に認識させるものです．これを繰り返すと夜尿が治癒することがあります．

回避・制限性食物摂取症 avoidant/restrictive food intake disorder

食べることに無関心であったり，不十分な食物摂取しかしない子供のことです．親子関係に問題があることがあります．

睡眠障害

夢遊症 somnambulism

睡眠中に歩き回るが，本人はそのことを覚えていないものです．

夜驚症 night-terrors

睡眠中，大声をあげてこわがるが，本人はそのことを覚えていないものです．

いずれもノンレム睡眠からの覚醒障害です．以上はいずれも小児期に起こり

ます．一過性のことが多く，成長とともに消失するのであまり心配する必要はありません．

統合失調症

10歳以前の統合失調症の発症はまれですが，時にみられます．学童期の統合失調症は成人の統合失調症と同様な症状も生じますが，思考能力が未熟なため妄想内容は空想的です．幻視が成人よりも多いという特徴があります．引きこもり，不登校，家庭内暴力などを初発症状とすることがあります．

気分障害

従来は思春期以前に発症することはまれであるといわれましたが，最近は比較的多いという認識が生じています．行動の異常としてあらわれることが多く，不登校の背後にうつ状態が存在することがあります．

不登校

学校へ行かなくてはいけないと思いながら，どうしても行けないという状態です．幼稚園，小学校入学頃に起こるものは親との分離不安症が背景にあります．

思春期以後に起こるものは，学校の中での失敗をおそれる気持ちが背景にあることが多いようです．自分の能力についての自己評価が，学業や対人関係の失敗をきっかけにして崩れてしまう挫折体験がきっかけとなることが多いのです．

いじめの問題が背景にあることもあるでしょう．不登校が長引くと，昼夜逆転，家庭への引きこもりが生じることもあります．

家庭内暴力

家庭における父親の存在感のないことと，母親の過干渉の影響が大きいとの指摘があります．家族のみに暴力をふるい，他人にはそのような態度をみせないという特徴があります．母親が暴力の対象になりやすく，過干渉な親への抗議の意味が存在することがあります．アメリカで家庭内暴力に相当する用語はdomestic violence：DVですが，アメリカのDVでは力の強い父親が妻や子供に暴力をふるうことが多く，わが国のように子供が親に暴力をふるうことはあまりないとのことです．

D. 青年期の心理的問題

　青年期は他の年代に比べて精神的な不安定を生じやすい年代です．子供の頃は親や先生のいうことはみな正しいと信じ込んでいても，この年頃になると反抗心が芽生え，親や目上の者の意見を疑い，逆らいたい気持ちが出てくるものです．それはやがては親から独立して自分自身の人生を歩まねばならないことを目指す，成長に伴って誰にでも生じる心理といってよいでしょう．

　エリクソン（Erikson, E.H.）という精神分析学者は幼年期から老年期までの各年代の問題点を列挙した学者として有名ですが，彼は青年期を自我同一性 ego identity を確立する重要な時期であるとしました．青年期には職業や配偶者の選択を含め，「自分とは何者か」という自我同一性を獲得することが課題であると提唱したのです．多くの青年は混乱しながらも自分自身の価値を見いだしていくことになり，やがて大人としての安定した状態に達します．

　しかし，一部の青年はこの時期に混乱をきたすことがあり，自我同一性が確立されず，不安定なままの状態となることがあり，これを同一性拡散症候群といいます．例えば青年期に自殺・自傷行為などの問題行動を繰り返すようになります．そのような例として，最近，若い女性の中に心理的不満があると手首を切ることを繰り返す人が目立って多くなっています．そのような状態を手首自傷（リストカット）症候群ともいいます．

　また青年期をモラトリアムの時期（心理社会的猶予期間）とも言います．社会に出ることを猶予されている大人になるための準備期間という意味です．しかし，本来ならモラトリアムを卒業して社会に出ていかなければならないにもかかわらず，いつまでもそのような状態に居続け社会的自立を先延ばしにしている青年たちがいます．大学生などに見られます．

E. 児童・青年期の精神障害の治療の特徴

　児童・思春期の子供の精神生活は親に依存している面が大きいので，両親とのカウンセリングが重要です．冷静で余裕のある姿勢を両親が確立できることを目指すものです．

　子供は自分の内面を観察して言語的に表現することがむずかしいので，子供の精神療法では遊戯療法（プレイセラピー）が行われます．思春期（中学生）以後は言語的交流を中心とした技法も導入されるようになり，青年期（高校生）以後は成人と同じ精神療法を行うことになります．

XII 知的能力障害(知的発達症／知的発達障害)
intellectual disability (intellectual developmental disorder)

わが国では知的障害と呼びます．以前は精神遅滞，精神薄弱と呼んでいました．

A. 知的障害とは何か

先天性，周産期(周生期)，あるいは生後早期の発達の途中において，種々の原因によって脳機能の発達が障害され，知能の発達が持続的に遅滞し，社会生活への適応が困難なものをいいます．

知的障害の程度は，知能検査の結果得られた知能指数 intelligence quotient：IQ を基準として分けられます．IQ が 70 未満の人を知的障害とするという定義があります．田中・ビネー式知能検査などで測定します．

一般人口における知的障害の発現頻度は 2〜3％です．

知的障害の知能発達の程度による分類を表 35 に示します．

DSM-5 では全般的症状から重症度を分類しており，知能指数による区分は採用されなくなりました．また DSM-5 では知的能力障害を，コミュニケーション症群，自閉スペクトラム症，注意欠如・多動症，限局性学習症などとともに，大きく神経発達症群というカテゴリーの中に含めています．

表 35 知的障害の知能発達の程度による分類

① 軽度知的障害(IQ50〜69)
　知的障害の 75％程度を占める．成人になっても正常人の 9〜12 歳程度の知能．小学校を最低の成績でやっと卒業できる程度．日常生活も独立して可能だが，高等な精神活動は不十分．

② 中等度知的障害(IQ35〜49)
　精神年齢は 6〜9 歳程度．小学校低学年程度の学習が可能．完全な身辺自立は達成できないこともあるが，社会的接触は可能．

③ 重度知的障害(IQ20〜34)
　精神年齢は 3〜6 歳．日常生活において他人の助けを必要とする．独立した生活はむずかしい面がある．運動障害やてんかん発作などの身体合併症をもっていることが多い．

④ 最重度知的障害(IQ20 未満)
　精神年齢は 3 歳以下．通常の知能検査は施行不能．他人との意思疎通も困難で，食事や排泄など全面的な介助を必要とする．身体合併症も多い．

B. 原因による知的障害の分類

生理的知的障害

　知的障害の大半を占めるものです．

　健常者の知能指数を測定して分布を図に示すと，正規分布を示します．つまり，平均値の人が最も多く，平均値からはずれる値の人ほど数は少なくなります．健常者の中にもこのように知能指数の高い人，低い人という偏りが生じます．

　健常者の知能指数を決める遺伝形式としては多因子遺伝が考えられます．多くの遺伝子があわさって知能の高い，低いを決めるのであろうと考えられ，1つの遺伝子で知能が決まるものではありません．

　この知能の正規分布の下位群に属する知的障害であって，正常知能群から連続的に移行するものを生理的知的障害といいます．

　多くは軽度知的障害です．また身体的異常を伴うことはありません．

病理的原因による知的障害

　出生前あるいは生後発達期間中に，脳への感染，中毒，外傷などが起こったか，あるいは先天性の酵素欠損や代謝障害，染色体異常，胎内での発生異常などが存在したことが原因です．多くは身体的所見を伴い中等度以上の知的障害を示します．さまざまな病理的原因については後述します（**表36**）．

心理的・環境的原因による知的障害

　幼児期に学習の行われる環境が与えられなくて起こる知的障害です．わが国のような文明国ではまれですが，開発途上国などで聾のように感覚器の障害があり，そのような状態のまま放置されて適切な教育が受けられなくて生じることがあります．

　その極端な例として生後まもなく人間社会から隔離されて育った野生児という例があります．嘘のような本当の話ですが，1920年にインドで何らかの理由で幼い頃から狼に育てられたのではないかと考えざるをえないような2人の少女が発見されたことがありました．彼女たちは人間とともに生活するようになっても，狼のような叫び声や行動をとり続け，人間らしく，しつけようとし

てもついに成功しなかったということです．幼小児期に人間としてのあるべき情報を与えていかないと人間らしい知能，行動が育たないよい例としてあげられます．

C. 病理的原因による知的障害各論

　病理的原因による知的障害の種類を**表36**にまとめます．

　トキソプラズマ症は寄生虫による疾患です．通常，猫を宿主としていますが，妊婦が生肉を食べるとそこから感染を起こし，知的障害を含む児の障害を起こすことがあります．

　脳炎・脳症・髄膜炎後遺症として知的障害を生じることがあります．出生後の日本脳炎などの各種の脳炎，ワクチン接種後脳炎，インフルエンザ脳症などの後遺症として知的障害を起こすこものです．インフルエンザは風邪症候群に含まれるとはいえ，咽頭に限局した普通の風邪とは異なり，全身にウイルスが回るかなり重篤な病気です．体力の弱い高齢者や幼児には命取りになることがあります．インフルエンザ脳症ではウイルスが直接，脳に侵入することはないのですが，インフルエンザ罹患により免疫系が活性化され免疫系の情報を担うサイトカインという物質が大量に放出されます．そのサイトカインが脳に大きなダメージを与え，知的障害などの重い精神神経学的後遺症を生じるのです．予防接種で少しでも重篤化を防ぐ必要があります．

　核黄疸（ビリルビン脳症）の後遺症として精神神経症状を残すことが昔は多かったのです．これは母子間の血液型不適合（例えば母親がRh−,子供がRh＋,時にABO型不適合など）によって起こります．母親がRh−，胎児がRh＋の血液型ですと母親の免疫系が胎児のRh＋の赤血球に抗体を作ってしまいます．その抗体が子供の赤血球を攻撃すると赤血球が壊れる新生児の溶血性疾患を起こします．すると赤血球が壊れてその中のヘモグロビンが漏出するのですが，それは肝臓でビリルビンという黄色い色素に変わります．便を黄色くするのはこのビリルビンです．このビリルビンが高濃度となって新生児の大脳基底核を障害し，アテトーゼ型の脳性麻痺と知的障害を起こすものです．現在は交換輸血や光線療法などの対策がとられておりほとんど発症しません．しかし昔にはかなり多く発症し，その後遺症を生じた方々が今でも数多く生存されています．

　光線療法とはある波長の光線がビリルビンを水に溶けやすくさせる作用をもっているので，これを利用して新生児に光線を照射しビリルビン排泄を促すものです．なお，アテトーゼとは大脳基底核損傷によって起こる不随意運動（自

表36 病理的原因による知的障害の種類

1. 感染および中毒に引き続いて起こったもの
a. 先天梅毒（昔，多かったが，今はまれ．）
b. 先天性風疹症候群
   妊娠3か月までの母親の風疹罹患が原因．難聴，白内障，心臓奇形および知的障害を起こす．この予防のために女性は必ず風疹の予防接種を受けるべきである．
c. トキソプラズマ症（本文中で詳述）
d. 脳炎・脳症・髄膜炎後遺症（本文中で詳述）
e. 核黄疸（ビリルビン脳症）（本文中で詳述）
f. 胎児性水俣病
   公害病として有名．母体が摂取した有機水銀中毒で起こった．
g. 胎児性アルコール症候群
   妊娠中の母親の大量飲酒によって起こる胎児の異常．知的障害，小頭症などを起こす．

2. 外傷または物理的作用に引き続き起こったもの（本文中で詳述）

3. 代謝障害に伴うもの
   知的障害を起こす多くの先天性代謝疾患が存在するが，知的障害中での頻度は高くはない．しかし，この中に予防できる知的障害があるのは注目すべきことである．
a. フェニルケトン尿症 phenylketonuria（本文中で詳述）
b. ガラクトース血症 galactosemia
   ガラクトースからグルコース（ブドウ糖）への代謝が酵素欠損のためできずガラクトースが血中に蓄積されて生じる．生後，すぐに診断してガラクトースを含まないミルクを飲ませることによって知的障害の予防可能．
c. クレチン病 cretinism
   先天性甲状腺機能低下症による知的障害．生後早期の血液スクリーニングにより血中の甲状腺ホルモンが低ければこの病気であることが早期発見できる．甲状腺ホルモンを投与すれば知的障害の予防可能．
d. 副腎白質ジストロフィー adrenoleukodystrophy（本文中で詳述）
e. レッシュ・ナイハン症候群 Lesch-Nyhan syndrome（本文中で詳述）
f. 脂質代謝異常（テイ・サックス病など）

4. 母斑症
   発生学的に皮膚と神経系は同じ外胚葉から生じるものなので，先天的に皮膚疾患と脳の病気が合併して生じる場合がある．
a. 結節性硬化症（ブルヌヴィーユ・プリングル病 Bourneville-Pringle's disease）
   顔面の皮脂腺腫，けいれん発作，知的障害，常染色体優性遺伝．
b. スタージ・ウエーバー病 Sturge-Weber's disease
   顔面の血管腫，けいれん発作，知的障害．

5. 不明の出生前要因によるもの
a. 小頭症
   近親結婚による遺伝性のものと，胎生期の放射線障害によるものがある．
b. 先天性水頭症
   髄液が蓄積し頭蓋内圧亢進によって精神発達が遅れるもので，多くは頭蓋の大きさが拡大する症状が出る．外科手術が有効な場合もある．

6. 染色体異常をもつもの
a. ダウン症候群 Down's syndrome（本文中で詳述）
b. 猫なき症候群 cat-cry syndrome
   第5常染色体短腕の欠失が原因で，重度の知的障害を生じる．咽頭部形成異常のためネコのような泣き声を出す．
c. ウイリアムズ症候群 Williams syndrome（本文中で詳述）
d. クラインフェルター症候群 Klinefelter's syndrome
   XXYの性染色体を有するもので外見は男性．時に知的障害，統合失調症様症状を生じることがある．
e. ターナー症候群 Turner's syndrome
   XO（X染色体が一個欠損）の状態．外陰部は女性で卵巣形成不全がある．時に知的障害を伴う．

分の意志ではコントロールできない運動）の一種で，ゆっくりとした動きが特徴的です．

　外傷または物理的作用に引き続き起こるものは今でも深刻な問題です．大部分は脳性麻痺を伴う知的障害です．胎内での低酸素症，放射線照射，周産期（お産の前後の時期）の機械的脳損傷や低酸素症が原因です．お産は昔も今も女性にとって命がけの仕事である側面をもっています．人間の赤ちゃんの大きな頭が狭い産道を通って出てくるので少し無理があるのです．難産でお産が長引いたりすると，新生児に低酸素症を起こし，その結果，脳が破壊されることがあります．このような事故は産科医がいくらミスがないように努力しても一定の確率で起こってしまうという側面があります．
　また最近は極度の早産児でも新生児医療の進歩によって生命が救われることが多くなってきました．しかし，そのようにして救われた子供たちの中に脳室周囲白質軟化症という病気を起こすことがあります．これは脳室周囲は血管発達が遅れるために低血流になることが多く，多発性の軟化病巣を生じて白質が壊死するものです．そこには上位運動ニューロン（錐体路）がとおっているために，結果として両下肢に強い痙性の脳性麻痺を起こしてしまうのです．
　なお脳性麻痺 cerebral palsy とは発達途上にある脳にさまざまな損傷が加わって生じた中枢性運動障害で，原因としては上述のように未熟児や周産期障害が多いとされます．脳性麻痺には知的障害を伴わないことも，伴うこともあります．脳性麻痺の 50％ は IQ70 以下です．
　さらに，知的障害と運動障害がともに重度の障害であるものを重症心身障害児と呼びます．

　フェニルケトン尿症 phenylketonuria は代謝障害に伴って知的障害を生じるものの代表的疾患です．これは早期発見により治療可能なものです．常染色体劣性遺伝形式をとる遺伝性疾患で，肝臓のフェニルアラニン水酸化酵素の先天的欠損があります．そのため，普通の食事をとると体内のフェニルアラニン（必須アミノ酸の一種）濃度が増加して，それが脳発育を妨げ知的障害を起こすのです．もしこの病気があれば生後 1 週目頃新生児の血液を調べて血中フェニルアラニン高値を検出できます．そのような場合にはフェニルアラニン含量の少ないミルクで育てることによって正常な精神発達が可能になります．

　副腎白質ジストロフィー adrenoleukodystrophy も代謝障害に伴って知的障害を生じる疾患です．昔はシルダー病といいました．伴性劣性遺伝形式をとる，

まれな遺伝性疾患です．極長鎖飽和脂肪酸という物質が蓄積して脳障害を起こしてきます．学童期の男児に発症する進行性脱髄疾患です．脱髄とは，軸索の回りを取り巻いて活動電位が効率よく伝わることを助けている髄鞘という部分が崩壊することをさします．症状として進行性知的障害，麻痺，失明などを起こしてきます．

　これにはよい治療法がなく，医師も親もただ手をこまねいて子供が重症化し死亡していくことをみつめ続けることしかできませんでした．ところがアメリカのロレンツォ・オドーネ君というこの病気を発症した子供の両親はあきらめませんでした．ご両親は医学については全くの素人であったにもかかわらず，医学図書館で懸命に文献を調べ，極長鎖飽和脂肪酸の体内での合成を阻害するオレイン酸とエルカ酸という2種類の長鎖不飽和脂肪酸の混合物から成るオイルを作り，ロレンツォ君にこのオイルを飲ませて病気の進行をくいとめたのです．この実話は『ロレンツォのオイル』という映画にもなりました．このオイルは副腎白質ジストロフィーと発病前に診断された子供たちに投与され，現実に発病予防効果があることが確認されています．

　医学の歴史は他の歴史と同様，さまざまな栄光と悲惨の物語に彩られていますが，ロレンツォのオイルについての物語は人を勇気づけ，感動させるものです．

　レッシュ・ナイハン症候群 Lesch-Nyhan syndrome は，伴性劣性遺伝により男子のみに発症する遺伝性の疾患で，核酸代謝異常があり，高尿酸血症や知的障害を起こします．唇や指先をかみちぎる自傷行為が特徴的ですが，なぜこのような行動を生じるのか原因は明らかになっていません．

　染色体異常をもつもので知的障害を生じる病態も多くあります．
　染色体は細胞の核内にあり，核酸などの遺伝情報を中に含んでいるものです．人の染色体には22対の常染色体と1対の性染色体とがあります．どの染色体も父親と母親からそれぞれ1個をもらって対になっています．常染色体はその大きさによって1番から22番まで番号がついています．性染色体は人の性別を決定するものであり，X染色体とY染色体とがあります．受精卵がX染色体とY染色体とを受け継げば男性になり，X染色体を2個受け継げば女性になります．染色体異常は精子や卵子の突然変異などで生じるのですが，次の2種類があります．受精卵の染色体の数があやまって多くなったり，少なくなったりする数的異常と，染色体の構造の変化が起こる構造的異常です．
　なお染色体異常が原因で起こる病気は遺伝性疾患ではないということを認識

しておく必要があります．

　ダウン症候群は病理的知的障害の中では最も頻度が高いものです．

　21番目の常染色体が通常は2個ですが，エラーで3個になったことによる染色体異常が原因です．No.21 trisomy といいます．

　母親の高齢出産で頻度が増加するという事実があります．

　顔全体がひらべったく，鼻は低いなど特異な顔貌（顔つき）を示し，背丈が低いので，一目見ただけで誰でも診断がつけられるものです．

　知的障害以外に心奇形の合併が多い，あるいは抗体産生能が悪く感染症にかかりやすいなど身体の虚弱な傾向があります．そのため以前は長生きできなかったのですが，最近は積極的に心臓手術などを行い，大人になるまで延命する人も増えています．ところがそのような人の中から今度はアルツハイマー病発症が多くなっているという別の問題が生じています．アルツハイマー病はアミロイドベータという異常蛋白質が蓄積して起こるのですが，このアミロイドベータの前駆物質を作る遺伝子が21番目の染色体にあるので，ダウン症ではその染色体が1個余分にあることがアミロイドベータの過剰発現を起こしているのです．

　ダウン症の子供は従順でおとなしく，人なつこくて愛らしい性格という素晴らしい特徴をもっています．このような性格がなぜ染色体異常で生じてくるのかはわかってはいません．

　ウイリアムズ症候群も染色体異常によるものです．第7常染色体の一部がわずかに欠失しているものです．知的障害を生じる反面，驚異的な音楽の能力を示し，また豊かな情感をもっていて性格もよい人たちです．妖精のような顔つきをしていることも特徴的で西洋のおとぎ話に登場する妖精のモデルになったともいわれています．

　ダウン症にしろウイリアムズ症候群にしろこのような障害をもっている人たちのほうが，健常者よりも性格がよいという事実は不思議でもあり，考えさせられるものがあります．人間は知能が進化しすぎた結果，何か大切なものを失った可能性があるのかもしれません．

D．治療など

　両親への支援が必要です．わが子が知的障害児であることを受容する過程での両親の悩み，葛藤は大きいものがあります．

　治療教育というその個人の発達を最大限に保障できるような環境での教育や

生活指導を行うことが必要です．普通学級での就学が不適当な者には，特別支援学級や特別支援学校が設置されています．

　知的障害者の社会的自立のための福祉施設が設けられています．成人（18歳以上）の知的障害者のための援護施設も存在します．知的障害者に能力以上のことを期待することはその人にとっても負担となることでしょう．一方，そのもてる能力を活用し，人間としての尊厳を認めることも大切です．単純作業を教育と訓練によって身につけさせてあげることも必要でしょう．

　なお知的障害，精神障害，身体障害の3障害全てに関して最近はノーマライゼイション normalization という考えが強調されています．障害者に対して従来は，人里離れた所に大きな施設を作り，そこで一括収容して世話をするという施策が行われてきたのです．しかし，そのような生活は人間の本来あるべき姿ではなく，どのような障害者であっても，できる限り一般社会の中に居住し生活すべきであるとする考えです．医療従事者は当然のことながら，そのことをよく認識しておく必要があります．

　最近，胎児の染色体異常などを正確に診断できる出生前診断が行われるようになってきました．その検査で異常が判明すると妊娠中絶を行う人もいるようです．これは倫理上，重大な問題であり，その是非についてはなお議論していく必要があります．結局は，第三者があれこれ口出しすべきものではなく，当事者自身の判断にゆだねるしかないとは思いますが．

XIII パーソナリティ（人格）障害
personality disorders

A. パーソナリティ障害とは何か

　DSM-5 や ICD-10 の分類に personality disorders という範疇があります．
　これをわが国では従来，人格障害と訳してきました．しかし，英語のpersonality という言葉は日本語の性格という言葉に近いと思われます．日本語の人格という言葉には「あの人は人格者だ」という言い方があるように，その中に価値判断が含まれています．そこで最近では，英語のパーソナリティ障害をそのまま用いようとの考えが出てきています．
　パーソナリティないし性格とは，いろいろな生活場面の中で，人がどのように反応し，思考し，行動しやすいかといった，その人特有の行動様式，思考様式の型のことです．
　パーソナリティ（性格）の異常のため，本人自らが悩むか，あるいは周囲（社会）が影響を受ける（迷惑を受ける）ものをドイツのシュナイダーはドイツ語で Psychopathie と呼び，これを日本では精神病質と訳しました．精神病質は現在使用されることの少ない用語ですがパーソナリティ障害と同じ意味です．現在の精神保健福祉法で定義されている精神障害の中には精神病質という用語が明記されています．ところが DSM-5 などの英語圏での psychpath（サイコパス）という用語は後述する反社会性パーソナリティ障害という意味で使用されています．このようにドイツ語の Psychopathie と英語の psychpath では意味が少し違います．
　人のパーソナリティないし性格がどのように決定されてくるのかは，これまたむずかしい疑問です．おそらく性格形成は素質（遺伝）と環境の両方によって決まるものでしょう．後天的なものとしては特に人生の早い時期である乳幼児期の親子関係が重視されています．
　なお器質性精神障害や統合失調症の結果として人格（パーソナリティ）変化をきたした場合は，パーソナリティ障害には入りません．
　パーソナリティ障害と神経症の区別は曖昧な面があり，一部のパーソナリティ障害者は日常生活のストレスのもとで，神経症症状を起こしやすいということはいえます．

表37　パーソナリティ障害の種類

① 猜疑性／妄想性パーソナリティ障害 paranoid personality disorder
　他人の言動に対して疑い深く，不信感を抱き，被害的に曲解する．

② シゾイド／スキゾイドパーソナリティ障害 schizoid personality disorder
　対人関係に無関心で社会的に引きこもり孤立した行動をとる．統合失調症患者の近親者で多い傾向がある．

③ 統合失調症型パーソナリティ障害 schizotypal personality disorder
　奇妙で風変わりな行動，考えが目立つ．例えば，自分は千里眼の能力をもっているなどの魔術的思考を示す．このタイプは統合失調症患者の近親者に多いともいわれている．統合失調症スペクトラム障害に含まれる．

④ 反社会性パーソナリティ障害 antisocial personality disorder
　反社会的行動を繰り返し，良心の呵責を感じない．
　2001年に大阪の小学校に乱入して幼い児童を何人も殺傷した宅間守は精神科入院歴があり，一時，統合失調症をよそおっていたが，その後の精神鑑定で反社会性パーソナリティ障害と診断され，死刑になった．

⑤ 境界性パーソナリティ障害 borderline personality disorder
　臨床現場ではボーダーラインと呼ばれる．（本文中で詳述）

⑥ 演技性パーソナリティ障害 histrionic personality disorder
　わざとらしく，おおげさで被暗示性が高い．他人の注意をひきたがる．

⑦ 自己愛性パーソナリティ障害 narcissistic personality disorder
　特権意識，称賛されたい欲求，共感の欠如が特徴的．

⑧ 強迫性パーソナリティ障害 obsessive-compulsive personality disorder
　細部にこだわる，完全癖が強い，過度に誠実，几帳面，柔軟性に乏しい（融通がきかない）．
　これが重症だと強迫症と診断したほうがよい．しかし強迫症の病前性格とはそれほど関係がないとする考えもある．タイプA性格に近いとの説もある．

⑨ 回避性パーソナリティ障害 avoidant personality disorder
　対人関係で不安，緊張が強く，臆病，人前で批判されることに敏感．結果として社交不安症を生じることが多くなる．

⑩ 依存性パーソナリティ障害 dependent personality disorder
　自分で物事が決められない．見捨てられることをおそれる．

B. 分類

表37のような分類があります．
パーソナリティ障害の分類は必ずどれかの型に入るというものではなく，むしろある1つの型にきちんとあてはまるものはまれで，実際にはいくつかの型のある部分が混合してみられることが多いのです．

C. 境界性パーソナリティ障害

臨床現場では，ボーダーライン，境界例などと呼ばれます．このボーダーラインという意味は元来，統合失調症のような精神病性障害と神経症との境界のような症状を示す人ということをさしていたのですが，最近では以下のような問題行動の多いパーソナリティ障害を意味するようになりました．

症例　境界性パーソナリティ障害

22歳の女性.

中小企業を営む富裕な家に生まれたが，父母は本人が小学生時に離婚，父親はすぐに再婚し，以後，父親や継母と生活する．継母は本人に優しく接しようと努力しているようであったが，本人はなじめなかったという．成績は比較的よかったが，かえってそれが災いしてか小学生時代と中学生時代に数人の友人から無視されるなどのいじめにあう．短期間の登校拒否におちいったものの，長期にわたって欠席することはなかった．継母になじめないこと，いじめにあったことなどから本人はいつも空虚な思いを抱いていた．高校時代から急に摂食量が少なくなり始め，極度なやせが目立つようになる．一時，月経が止まるなどの症状も出現．次いで急に食が増え，一度に多くの物を食べた後，吐き出す行動が出るようになった．その頃から，父親や継母への攻撃的言動が出現し，両親が離婚さえしなければ，自分はもっと幸せだったはずだ，親のせいで自分は不幸せになったと大声で非難し始める．父親が怒って手をあげたところ，台所の包丁で自分の手首を切って大出血を起こし救急病院に搬送されて一命をとりとめる．その後も，食べ吐き行動や手首自傷行為が頻発し，高校も中退．さまざまな異性の友人とつきあっては別れるといった行動を繰り返すようになる．比較的容姿はよいので，男友達が絶えることはないが，すぐに衝突し，別れる時は，パニック発作を起こしたり，自傷，自殺行為を行う．そのたびに，最初の自殺企図の後で受診した精神科病院を受診する．病院では境界性パーソナリティ障害の診断を受けている．精神（心理）療法を受けているが経過はあまりかんばしくない．

　対人関係，自己像，情動の不安定さが目立ちます．白か黒かといった二者択一の考えしかできない傾向があり，自己や他人に対して極端な「理想化」と「幻滅」とを向け，それが目まぐるしく変化します．つまり，ある人を極度に信頼してべたべたと甘えたかと思えば，急に手のひらを返したようにその人を攻撃しこきおろすようになります．あるいは自己に対する自信過剰が生じたかと思えば，次の瞬間，自分は駄目な人間だと落ち込んだりします．このように二者択一の考えしかできない思考パターンをスプリッティング splitting といいます．

　いつも空しい感じ（空虚感）を抱いており，さらに他者からの「見捨てられ不安」が強く，他者をつなぎとめるために問題行動を引き起こしている一面があり，操作的な面があります．自己を傷つけるような衝動性も目立ち，自傷行為，自殺企図，逸脱した性行動，浪費，非行，薬物乱用，過食などを生じることがあります．いらだたしさを生じることが多く，時に激しい怒りを抑えることができません．一時的に解離症状や軽度の妄想を生じることもあります．

なおボーダーラインではリストカットの症状を出すことも多いのですが，リストカットを起こす人全てがボーダーラインではなく，リストカットのみの問題行動にとどまる人たちもいます．

精神分析的にはエリクソンの唱えた自我同一性の障害，自我同一性の拡散の病理をもっているとされます．しかし，この考えは現代的なボーダーライン論ではあまり重要視されなくなっているとのことです．最近，若い女性を中心にこのような患者が増えており，自殺などの問題行動を起こして入院することもありますが，医療関係者も患者の行動に巻き込まれることが多く，そのため臨床現場を大きく混乱させる原因になります．

原因についてはハーマン（Herman, J.L.）のように幼小児期の性的虐待がトラウマとなって生じることが多いとの説を唱える学者もいます．しかし，この考えは偽りの記憶（実際には性的虐待などなかったにもかかわらず，治療者側からの暗示的効果によって，そのような事実があったと思い込んでしまうこと）を引き起こすことがあり，注意すべきであるとの警告もあります．

他方，カンバーグ（Kernberg, O.F.）というボーダーラインについての初期の研究者は，欲求不満を抑えられない素質的なものの重要性を指摘していたとのことです．そして，このような生まれつきの弱さをカバーできるような環境が得られないとボーダーラインを発症するというのです．結局，ボーダーラインについても，素質と環境の両方が重要であって，養育環境のみに原因を求める医療者側の態度は特定の家族への非難をうむ可能性があり注意すべきことです．

治療は精神分析療法や弁証法的認知行動療法が有効であるとされています．弁証法的認知行動療法とは次のような治療法のようです．人間はとかく善と悪か，あるいは白か黒かのように世界全般を二極化してみる傾向をもっているのですが，ボーダーラインの患者では特にそのような見方をとりがちです．しかし，現実はそのように単純に割り切れるものではありません．対立する二つの事項はお互いに相手があって成り立つものであって，善があるから悪も存在するというふうに互いが互いを規定する関係にあることを理解していく（これが弁証法的視点）ことが肝要であって，そのような見方を身につけていくという治療法とのことです．

ボーダーラインは青年期の病理ですので，年を重ねていくと自然に症状の激しさが減少していくようです．その意味では予後についてそれほど悲観的になる必要はないのかもしれません．

なぜ最近，このタイプのパーソナリティ障害が増加しているのかは研究すべき課題といえます．一つは伝統的文化が衰退しているといった社会状況の変化があるのかもしれません．現在でもイスラム原理主義が支配しているような国ではこのような患者はたとえ存在したとしても，まれであろうと推測されます．

アンジェリーナ・ジョリーが脇役で出演した『17歳のカルテ』という映画は，境界性パーソナリティ障害をテーマにしています．

D. 治療など

反社会性パーソナリティ障害の例からわかると思いますが，パーソナリティ障害は疾患とは区別されるべきであり，医療の問題よりも社会の問題である面が大きいのです．しかし，パーソナリティ障害者が神経症症状や自殺企図などを生じた場合などには精神科治療の対象となってきます．

治療としては精神療法を行いますが，治療困難なことが多いことは否めません．パーソナリティ（性格）そのものを変化させることは容易ではありません．

外来治療が主軸になりますが，時に入院治療を行うこともあります．その場合は入院期間と治療目標の設定を行い，患者と約束をとりかわしておく必要があります．治療者が1人で患者をかかえこむことはいいことではありません．絶えずカンファレンスなどで全体の意思疎通をはかっておく必要があります．

これらの人々はパーソナリティ障害者「である」のであって，パーソナリティ障害に「罹患した」というものではない側面があります．パーソナリティ障害という診断名を，レッテルをはるような感じで使用すべきではありません．パーソナリティ障害という概念にはやや危険性があり，自分の気にいらない人間に対してあの人はパーソナリティ障害であると恣意的に診断名をつけてしまうような側面があることは否めません．かつて日本精神神経学会では精神病質という診断名についてはそのようなおそれがあるので，病名として使用しないようにすると決めたことがありました．ところが今でも精神保健福祉法には精神病質という病名が明記されていますし，パーソナリティ障害という診断名もいつのまにか幅広く使用されるようになっています．

これは実際に社会や医療の現場でこのような人に遭遇することがあり，さまざまなトラブルのもとになっていることも事実だからでしょう．医療現場でも最近，モンスターペイシェントの出現が問題になっています．

日本だけでも一億人以上の人間がいるのですから，その中には宅間守のような反社会性パーソナリティ障害の人がいることも事実です．そのような人に遭遇したら，なるべくかかわり合いにならないように身を守る工夫をすることも

重要なことです．

　さらに最近は精神医学者も，パーソナリティ障害について，再び自らの守備範囲の障害であるとの考えに立ち返り，治療や研究に取り組む学者も増えてきています．

XIV その他の障害

A. 睡眠障害

不眠

　統合失調症，躁病，うつ病，神経症やストレス関連障害（パニック症，全般不安症，PTSD）など各種精神障害で不眠は幅広く認められる症状です．入眠障害，熟眠障害，早朝覚醒などの区別があります．

　しかし，最も多い不眠症は心理的な原因による不眠であり，これを精神生理性不眠といいます．様々なライフイベントが心理的ストレスとなり一時的に不眠となることは通常多くの人が体験します．例えば子供のころ，翌日に遠足や運動会などが予定されていると，なぜか前の晩の寝つきが悪くなった経験をもっている人は多いでしょう．ストレスを受けると交感神経の働きが活性化して脳が緊張状態になり，不眠が起こります．しかし，大多数の人はストレスが解消すれば再び普通に眠れるようになるのですが，神経質な人は，ストレスが消失しても，また眠れないのではないかと心配し，眠ろうとすればするほどかえって眠れなくなる状態におちいります．しかし，眠れないつらさを訴えるものの，実際には自己評価よりもよく眠っていることが多くあるとされます．

　これに対し，うつ病では本当に不眠となります．特に早朝覚醒が特徴的です．うつ病でも躁病でも不眠を生じますが，うつ病では不眠を大層苦にしていることが一般的ですが，躁病では不眠を苦にしていません．

　不眠に対しては多くの場合，ベンゾジアゼピン系の睡眠薬（トリアゾラムなど）が使用されます．なお飲酒は入眠作用はあるものの，中途覚醒が多くなり睡眠維持には適していません．

ナルコレプシー narcolepsy

　睡眠発作（日中，打ち勝ちがたい眠気におそわれて眠りこんでしまう），脱力発作（怒り，笑いなどの情動に伴って筋緊張が消失する）などを症状とします．

私は昔ナルコレプシーについて書かれたある本の記述を読み，そのことが印象的だったので，それをまねて，現在，自分も学生諸君への講義の時に次のことを必ず話すことにしています．

　「学生諸君が授業中，先生のつまらない講義を聞いているうちに耐え難い眠気におそわれて眠りこんでしまっても異常とはいえないでしょう．でも，もし講義をしている最中に先生自身が耐え難い睡眠発作におそわれて眠りこんでしまったら異常と考えなければなりません．ナルコレプシーの睡眠発作とはそのようなものなのです」．

　現在，このナルコレプシーの病態については研究が進み，オレキシン（ヒポクレチン）を産生する神経細胞の障害で生じることもわかってきました．

　睡眠発作の治療薬としては眠気ざましである覚せい剤系統の薬［メチルフェニデート（商品名リタリン），ペモリン（商品名ベタナミン）］が用いられてきました．これらはドーパミンを活性化する作用がありますが，依存を起こす可能性を伴っています．比較的最近使用されるようになったモダフィニル（商品名モディオダール）は抑制性の伝達物質ギャバ（GABA，γアミノ酪酸）の機能を抑制するとともに，覚醒作用を起こすヒスタミンの機能を強めて覚醒作用を生じます．これは覚せい剤系統の薬剤よりも依存の恐れが少ないとされます．

反復性過眠症

　反復性の傾眠状態を症状とするものできわめてまれな病気です．間脳（視床や視床下部）の睡眠調節中枢の障害ではないかと考えられます．

睡眠時無呼吸症候群 sleep apnea syndrome

　睡眠中，無呼吸発作を頻回に起こすため睡眠が浅くなり深い眠りに入れない状態が一晩中続きます．本人は一応眠ったつもりであっても，実際には十分な睡眠がとれていないため日中の眠気が強くなります．そのため重大な事故を引き起こすことがあります．

　睡眠中に呼吸がとまることによって，慢性的に酸素不足を生じ高血圧など生活習慣病を引き起こす要因にもなります．

　原因は，睡眠中に筋肉の弛緩を生じ，そのため空気が通過する上気道が，軟口蓋や舌根（舌の付け根）で閉塞されるためです．上気道閉塞を生じやすくする要因としては，肥満，首が短くて太い体形，あごの骨格の小さい状態があげられます．

中年以上の肥満した首の短い強い鼾（いびき）をかく男性に多く，同室で夜を共に過ごすパートナーによって異常に気づかれることがあります．

軽症の場合は舌根が沈下しないように横向きに寝ることで改善することがあります．また肥満を解消することが必要です．通常，CPAP（continuous positive airway pressure，経鼻的持続陽圧呼吸法）が治療として行われます．日中の眠気にはモダフィニルも使用されます．

概日リズム睡眠障害

人の脳の中には睡眠，覚醒のリズムを司っている生物時計があります．通常，人の睡眠は外からの光刺激が入らない状態では 25 時間にセットされていますが，太陽光などを浴びることなど（同調因子）によって 24 時間リズムにリセットされるのです．

その生物時計の周期が遅れる人がいます．このような人は入眠時刻がしだいに遅れる傾向があり，徐々に昼間に睡眠相がずれるため就労に困難を感ずるようになります．宵っ張りの朝寝坊のひどい状態の人の中にはこのような病気の人が含まれていることがあります．よく単なる怠け者と誤解されており気の毒な面があります．治療法として朝方に強い光を照射すると睡眠・覚醒リズムが正常に回復することがあります．これを睡眠相後退症候群といいます．

また交代勤務睡眠障害とは，勤務スケジュールに関連して起こる一過性の不眠や過眠のことです．

その他の睡眠障害

むずむず脚症候群（レストレスレッグス症候群）restless legs syndrome

中高年に生じる不眠の原因となる病気で，夜眠る時に脚にむずむずした感じや違和感を生じるものです．脚を動かすとむずむず感は楽になりますが，睡眠が妨げられてしまいます．腎不全，鉄欠乏性貧血，パーキンソン病など他の病気に伴うこともあります．ベンゾジアゼピン系の抗てんかん薬のクロナゼパムが有効なことがあります．パーキンソン病治療薬（ドーパミン受容体作動薬）も有効とされます．このことから，むずむず脚症候群の病態には脳内ドーパミン系の機能低下が存在すると考えられています．

周期性四肢運動障害

睡眠中に脚が「ピクンピクン」と動くことを繰り返すもので，むずむず脚症候群に合併することがあります．本人は気づかないことが多いのですが，脚が動く時に脳が目覚めてしまうので，熟睡感が起こらず昼間に眠気が起こるものです．治療は，むずむず脚症候群の治療と同じです．

レム睡眠行動障害 REM sleep behavior disorder

高齢男性に多い睡眠障害です．通常レム睡眠中は夢を見ていますが，その間，脳からの運動指令は遮断されて金縛り状態にあるので，夢と関連した行動を生じることはありません．しかし，レム睡眠中であるにもかかわらず，その機序が機能しなくなり，夢の中の行動がそのまま出現してしまうものです．夢の内容に一致して激しい寝言や叫び声をあげ，徘徊したり側で寝ている配偶者に暴力をふるったりします．エピソード中に覚醒させることが可能で，覚醒直後の疎通性はよく，夢の内容も想起できます．これらの点で，せん妄とは異なります．

本症はパーキンソン病，レビー小体型認知症，多系統萎縮症などに合併することがあります．クロナゼパムが有効です．

B. 性別違和

性別違和 gender dysphoria は，以前の性同一性障害 gender identity disorder と同じものです．これは，自分の性ジェンダー gender と反対の性に対する強く持続的な一体感，自分の性に対する持続的な不快感，臨床的に著しい苦痛もしくは社会的に大きな障害を有すると定義されます．

精神療法を行い，それで改善しない場合はホルモン治療を行います．さらに患者が希望すれば性適合（性転換）手術が行われる場合があります．以前に日本では性適合手術を行った医師が傷害罪で逮捕されたこともあったのです．時代というものは変わるものだと思います．今は性適合手術後，さらに場合によっては戸籍の変更も認められるようになりました．

このようにこの障害への理解は以前よりも進みつつあるといってよいでしょう．しかし，この障害の原因は解明されていません．

C. 衝動制御障害

　放火，窃盗，ギャンブル，抜毛などの行動を止めたくても止められない状態におちいっている人を衝動制御障害 impulse-control disorders と呼ぶことがあります．DSM-5 ではギャンブル障害は「物質関連障害および嗜癖性障害群」に，抜毛症は「強迫症および関連症群」に含まれます．買い物依存という買い物の反復を止められない状態の人もこの範疇に入る可能性があります．このような状態がなぜ生じるのか不明です．セロトニンの機能を強化する抗うつ薬（SSRI）が時に有効なことがあるといわれています．

第3章
精神科の治療法

I 薬物療法と身体的治療法

薬物療法は心理社会療法と並んで，精神障害の治療において大きな役割を演じています．

A. 向精神薬

中枢神経に作用して精神状態に影響を及ぼす薬物を総称して向精神薬 psychotropic drugs といいます．

既に20世紀の初めにバルビツール酸系の睡眠薬が合成され興奮患者の鎮静に使用されていたようですが，これは患者の意識の状態を変化させ，眠気を起こさせて鎮静させるものであって，精神症状に特異的に作用するものではありませんでした．向精神薬の特徴は，常用量では人の意識に変化を起こさせることなく，思考，感情，意欲などこころの働きに作用してさまざまな精神症状を改善させる力を有しているところにあります．

1950年頃から各精神障害に特異的に有効なさまざまな向精神薬が開発されました．向精神薬の出現は精神医学においてきわめて画期的な出来事であったことは「精神科医療の歴史」の項で述べたとおりです．

B. 抗精神病薬

抗精神病薬 antipsychotic drugs はメジャー・トランキライザー major tranquilizers，強力精神安定剤とも呼ばれます．神経遮断薬（ニューロレプチカ neuroleptics）と呼ばれたこともあります．

臨床効果

抗幻覚妄想作用や精神運動興奮の鎮静作用を有しています．つまり統合失調症の陽性症状を改善します．しかし，統合失調症の陰性症状改善作用はあまり期待できません．

抗精神病薬は元来，統合失調症に使用される薬剤ですが，それ以外にも躁病，器質性精神障害，物質依存で幻覚妄想を生じたり，精神運動興奮を生じたりす

る場合に使用されることが多くあります．

　近年，非定型抗精神病薬（後述）が，双極性障害の治療薬（気分安定薬）としての作用があると考えられるようになってきました．

　バルビツール酸剤などの睡眠薬と異なり，大量投与しても意識喪失を生じたり，生命中枢を抑制しないという特徴があります．薬物依存も生じません．その意味では安全な薬剤ということができます．

種類

定型抗精神病薬

　これは従来から使用されてきた薬剤であり，フェノチアジン系のクロルプロマジン，ブチロフェノン系のハロペリドールなどが含まれます．ハロペリドールは強力な抗精神病作用があり，一時この薬剤が最も多く処方される抗精神病薬でした．ハロペリドールには注射薬があり，今でも急性期の治療によく使用されます．

　しかし，定型抗精神病薬には錐体外路性副作用（後述）を生じやすい面があり，患者のアドヒアランス（服薬継続）に悪影響を与える欠点があります．またこれらの薬剤によっては全く症状の改善しない治療抵抗性の統合失調症患者が少なからず存在します．

非定型抗精神病薬

　これに対し，クロザピンという抗精神病薬が錐体外路性副作用を生じにくく，治療抵抗性患者にも有効な場合があるとされ注目されるようになりました．クロザピンは既に1970年代初期に開発されていましたが，時に顆粒球（白血球の一種）減少症という致命的な副作用を生じるため長期間かえりみられずにいたのです．しかし，1988年アメリカのケイン（Kane, J.）らによってその優れた薬効が再評価されるようになったものです．クロザピンは，世界各国で治療抵抗性の患者に限って，定期的に白血球数を検査することを条件に使用されており，わが国でも比較的最近，使用可能になりました．対象は治療抵抗性統合失調症です．無顆粒球症，糖尿病性昏睡等の重篤な副作用のおそれがあるので，血液内科医，糖尿病専門医との連携が確保された特別な医療機関において，統合失調症の診療に精通した登録医師によって使用されています．

　他方でクロザピン類似の臨床効果を保持し，しかも顆粒球減少症を生じない薬剤の開発が進められました．このようなクロザピンに似た薬剤を非定型抗精

神病薬と呼びます.

　非定型抗精神病薬という用語についてですが,昔,抗精神病薬はその抗精神病作用とともに必ず錐体外路症状を伴うものと考えられていたので,錐体外路症状を伴わない抗精神病薬はやや毛色の変わった抗精神病薬であるという意味から非定型抗精神病薬と呼ばれるようになったものと思われます.

　定型抗精神病薬の作用機序は脳内ドーパミン受容体遮断作用です.これに対しクロザピンの研究などから,ドーパミン受容体遮断に加えてセロトニン受容体遮断作用が強いことがその優れた臨床効果と関係しているとの説が生じ,そのような発想のもとにセロトニン受容体遮断作用の強いセロトニン・ドーパミン拮抗薬 serotonin-dopamine antagonist：SDA の開発が進められました.そのようにして開発された非定型抗精神病薬（リスペリドン,オランザピン,クエチアピン,ペロスピロンなど）が,現在,わが国でも使用されるようになっています.今日,臨床の現場ではこれらの非定型抗精神病薬が定型抗精神病薬にとってかわりつつあるといってよい状況です.

　これらの薬剤は錐体外路性副作用が少なく,過剰鎮静も生じにくいのでアドヒアランスにも良い効果をもっているようです.また定型抗精神病薬が有効ではない統合失調症の認知機能障害にも有効性があるとの意見があります.しかし,クロザピンのような治療抵抗性統合失調症に対する効果までは認められないようです.

　他方,非定型抗精神病薬独自の副作用も指摘されるようになりました.オランザピン,クエチアピンは糖尿病を悪化させるとされ,糖尿病には禁忌となっています.

　わが国で開発されたさらに新しい非定型抗精神病薬としてアリピプラゾールが世界的に注目を集めています.この薬は定型,非定型を含めてこれまでの抗精神病薬に共通していたドーパミン受容体遮断作用ではない作用機序をもっています.この薬剤はドーパミン受容体の自己受容体の作動薬です.受容体には,隣接する神経細胞から放出される神経伝達物質を受け取るシナプス後神経細胞に存在するものに加えて,自らが放出した神経伝達物質を受け取る自己受容体 autoreceptor というものがあります.この自己受容体は伝達物質放出が多すぎた場合にそれを感じとって,自らの伝達物質放出に抑制をかける陰性フィードバック negative feedback の役割をはたしています.

　アリピプラゾールはシナプス前神経終末からドーパミンの放出を抑制するように作用し,適度にドーパミン分泌量を調整するように働いています.ドーパミン受容体を強力に遮断する作用を欠いているので,錐体外路性副作用を生じることなく,抗精神病作用を発揮するという非定型的性質をもっています.

表38 主な抗精神病薬

	一般名	商品名（代表的なもの）	
フェノチアジン系	クロルプロマジン	コントミン	注射薬あり，躁病も適応
	レボメプロマジン	レボトミン	注射薬あり，躁病も適応
	プロペリシアジン	ニューレプチル	液剤あり
	フルフェナジン	フルメジン	
	ペルフェナジン	PZC	注射薬あり
ブチロフェノン系	ハロペリドール	セレネース	注射薬と液剤あり，躁病も適応
	チミペロン	トロペロン	注射薬あり
	ブロムペリドール	インプロメン	
ベンザミド系	スルピリド	ドグマチール	注射薬あり，抗うつ効果あり
	スルトプリド	バルネチール	躁病も適応
	ネモナプリド	エミレース	
	チアプリド	グラマリール	老年期精神障害が適応
その他	クロカプラミン	クロフェクトン	
	モサプラミン	クレミン	
	オキシペルチン	ホーリット	
	ゾテピン	ロドピン	
非定型抗精神病薬	リスペリドン	リスパダール	液剤あり．小児期の自閉スペクトラム症に伴う易刺激性も適応
	オランザピン	ジプレキサ	注射薬あり，気分安定薬の作用あり 双極性障害の躁状態およびうつ状態も適応 抗がん剤の副作用の吐き気にも適応
	クエチアピン	セロクエル	
		ビプレッソ徐放錠	双極性障害のうつ状態が適応
	ペロスピロン	ルーラン	
	ブロナンセリン	ロナセン	テープあり
	アリピプラゾール	エビリファイ	液剤あり，気分安定薬の作用あり 双極性障害の維持療法も適応 うつ病に他の抗うつ薬と併用して使用 自閉スペクトラム症の易刺激性も適応
	パリペリドン	インヴェガ	
	クロザピン	クロザリル	治療抵抗性統合失調症が適応
	ブレクスピプラゾール	レキサルティ	既存治療で効果のなかったうつ病も適応
	アセナピン	シクレスト	
	ルラシドン	ラツーダ	双極性障害におけるうつ症状の改善も適応
デポ剤	デカン酸フルフェナジン	フルデカシン	4週間に1回注射
	デカン酸ハロペリドール	ハロマンス	4週間に1回注射
	リスペリドン	リスパダールコンスタ	2週間に1回注射
	パリペリドンパルミチン酸エステル	ゼプリオン	4週間に1回注射．3か月に1回の注射剤もあり
	アリピプラゾール	エビリファイ	4週間に1回注射

主な抗精神病薬を**表38**にまとめます．

治療の特徴

一般に急性期の統合失調症の治療では十分な効果が得られるまで漸増し，寛

表39 抗精神病薬による錐体外路性副作用の種類

① パーキンソン症状
　寡動（身体が動きにくい），筋固縮（筋緊張の亢進），振戦（手のふるえ），前屈姿勢，小刻み歩行など．
② 急性ジストニア
　体幹，頚部，動眼神経系の筋群の突然のれん縮のこと．頚が急に曲がったり，眼球が急に上を向いたりする．
③ アカシジア（静座不能症）
　じっと座っていることができず，下肢がむずむずして歩き回る状態．よく精神症状の悪化と間違える．クロナゼパムが有効である．
④ 遅発性ジスキネジア
　抗精神病薬投与後長時間経過してから出現する錐体外路性副作用．口をもぐもぐさせる，舌なめずりをするなどの症状で，いったん発症すると難治性．
⑤ 遅発性ジストニア
　頚部，躯幹，四肢などのジストニア．まれだが若年で発症し，持続性．治りにくく，患者に苦痛を与える深刻な問題となる．

　幻覚，妄想などの陽性症状は軽快していきます．幻覚，妄想が完全に消失する場合もあれば，異常体験が完全に消えないまでも，回数や強さが減弱する人もいます．また幻聴などがあっても「それは実際には存在しない声であって，自分の病気の症状だと思う」などと自分の病的症状を客観視できるようになる人もいます．しかし，一部の患者ですが全く，症状の軽快をみない人もいます．
　寛解後も長期にわたって維持療法として服薬を継続させます．そのようにしないと再発が多くなるからです．

副作用

錐体外路性副作用

　筋緊張や微細な運動などを不随意的に（自分の意志とは関係なく）調節しているのが錐体外路系神経の機能です．この機能は大脳奥深くにある神経細胞のかたまりである大脳基底核（尾状核，被殻，淡蒼球，黒質，視床下核）という部位が営んでいます．
　定型抗精神病薬は特に，この機能障害を起こしやすいのですが，非定型抗精神病薬ではこの副作用は少ないのです．
　錐体外路性副作用とは**表39**のような症状をさしています．
　定型抗精神病薬で生じる急性期の副作用であるパーキンソン症状，急性ジストニア，アカシジアには，以前は抗コリン性抗パーキンソン薬が使用されました．線条体（尾状核，被殻）のような錐体外路系ではドーパミンとアセチルコリンという2つの神経伝達物質がバランスをとって円滑に運動機能を維持して

いるのですが，何らかの原因でドーパミンの機能が低下し，相対的にアセチルコリンの機能が高まるとパーキンソン症状のような錐体外路系の機能障害が起こると考えられます．定型抗精神病薬は強力なドーパミン受容体遮断作用をもっているので，その結果，副作用としてパーキンソン症状を起こしてしまいます．そのような場合にドーパミン系に対して，相対的に増加したアセチルコリン系機能を減弱させる抗コリン薬（アセチルコリン受容体遮断薬）を用いると錐体外路性副作用が緩和するというのです．したがって以前は定型抗精神病薬には抗コリン性抗パーキンソン薬（トリヘキシフェニジル，ビペリデンなど）を必ず併用していました．

しかし，抗コリン薬（アセチルコリン受容体遮断薬）にはそれ自体の副作用が伴ってきます．自律神経系の副交感神経の伝達物質がアセチルコリンなので，抗コリン薬は副交感神経系機能を抑制し，唾液分泌抑制による口渇，消化管の運動抑制による便秘，排尿機能抑制による尿閉などを起こします．また中枢神経系でのアセチルコリンは記憶などの認知機能とも関係しているので抗コリン薬は高齢者に使用すると認知機能障害を悪化させることがあります．したがって抗コリン薬はあまり使用したくない薬剤です．そのような理由からも抗コリン薬を必要としない非定型抗精神病薬のほうが好まれるようになっています．

悪性症候群 neuroleptic malignant syndrome

突然に起こる発熱，発汗，筋固縮，意識障害であり，放置すると時に死亡することがある抗精神病薬の副作用の中でも最も重篤なものです．高熱を生じ，しかも普通の解熱薬には反応しません．極端な筋肉のこわばりを生じるため，筋肉内に含まれているクレアチンキナーゼ（CK）という酵素が血中に漏出して顕著な増加を示すのが検査所見の特徴です．抗精神病薬の副作用でこの症状が生じたら，ただちに抗精神病薬投与を中止しなければなりません．

この副作用の治療薬には筋弛緩薬のダントロレンやドーパミン受容体刺激作用があり特発性パーキンソン病治療薬であるブロモクリプチンを投与します．また全身の冷却，呼吸管理など身体的ケアが重要です．

欠陥症候群

欠陥とは慢性期の統合失調症で陰性症状の目立つ状態ですが，このような状態が抗精神病薬の副作用で生じている場合があります．過剰鎮静ともいえるものです．眠気や「頭がぼんやりする」「集中力が落ちた」などの訴えがあります．

定型抗精神病薬でこのような副作用を生じやすく，非定型抗精神病薬では少ない傾向があります．

自律神経症状

鼻閉，口渇，便秘，起立性低血圧などです．口渇，便秘にはアセチルコリン受容体遮断による副作用が関係します．クロルプロマジンなどのフェノチアジン系抗精神病薬にはそれ自体抗コリン作用をもっている薬剤もあるからです．起立性低血圧には薬剤のアドレナリン受容体遮断作用が関係します．クロルプロマジン，レボメプロマジンなどの低力価型（比較的投与量が多い）抗精神病薬がこのような副作用を起こしやすい傾向があります．

便秘が長引くと，腸閉塞を起こしやすくなります．長期にわたって多量の抗精神病薬や抗コリン性抗パーキンソン薬の投与を受けた患者の中には高齢になってから腸管の動きが低下して麻痺性腸閉塞を頻回に起こすようになった方々がおり，深刻な問題です．

内分泌障害

肥満，糖尿病，乳汁分泌，月経障害，男性の性機能障害などがみられます．クロザピンとオランザピンは肥満，糖尿病を引き起こしやすい性質があります．非定型抗精神病薬のオランザピンとクエチアピンは糖尿病には禁忌です．

水中毒

抗精神病薬による口渇に加えて，抗精神病薬長期投与による抗利尿ホルモン分泌異常症候群との関連が指摘されています．低ナトリウム血症，極度の多飲を起こすもので，重症の場合は個室に隔離して飲水制限を行う必要があります．

その他

老年期認知症の周辺症状（BPSD）を抑制するために非定型抗精神病薬を使用すると，脳血管障害などによる死亡率を高めるとの警告が出ています．しかし定型抗精神病薬のほうが安全であるとする証拠もありません．激しい周辺症状（BPSD）に対しては，抗精神病薬を使用せざるをえず，それなりの有効性はあります．

生化学的作用機序

脳内ドーパミン系機能を減弱させることが抗精神病効果と関連する生化学的作用機序と考えられています．多くの定型および非定型抗精神病薬はドーパミン受容体拮抗薬として作用し，ドーパミン受容体を遮断してその効果を発揮し

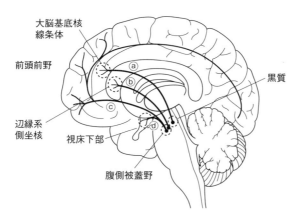

図 11 脳内ドーパミン神経系

ます．アリピプラゾールのみはドーパミン神経細胞からのドーパミンの放出を抑制してその効果を生じます．脳内でドーパミンを神経伝達物質として使用している経路は主に次の2つです（図11）．

黒質線条体系

脳幹部の中脳黒質（A9）に神経細胞体があり，軸索が線条体（尾状核，被殻）に投射している経路です．錐体外路系に属し，運動機能を不随意的に（自分の意志とは関係なく）調節しています．特発性パーキンソン病はこの経路が変性して，脳内ドーパミンが減少することによって発症します．定型抗精神病薬がこの経路のドーパミン受容体を遮断してドーパミンによる情報伝達が抑えられるとパーキンソン症状のような錐体外路性副作用を生じます．ドーパミン受容体遮断作用に加えて，セロトニン受容体遮断作用の強いセロトニン・ドーパミン拮抗薬系の非定型抗精神病薬では錐体外路性副作用緩和作用をもっています．アリピプラゾールも錐体外路性副作用は生じません．

中脳辺縁・皮質系

中脳の腹側被蓋野（A10）から辺縁系（側坐核）や前頭葉に投射する経路です．辺縁系や前頭葉は精神活動に関与している可能性が大きく，幻覚や妄想を抑制する抗精神病作用はこの系に作用するために生じるとの考えが強くあります．

非定型薬は中脳辺縁・皮質系に選択的に作用して抗精神病効果を発揮する反面，黒質線条体系への作用が弱いので錐体外路性副作用を生じにくいと考えられます．

しかし，治療抵抗性統合失調症にも有効性を示すとされるクロザピンの作用機序はいまでも十分には解明されていません．

C. 抗うつ薬

臨床効果

抑うつ気分を正常化し，うつ病の気分変調を改善します．

種類と特徴

昔から用いられている三環系抗うつ薬は今でも使用される優れた抗うつ薬ですが，副作用も生じやすい薬物です．これらの系統の薬剤は強いアセチルコリン受容体遮断作用（抗コリン作用）をもっています．自律神経系の副交感神経の伝達物質はアセチルコリンですので，抗コリン作用のある薬物は副交感神経系の機能を抑制し，唾液分泌抑制の結果としての口渇，消化管運動抑制の結果としての便秘，排尿抑制の結果としての尿閉などを生じます．中枢神経でのアセチルコリンは認知機能と関連しているので，高齢者に抗コリン作用のある薬物が投与されると認知機能障害やせん妄などを起こします．

また三環系抗うつ薬は心毒性を有しているので，自殺などの目的で多量に投与されると深刻な事態を引き起こします．

そこで，最近は選択的セロトニン再取込み阻害薬 selective serotonin reuptake inhibitor：SSRI，セロトニン・ノルアドレナリン再取込み阻害薬 serotonin noradrenaline reuptake inhibitor：SNRI，ノルアドレナリン作動性・特異的セロトニン作動性抗うつ薬 noradrenergic and specific serotonergic antidepressant；NaSSA などの，副作用の少ない新しい抗うつ薬が開発され使用頻度が増えています．SSRI，SNRI，NaSSA は抗コリン効果や心毒性などがなく，副作用は少ないことが知られています．

しかし新しい抗うつ薬にも次のような副作用があります．

SSRI 投与開始初期に，不安焦燥の惹起や自殺の危険が高まることがあり，これを賦活症候群 activation syndrome といいます．若年者へのパロキセチン投与で多いとされましたが，すべての抗うつ薬投与によって 24 歳以下の患者で自殺企図が増加するリスクがあります．

また三環系抗うつ薬や SSRI を急に中断すると落ち着きのなさ，睡眠障害，発汗，悪心，嘔吐などを生じることがあり，これを断薬症候群といいます．したがって，これらの薬剤を中止する時は漸減する必要があります．

さらに SSRI と SNRI では胃腸症状（悪心，嘔吐，下痢）が出現することがあ

表40 主な抗うつ薬

一般名	商品名（代表的なもの1つ）	
三環系抗うつ薬（第一世代）		
イミプラミン	トフラニール	
クロミプラミン	アナフラニール	点滴注射薬あり．ナルコレプシーの情動脱力発作も適応
アミトリプチリン	トリプタノール	末梢性神経障害性疼痛も適応
トリミプラミン	スルモンチール	
ノリトリプチリン	ノリトレン	
第二世代		
ロフェプラミン	アンプリット	
ドスレピン	プロチアデン	
マプロチリン	ルジオミール	
ミアンセリン	テトラミド	
セチプチリン	テシプール	
トラゾドン	レスリン	
SSRI		
フルボキサミン	ルボックス	強迫症，社交不安症にも有効
パロキセチン	パキシル	パニック症,強迫症,社交不安症,PTSDにも有効
セルトラリン	ジェイゾロフト	パニック症，PTSDにも有効
エスシタロプラム	レクサプロ	社交不安症も適応
SNRI		
ミルナシプラン	トレドミン	
デュロキセチン	サインバルタ	各種疼痛も適応
ベンラファキシン	イフェクサー SR	
NaSSA		
ミルタザピン	レメロン	
セロトニン再取り込み阻害・セロトニン受容体調節薬		
ボルチオキセチン	トリンテリックス	

ります．またSSRIは射精遅延などの性機能障害を生じます．SNRIのミルナシプランは，尿閉には禁忌ですし，NaSSAのミルタザピンは眠気が強く出ます．最近使用され始めたボルチオキセチンには副作用は少ない傾向があります．

　主な抗うつ薬を**表40**にまとめます．

作用機序と治療の特徴

　一般に抗うつ薬はセロトニンやノルアドレナリンのシナプス前神経終末に存在するトランスポーターに結合して，これらの伝達物質のシナプス前神経終末への再取込みを阻害し，その結果，シナプス間隙のこれらの伝達物質の濃度を増加させます．つまり，抗うつ薬はセロトニンやノルアドレナリンによる情報伝達を増加させる機能をもっています．これは三環系抗うつ薬とSNRIに共通した作用機序です．

　これに対し，SSRIはセロトニンの再取込み阻害作用しかもっていません．

NaSSA のミルタザピンはシナプス前神経終末の自己受容体に作用し，シナプス前からのセロトニンとノルアドレナリンの放出を促進します．

このように抗うつ薬がセロトニンやノルアドレナリン機能を増加させる作用をもっていることから，うつ病患者脳内ではセロトニンやノルアドレナリンによる神経伝達機能が低下している可能性が指摘されています．

適切な抗うつ薬の使用により，60〜70%の患者に有効性がみられます．しかし，全てのうつ病患者に有効というわけではなく，そこが大きな問題点です．残りの患者は難治性を示し，薬物に反応しないのです．

また一般に服薬して10日から2週間程度経過しないと抗うつ効果はあらわれないという特徴があります．その点を患者，家族に説明する必要があります．

SSRI の有効な病態

SSRI はセロトニンの機能のみを増加させる作用をもっています．元来，抗うつ薬として開発されたのですが，最近ではそれ以外のさまざまな精神障害に適応を広げています．強迫症，パニック症，社交不安症，PTSD などにも有効性があることで注目されています．過食症や衝動制御障害（抜毛症，買い物依存など）への有効性も指摘されています．自己臭恐怖や醜形恐怖症に有効であるとの報告もあります．脳内のセロトニンは不安や衝動性を抑制する機能をもっているのかもしれません．

抗うつ薬のその他の適応

ノルアドレナリンやセロトニンは疼痛のコントロールにも関与しているので，三環系抗うつ薬や SNRI は疼痛の緩和に役立つことがあります．三環系抗うつ薬は小児の夜尿症治療効果があります．三環系抗うつ薬のクロミプラミンは強迫症や，ナルコレプシーの情動脱力発作に有効です．

D. 気分安定薬

臨床効果

双極性障害（躁うつ病）の治療に使用され，抗躁効果，抗うつ効果，病相の再発予防効果があります．

種類

炭酸リチウム（商品名リーマス），カルバマゼピン（商品名テグレトール），バルプロ酸（商品名デパケン），ラモトリギン（商品名ラミクタール）の4種類が使われます．カルバマゼピン，バルプロ酸，ラモトリギンは，てんかんの治療薬でしたが，その後，気分安定薬としての作用もあることが発見されました．

近年，元来は副作用の少ない統合失調症の治療薬として開発された非定型抗精神病薬（オランザピン，クエチアピン，アリピプラゾール，ルラシドン）が双極性障害への治療効果もあることが明らかになってきました．これらも気分安定薬であるとする考えも出てきています．

治療の特徴と作用機序

炭酸リチウムはかなり有毒な物質であり，血中濃度が上がりすぎると中毒を起こして死亡することがあります．しかも，治療濃度と中毒濃度が接近しているので，絶えず血中濃度を測定しながら使用する必要があります．また炭酸リチウムは腎臓病，心臓病など重い身体の病気をもった人や妊婦には使用できません．バルプロ酸とカルバマゼピンも妊婦には使用できません．ラモトリギンは重い薬疹を生じることがあります．

双極性障害の躁状態とうつ状態には，ともに，気分安定薬および/または非定型抗精神病薬が使用されます．双極性障害のうつ状態に抗うつ薬を使用すると，躁転を引き起こすことがあるので使用されなくなっています．

気分安定薬がなぜ有効なのかは，まだよくわかっていません．一つの説としてリチウムは伝達物質が受容体に結合した後に，細胞内で生じる情報の伝わり方に影響しているとの考えがあります．

E. 抗不安薬

抗不安薬 antianxiety drug はマイナー・トランキライザー minor tranquilizers, 穏和精神安定剤とも呼びます．

種類と臨床効果

ベンゾジアゼピン系薬剤が主に用いられています．

神経症や心身症患者の不安，緊張を緩和するのが主な目的です．ベンゾジア

表41 主な抗不安薬

一般名	商品名（代表的なもの）	
ベンゾジアゼピン系		
短期作用型		
エチゾラム	デパス	
クロチアゼパム	リーゼ	
中期作用型		
ロラゼパム	ワイパックス	
	ロラピタ	注射薬　てんかん重積発作に使用
アルプラゾラム	ソラナックス	
ブロマゼパム	レキソタン	
長期作用型		
メキサゾラム	メレックス	
ジアゼパム	セルシン	注射薬あり
クロキサゾラム	セパゾン	
クロルジアゼポキサイド	バランス	
クロラゼプ酸二カリウム	メンドン	
メダゼパム	レスミット	
オキサゾラム	セレナール	
超長期作用型		
ロフラゼプ酸エチル	メイラックス	
セロトニン1A受容体作動薬		
タンドスピロン	セディール	

ゼピンはさらに，てんかん，アルコール依存の離脱症状（振戦せん妄），統合失調症やうつ病に伴う不安・焦躁・興奮，不眠症状にも使われます．筋弛緩薬（肩こり，筋緊張性頭痛）などとしても使用されます．また緊張病にも使われます．

　ジアゼパムには注射薬があります．強い不安や，振戦せん妄の鎮静に使用されます．また，てんかん発作重積状態といって，てんかんの発作がとまらなくなる場合にはジアゼパムの静注を行います．

　ベンゾジアゼピン系以外ではタンドスピロンというセロトニン受容体刺激薬が1種類のみ，抗不安薬として市販されています．

　主な抗不安薬を**表41**にまとめます．

作用機序

　ベンゾジアゼピン系薬物は，ベンゾジアゼピン受容体に結合し，脳内の抑制性神経伝達物質，ギャバ（GABA，ガンマアミノ酪酸）の機能を増加します．ギャバは神経細胞の興奮を抑制する働きをもっていますが，ベンゾジアゼピン系薬物はその機能を増強するのです．

副作用

　眠気，ふらつきを生じることがあります．時に薬物依存を生じることがあり

ます.

F. 睡眠薬

睡眠の導入を促す薬物群を睡眠薬といいます.

昔はバルビツール酸系睡眠薬が使用されましたが,薬物依存を生じやすく,また呼吸抑制の副作用を生じやすい欠点があり使用しにくい薬でした.最近はもっぱら,ベンゾジアゼピン受容体に作用する薬剤が睡眠薬としても使用されています.

ベンゾジアゼピン受容体に作用する薬剤は昔の睡眠薬よりも副作用は目立ちません.

主な睡眠薬を**表42**にまとめました.

なおベンゾジアゼピンという名前はその化学構造に由来します.ベンゾジアゼピン受容体に作用する睡眠薬は,ベンゾジアゼピン系睡眠薬と非ベンゾジアゼピン系睡眠薬とがあります.両者は共にベンゾジアゼピン受容体に結合するので作用機序に大きな相違はありませんが,非ベンゾジアゼピン系睡眠薬は筋弛緩作用が少ないという特徴があります.

メラトニン受容体刺激薬(ラメルテオン)とオレキシン受容体拮抗薬(スボレキサントとレンボレキサント)は新しい作用機序の睡眠薬でベンゾジアゼピンよりも副作用は少ない薬です.

ベンゾジアゼピン受容体に作用する睡眠薬の種類

ベンゾジアゼピン受容体に作用する睡眠薬は作用時間により分類されます.

超短・短時間型(トリアゾラムなど)は服用後の血中濃度持続時間が短く,入眠障害(寝付きの悪いこと)のある人に用いられます.

中・長時間型(ニトラゼパムなど)は血中濃度持続時間が長く,熟眠障害(途中で目覚めてしまうこと)や早朝覚醒のある人に用いられます.

副作用

半減期の長い睡眠薬(中・長時間型)

翌日の倦怠感,ふらつき,眠気などがみられます.高齢者には注意して使用する必要があります.高齢者には半減期が短く筋弛緩作用が少ない非ベンゾジ

表42 主な睡眠薬

一般名	商品名（代表的なもの1つ）	
バルビツール酸系		
フェノバルビタール	フェノバール	注射薬あり
ベンゾジアゼピン受容体に作用する睡眠薬（ベンゾジアゼピン系）		
超短・短時間型		
ゾルピデム	マイスリー	非ベンゾジアゼピン系
ゾピクロン	アモバン	非ベンゾジアゼピン系
エスゾピクロン	ルネスタ	非ベンゾジアゼピン系
トリアゾラム	ハルシオン	
ロルメタゼパム	エバミール	
リルマザホン	リスミー	
ブロチゾラム	レンドルミン	
エチゾラム	デパス	
中・長時間型		
クアゼパム	ドラール	
フルニトラゼパム	サイレース	注射薬あり
ニトラゼパム	ベンザリン	
エスタゾラム	ユーロジン	
フルラゼパム	ダルメート	
ハロキサゾラム	ソメリン	
抗ヒスタミン薬		
ヒドロキシジン	アタラックスP	注射薬あり
メラトニン製剤		
メラトニン	メラトベル	小児の神経発達症の入眠障害に使用
メラトニン受容体刺激薬		
ラメルテオン	ロゼレム	
オレキシン受容体拮抗薬		
スボレキサント	ベルソムラ	
レンボレキサント	デエビゴ	

アゼピン系睡眠薬が望ましいでしょう．

半減期の短い睡眠薬（超短・短時間型）

　時に健忘を生じることがあります．かつて医師や看護師などの医療関係者が夜勤中仮眠をとるため短時間型睡眠薬を服用して入眠し，その後いったん用事のため覚醒してひと仕事した後でまた眠ったところ，朝起床してから夜間に自分の行った仕事を全く覚えていなかったというエピソードが起こりました．途中で覚醒して仕事をする場合は睡眠薬を使用しないほうがよいでしょう．また睡眠薬服用を止めた後，かえって不眠が強くなってしまうことがあります．

その他の注意点

　アルコールと併用すると作用が増強されるので，絶対に避けなければなりま

表 43 主な抗てんかん薬

一般名	商品名（代表的なもの1つ）	
フェノバルビタール	フェノバール	注射薬あり
フェニトイン	アレビアチン	注射薬あり
カルバマゼピン	テグレトール	三叉神経痛も適応
バルプロ酸	デパケン	片頭痛発作も適応
エトサクシミド	ザロンチン	
ゾニサミド	エクセグラン	
クロナゼパム	リボトリール	アカシジア，むずむず脚症候群，レム睡眠行動障害に有効
ニトラゼパム	ベンザリン	
ジアゼパム	セルシン	注射薬あり　重積発作に使用
ミダゾラム	ミダフレッサ	注射薬　重積発作に使用
ロラゼパム	ロラピタ	注射薬　重積発作に使用
クロバザム	マイスタン	
ピラセタム	ミオカーム	ミオクローヌスが適用
ガバペンチン	ガバペン	
ラモトリギン	ラミクタール	気分安定薬の作用あり
トピラマート	トピナ	
レベチラセタム	イーケプラ	
ラコサミド	ビムパット	
ペランパネル	フィコンパ	

せん．ベンゾジアゼピン系睡眠薬はバルビツール酸系睡眠薬ほどではありませんが，乱用すると依存を生じることがあります．したがって，抗不安薬あるいは睡眠薬としてのベンゾジアゼピン系薬物を頻回に求めてくる人については依存になっているおそれがあるので注意しなければなりません．

なお高齢者や認知症に伴うせん妄にベンゾジアゼピンを使用するとかえって，状態を悪化させることがあります．そのような場合には鎮静作用のある抗うつ薬のトラゾドンや少量の非定型抗精神病薬の方が有効です．

G. 抗てんかん薬

さまざまな抗てんかん薬があり（**表43**），てんかんの患者はこれらの薬剤を長期にわたって服用しています．

前述したようにカルバマゼピン，バルプロ酸，ラモトリギンは気分安定薬としても用いられています．ベンゾジアゼピン系抗てんかん薬のクロナゼパムはてんかん以外にも，抗精神病薬の副作用であるアカシジア，むずむず脚症候群，レム睡眠行動障害に有効性があります．一般に定期的に血中濃度測定を行いながら使用されています．副作用には眠気，薬疹などがあります．

また抗てんかん薬は妊婦が服用すると催奇形性の危険性を高めることがあります．妊娠を希望するてんかん患者への処方をどのようにするのかは，難問で苦慮することがあります．

H. 精神刺激薬（覚せい剤）とその関連の薬剤

覚せい剤は疲労感，倦怠感をとり，覚醒作用をもつ薬剤です．

覚せい剤にはアンフェタミン，メタンフェタミン，メチルフェニデートといった薬剤がありますが，アンフェタミン，メタンフェタミン（商品名ヒロポン）は覚せい剤取締法の対象であり，治療的に使用されることはほとんどありません．メチルフェニデート（商品名リタリン，コンサータ）は医師が処方することが可能な覚せい剤であり，ナルコレプシーの睡眠発作と小児の注意欠如・多動症ADHDに使用されます．リスデキサンフェタミン（商品名ビバンセ）も注意欠如・多動症の治療に使用されます．

またアトモキセチン（商品名ストラテラ）も，注意欠如・多動症に使用されますが，メチルフェニデートより依存を起こす可能性は少ないとされます．

モダフィニル（商品名モディオダール）はヒスタミン神経系を賦活して覚醒作用を生じ，ナルコレプシーや睡眠時無呼吸症候群の眠気の治療に使用されます．

アンフェタミンやメタンフェタミンは慢性使用により薬物依存を生じ，時に統合失調症類似の幻覚妄想状態を生じます．いったん幻覚妄想状態を生じると長期間の薬物摂取中断後でも，この薬物に対する過敏性が持続してしまいます．

覚せい剤はドーパミンのシナプス前神経終末からの放出を促進するのですが，それがこの系統の薬剤の作用機序であるとされています．これに対し，統合失調症の治療薬である抗精神病薬の作用機序はドーパミン神経伝達を抑制します．これらの事実から，統合失調症の病態には脳内ドーパミン機能過剰が関係しているとの統合失調症のドーパミン仮説が唱えられているのです．

I. 抗酒薬

アルコール依存の補助療法として抗酒薬を処方することがあります．

ジスルフィラム（商品名ノックビン）とシアナマイドです．

抗酒薬はアルデヒド脱水素酵素を阻害し，その結果体内でアセトアルデヒドが蓄積して顔面紅潮，発汗，頭痛，頻脈，吐き気などを生じ，飲酒ができなくなります（p.156，図10参照）．

最近，使用されるようになったアカンプロサート（商品名レグテクト）はグルタミン酸作動性神経を抑制し，飲酒欲求自体を抑制するとされます．

J. 抗認知症薬

　アルツハイマー型認知症の記憶障害は脳内アセチルコリン減少によるとの説があり，アルツハイマー型認知症にはアセチルコリンを分解する酵素を阻害してアセチルコリン機能を増加させるドネペジル（商品名アリセプト）が使用されてきました．ドネペジルと同様の作用メカニズムを持った抗認知症薬として新たに，ガランタミン（商品名レミニール）とリバスチグミン（商品名イクセロン，リバスタッチ，貼付薬として使用）が使用されるようになりました．

　またグルタミン酸受容体拮抗作用を持つメマンチン（商品名メマリー）も使用されます．グルタミン酸は興奮性神経伝達物質であり，その作用が過剰になると神経細胞過剰興奮の結果，神経細胞の傷害を起こすとされ，グルタミン酸受容体拮抗薬のメマンチンはグルタミン酸による神経細胞の過剰興奮を抑制して，抗認知症効果を示します．

　しかし，認知症の進行を遅らせる効果があっても，根治薬ではありません．

　最近，アルツハイマー病の原因であるアミロイドベータの蓄積を減少させるレカネマブ（商品名レケンビ）が使用され始めました．

K. 身体的治療法

　昔，向精神薬のなかった頃は，インスリンを注射して低血糖ショックを起こさせるインスリンショック療法，睡眠薬を投与し続けて長時間眠らせる持続睡眠療法，長期間ぬるま湯に身体を浸す持続浴療法，冷水を浴びせる灌水療法などのさまざまな身体的治療法が手探りで行われていました．インスリンショック療法は統合失調症に，持続睡眠療法はうつ病にかなり有効であったようですが，向精神薬導入後はこれらの治療法は全く行われなくなりました．

　しかし，通電療法（電気ショック療法，電撃療法，電気けいれん療法）だけは現在も行われています．

通電療法 electroconvulsive treatment

　通電療法とは100ボルト前後の交流電流を前頭部に数秒間通電させ，てんかんの大発作を生じさせるものです．他の身体的治療法に比較して簡便であり，しかも治療効果もかなりあったので，昔はさかんに施行されていました．しかし，記憶障害や骨折などを起こしたり，時に胃の内容物を吐き出して窒息死するなどの事故も皆無ではなかったようです．またその処置自体が見た目に残酷

な感じが強いこと，さらに一部の悪質な精神科病院で患者に対し懲罰的に行われるなどの問題点が指摘され，大きな批判をあびました．そのため一時，この治療法はすたれたのですが，現在は再びその有効性が見直されています．

その理由として，現在では，手術室で麻酔科医の協力を得て，全身麻酔施行，筋弛緩薬使用のもと，けいれんを生じないように工夫した安全性の高い，修正型通電療法が行われるようになったことがあります．

その最大の適応はうつ病です．自殺の危険が強い重症の人，薬物が全く奏効しない人に施行すると多くの場合，著効を示します．その他，緊張型の統合失調症や躁病も適応です．うつ病への通電療法は速効性があるので，長期間だらだらと薬物療法を行っているよりも，患者のQOLにはよいという意見もあります．

しかし，なぜこの治療法が精神障害に有効なのかそのメカニズムはほとんど解明されていません．

通電療法と関連する治療法として最近，うつ病を対象に，反復性経頭蓋磁気刺激法 repetitive transcranial magnetic stimulation；rTMS が行われています．脳に外部から磁気刺激を加える治療法ですが，治療効果は通電療法よりは劣ります．

ロボトミー

もう一つ，昔行われた精神障害への身体的治療法にロボトミーという精神外科的治療法があります．これは興奮の強い精神障害者を鎮静させるために，前頭葉皮質と他の部位をつなぐ白質部分（神経線維の通る場所）にメスを加えて切断する治療法です．これを開発したポルトガルのモニス（Moniz, E.）という医師は1949年のノーベル医学・生理学賞まで受賞し，一時世界中でさかんに行われました．しかし，その治療効果が当初期待されたほどではないこと，この手術を受けた患者たちが手術の後遺症として自発性や気力をなくしてしまう人格変化を強く生じたことなどから，倫理的に問題があるとの強い批判を受け，今では全く行われなくなっています．ノーベル賞も人間が行う事業ですから，時には受賞者の選定を誤ることがあるよい例ということになってしまいました．

光治療

朝，強い照度の光をあびる治療法です．睡眠相後退症候群や季節性感情障害に有効です．

II 精神（心理）療法
psychotherapy

A. 精神療法とは何か

　薬物療法と並んで，心理社会的治療法は精神科治療の2大柱です．心理社会的治療法をさらに精神療法と後述する社会療法とに分けて述べます．

　精神療法とは心理的影響によって精神障害を治療する方法です．このような治療法を精神科医は精神療法ということが多いのですが，臨床心理士は心理療法といっています．

　精神療法は心因性の障害（神経症やストレス関連障害，心身症）が最大の適応ということになります．さらに統合失調症，うつ病，物質依存なども対象となることはいうまでもありません．現在では老年期認知症のような器質性精神障害でさえ，回想法や芸術療法などの心理的治療法が行われ，ある程度の有効性があるといわれています．

　精神療法は個人精神療法と集団精神療法とに分けられます．個人精神療法とは治療者と患者が1対1で行うものです．集団精神療法では対象となる患者が複数になります．

　これにはそれぞれの利点があります．個人精神療法では個人の心理の深い病理にもふれることが可能ですし，プライバシーも守られます．集団精神療法場面では，他者も自分と同じ問題をかかえていると認識することができ，そのことだけでも安心感を与え，自分の問題点を受け入れやすくする利点があります．また多くの心理的困難さは基本的に人間関係の難しさ，つまり他者とかかわりをもつ場合の問題であることが多い面があります．したがって他者と共に人間相互関係グループの中で解決策を見いだしていくグループワークの役割は大きいものがあります．

　さらに精神療法は簡単なものから，体系づけられたものまで多種多様なものがあります．次の3種類に大別します．支持療法，洞察療法そして訓練療法です．

B. 支持療法

　患者の心理的葛藤やパーソナリティの問題には深く立ち入らないで，患者の自我を支持することによって，適応能力を回復させるものです．

　受容，傾聴，共感，安心づけ，説明，説得，慰め，保証，励まし，助言，指導などを行います．この中で受容，傾聴，共感が基本であり重要です．受容とは，患者がよく相談に来てくれたということに対して無条件に歓迎する姿勢と態度をとることです．傾聴とは患者の話に十分に耳を傾けて聞きいることです．共感とは患者がそのような気持ちをもっていることが十分に理解できることを伝えることです．

　どんな人でもいやなこと，心配なことがある時に，誰にも相談せず自分だけで問題を抱え込んでいるとつらいものです．そのような時，友人などに話を聞いて共感してもらうだけで，多少なりとも気分が楽になることは誰でも経験するところだと思います．精神療法の始まりはそのようなところにあると考えてよいでしょう．

　この支持的精神療法は精神医療関係者のみならず，医療福祉関係に携わる人は誰でも基本的に行う必要があるものですし，特別な技法を必要とするものでもありません．人間としての常識的態度を備えた人なら行えるものですし，行うべきものです．精神障害者のみならず，身体的病気をもった患者はそのために苦悩を抱えているものです．そのような方の悩みに耳を傾ける努力は全ての医療関係者が行わなければならないものです．

　カウンセリングという言葉がありますが，この支持的精神療法とほぼ同じものといってよいでしょう．意識の表層に近いものを対象とし，自己理解や問題解決を援助するものであって，傾聴と受容（来談者の個性や考え方を理解すること）が重要です．なお精神科医療では診療の対象者を患者 patient と呼びますが，心理関係では相談に来る人を来談者 client と呼びます．

C. 洞察療法

　洞察療法 insight psychotherapy は患者自身が発病の心因，内的葛藤，人格構造の病理性について洞察することによって人格構造の変化を目標とするものです．治療者になるためには専門的な訓練が必要となります．

　洞察療法にはその思想や技法の違いから精神分析療法，分析的心理学（ユング派精神分析），ロゴテラピー（実存分析），非指示的精神療法などの学派があります．

精神分析療法 psychoanalysis

フロイトによって創始されました．フロイトはユダヤ人医師で，当初，神経学的研究に従事しますが，やがてオーストリアのウィーンで精神科診療所を開業します．彼はそこで多くの神経症患者を診療し，その治療に工夫を重ねる過程で精神分析を考案したのです．

フロイトは人間の行動や考えが無意識的動機に影響されていることを見いだし，その動機は幼児期体験に起源をもつと考えたのです．

精神分析の基本的考え

無意識の存在

人間の思考や行動は意識された活動だけでなく，無意識的動機によって規定される部分が大きいと考えます．例として，しくじり行為を取り上げてみましょう．ある会議で議長が開会の挨拶をすべきところで，「これで閉会します」と間違えて述べてしまったとします．これは偶然に間違えたと思うのが大体の受け止め方でしょうが，精神分析的には議長は本当は開会したくないとの無意識下の願望があり，その結果として「閉会します」と述べてしまったのだと推測します．このようにある意味，うがった見方をするのが精神分析的考え方です．

精神現象の因果的決定論

上記のことからわかるように，精神現象は偶然に起きるものではなく，必ず一定の原因の結果として決定されるものであるとの思考も精神分析の特徴です．

過去の心理的生活史の重視

精神障害の成り立ちについては，無意識的な心的葛藤によって神経症，精神病の症状が生じると考えます．またその原因は過去の心理的生活史にさかのぼることが多いと考えます．

具体的には自由連想法（なんでも頭の中にうかんでくることを批判や選択なしに話させる）や，夢の内容などを資料にして，無意識下に抑圧された葛藤とその象徴的意味を理解し，無意識的内容を意識化することによって神経症の治療を行うのが精神分析療法という精神療法です．

人格の構造（心的構造論）

フロイトは人格の構造についても独特の考えを提唱しています．

人間の精神構造（人格）は，エス（id），自我（ego），超自我（super-ego）の

3層から成るというのです．

エスとは原始的本能的欲動のことであり，快楽をもとめ（快楽原則），現実的対処（現実原則）を無視するものです．

自我とは認知力の発達によってエスから分化した精神過程であり，現実に適応して合理的思考や行動をとるための心的装置です．自我はエス，外的現実，超自我の間にあって調整役を行うものです．

超自我とは自我の働きを監視し，命令あるいは禁止するもので，良心といってもよいものです．幼児期の本能的欲動が両親によって叱責されることによって形成されるとされています．

例をあげてみます．学生が教室で授業を受けています．お昼近くになり，空腹を覚えます．カバンの中には昼食用の弁当が入っています．エスが機能し食欲という本能行動を駆り立てお腹が空いたので弁当を食べようとの動機づけが起こります．しかし，超自我が作動して授業中にそのようなことを行うのは許されないことだと禁止する気持ちも生じます．外界の先生や友人の目も気になるところです．自我はエスと，超自我ならびに現実との間にたって調整機能を発揮し，誰も見ていないようだし，空腹には耐えられないとして弁当を食べてしまう行動をとったり，やはりよくないことだから授業が終わるのを待とうとする行動をとったりします．

フロイトに指摘されるまでもなく，このような心理の動きは確かにわれわれの中にあるような気がします．

こころの発達（心理・性的発達論）

■ フロイトの心理・性的発達論

フロイトは生物学的にプログラムされた性欲動が段階的に発展することを提唱しました（**表44**）．性的欲動をもとにした精神的エネルギーをリビドー libidoと呼び，リビドーのあらわれ方が段階的に発展していくとします．

上記の発達の途上で心的外傷を受けると，そこに固着が生じ，成長した後に挫折を体験すると，その固着点に退行が起こるとされています．将来，心理的危機におちいった時，その部位をめぐる病理が神経症症状として表面化するというのです．

■ エリクソンのライフサイクル論

精神分析学者のエリクソン（Erikson, E.H.）は人は社会との相互的かかわりあいの中で発達的に形成されていくと考えました．また，フロイトが心理・性的発達の頂点とした性器期にとどまらず，人間の生から死に至る一生を通じて起こる発達として描き出しています．そして人間の存在は3つの体制過程が相互

表44　フロイトの心理・性的発達段階

① 口唇期 oral phase　生後1年～1年半
　母親の乳房から乳を吸うという行動と結びつき，口唇の快感が中心となる．

② 肛門期 anal phase　1, 2歳～3, 4歳
　排便行動とともにあらわれる快感によって特徴づけられる．また糞便を汚物として忌避するしつけを受ける．

③ 男根期 phallic phase　3, 4～5, 6歳
　性器いじりなど性欲的幼児行動がみられる時期であり，エディプス・コンプレックスが明らかになる時期でもある．
　エディプス・コンプレックスとは異性の親への恋愛感情，同性の親への敵意，同性の親からの処罰への不安の観念複合体をさす．この年頃の男の子は母親に愛情を向けるが，母親には既に父親という自分にとってのライバルがいる．男の子は母親の愛を独占しようと父親と争おうとするが，この年頃の子供が強大な父親に勝てるはずはなく，男の子は父親から処罰されるとの恐怖心を抱く．そのエディプス・コンプレックスが無意識下に抑圧され，それが大人になってからの神経症の原因として重要な役割を演じているとフロイトは主張した．
　ちなみにエディプスとは古代ギリシャのソフォクレスという劇作家によって書かれた悲劇の主人公のオイディプス王のこと．オイディプス王は自分がそれと知らぬままに実の父を殺害し，実の母と結婚するという運命をたどり，その衝撃的事実を知らされた後，両目をつぶして1人荒野をさすらうことになるというストーリーである．

④ 潜伏期 latency period　5, 6歳～11, 12歳
　羞恥心がめばえ，幼児性欲はいったん消えさる．

⑤ 性器期 genital phase　11～12歳
　思春期，性ホルモン分泌がさかんになって第二次性徴が起こり，性的欲動が精神活動の大きな部分を占め，大人になっていく時期．

に関係しあいながら漸成的に発展すると考え，人生を大きく8段階に分けたライフサイクルを提唱しています（**表45**）．3つの体制過程とは1つは器官を中心とした生物学的過程，2つ目は自我の統合によって個人的経験を体制化する精神的過程，3番目は人の相互依存性を文化的体制化する共同的過程です．また漸成的とは各ライフサイクルにおける各危機は固有の発達時期が来る前にも先駆状態があり，発達時期を過ぎても，さらに発達を続けるとともに，その次の段階のライフサイクルの危機や課題に影響を与え続けるという意味です．

　発達的危機に立った時には，Ⅰ期の基本的信頼からⅧ期の統合に至るまでの同調的能力の発達がⅠ期の基本的不信からⅧ期の絶望に至るまでの失調的な対立命題に優越しなければなりません．各危機の解決はⅠ期の希望からⅧ期の英知に至る基本的な強さをもたらします．しかし，このような協和的な強さは，それと対をなすⅠ期の引きこもりからⅧ期の侮蔑に至る不協和特性も伴っています．失調傾向と不協和傾向が同調傾向と協和傾向よりも優勢となる時には，引きこもりから老年期のうつ病に至る特定の中核的病理が出現するというのです．

　エリクソンの提唱した8段階の心理社会的なライフサイクルモデルは人生を総合的にとらえたものであり，納得させるものがあります．

表45 エリクソンの提唱したライフサイクル

発達段階	A 心理・性的な段階と様式	B 心理・社会的危機	C 重要な関係の範囲	D 基本的強さ	E 中核的病理 基本的な不協和傾向	F 関連する社会秩序の原理
I 乳児期	口唇・呼吸器的, 感覚-筋肉運動的	基本的信頼 対 基本的不信	母親的人物	希望	引きこもり	宇宙的秩序
II 幼児期初期	肛門-尿道的, 筋肉的	自立性 対 恥, 疑惑	親的人物	意志	強迫	法と秩序
III 遊戯期	幼児-性器的, 移動的	自主性 対 罪悪感	基本家族	目的	制止	理想の原型
IV 学童期	潜伏期	勤勉性 対 劣等感	近隣, 学校	適格	不活発	技術的秩序
V 青年期	思春期	同一性 対 同一性の混乱	仲間集団と外集団：リーダーシップの諸モデル	忠誠	役割拒否	イデオロギー的世界観
VI 前成人期	性器期	親密 対 孤立	友情, 性愛, 競争, 協力の関係におけるパートナー	愛	排他性	協力と競争のパターン
VII 成人期	子孫を生み出す	生殖性 対 停滞性	労働と家庭	世話	拒否性	教育と伝統の思潮
VIII 老年期	感性的モードの普遍化	統合 対 絶望	人類, 私の種族	英知	侮蔑	英知

(EH エリクソン, JM エリクソン（村瀬孝雄, ほか訳）：ライフサイクル, その完結, 増補版. みすず書房；2001 より)

　エリクソンは92歳という高齢まで長生きをした人ですが，最晩年に至って，自らの老化の現実も踏まえて80歳代から90歳代における最終の第9段階を付け加えています．これはまさに現代の高齢社会に対する彼の最後の提言ともいえるものでしょう．このような高齢においてはもはや失調要素のみが優勢となることは避けがたく，能力の崩壊や喪失のみが関心の全てとなってしまいます．そのような状況に向き合う中で高齢者は物質的・合理的視点から，より神秘的・超越的な視点へと見方を移行させていきます．そして，この移行とともに，こころの平穏ももたらされることが多いとされます．この状態は宗教とのかかわりもあれば，それと無関係に生じることもあるとしています．

私見によれば高齢者のこの超越的状況はやはりスピリチュアルな宗教的なものとの関連が強いものではないでしょうか？　高齢になると宗教心が強化され，また宗教心のある人ほど心的な平穏も保たれている傾向があります．既述したように側頭葉発作をもったてんかん患者で宗教的体験を生じる人がいます．これは人間の脳，特に側頭葉とその内側にある辺縁系には宗教的感情を生じる神経機構が存在することを意味しているのでしょうか？　精神医学と宗教との関連は今後，さらに検討すべき課題であるように思えます．

防衛機制 defense mechanism

自我は個体の心理的安定を保つための役割をもっており，さまざまな防衛機制を働かせて，個体の不安，不快を減らす働きをします．防衛機制は精神内界の安定と外界への適応を促進する反面，かえって不適応を助長する場合があります．そして，それが神経症症状を引き起こすとされます．本能的欲動（リビドー）とこれを抑圧する力との間の無意識的葛藤が不安を生じ，この不安を回避するための過剰な防衛機制が神経症症状を形成すると考えます．

また防衛機制は無意識的に働くとされます．防衛機制にはいくつもあるのですが，以下に代表的なものを記します．

■ 抑圧 repression

最も重要な防衛機制です．抑圧とは自我に不快を与える意識内容を無意識領域に押し込めるものです．嫌なことを無意識の世界に追いやって忘れてしまうことで，最も広くみられる基本的防衛機制であり，神経症症状の形成でも中心的役割をはたすとされます．

前述したしくじり行為などにも抑圧の機制が働きます．身近な例として，嫌な上司から頼まれた仕事をうっかり忘れるなどがあげられます．普通には思い出せず，自由連想下で思い出すものです．なお無意識下に追いやる抑圧の過程そのものも無意識的に行われているのであり，意識して抑圧しているのではないと考えられています．

■ 合理化 rationalization

欲求が満たされない時，耐え難い感情を理屈づけて，自己を正当化するものです．屁理屈，やせがまんのたぐいです．

例えば，入試に失敗した時，後であれはつまらない大学だから合格しなくてよかったと思うなどの心理です．イソップ物語に『酸っぱいブドウ』という寓話がありますが，これも合理化の例としてあげられます．これは次のような話です．

「キツネが道を歩いていると，おいしそうなブドウがなっているのを見つけま

した．キツネは喜んでそれを食べようとしますが，高い所にあるので，いろいろな努力をしたもののどうしても取ることができませんでした．キツネはあきらめてその場を立ち去りますが，あのブドウはどうせ酸っぱいのだろう，だから食べないでよかったのだと自分をなぐさめました」．

■ 昇華 sublimation
　欲動を社会的に価値の高いものに置き換えるものです．例として性欲の高まる思春期にスポーツに熱中するなどの行動があげられます．これは芸術や宗教の発展とも関係しており，社会的によい方向に作用します．

■ 象徴化 symbolization
　欲動を意識に受け入れやすい象徴的な表象に置き換えるものです．例えば，「夢の中でみた尖塔は男根をあらわす」と解釈されます．このような解釈が本当に妥当性があるものかどうか，容易には賛同しかねる面もあります．

■ 反動形成 reaction formation
　意識すると不安，不快などが起こるような欲動の意識化を防ぐため，それと反対の行動を無意識的に強調するものです．
（例）「敵意を抱いている相手に過剰な丁寧さで接する」
　　　「小心者が虚勢をはる」

■ 取り消し（打ち消し）undoing
　意識すると不安，不快などが起こる欲動や感情を起こす行動をした後で，それを打ち消すような正反対の態度や行動をとるものです．
（例）「他人を非難した後で，しきりにその人をほめる」

■ 投影（投射）projection
　自己の内面の（不快な）欲求や感情を，外的対象のものと感じることです．例えば，「自分が怒っていることを意識せず，相手が怒っていると感じる」といった心理です．
　この投影という機制は次のように，被害妄想という精神症状成立の背景に存在していると主張されています．
　「本当は自分が他者を憎んでいる気持ちがあるのに，それが抑圧されて，むしろ他者が自分を迫害しようとしていると思う」．

■ 取り入れ introjection
　外的対象を自己の内部に取り込み，自己に合体させるものです．
（例）「厳しい父親のしつけを取り入れて，厳しい超自我が形成される」

■ 同一化 identification
　自我の理想とする他人と態度，行動を同じようにしようとするものです．これは自我の発達に重要な役割をはたします．

（例）「あこがれの歌手と同じ服装をする」
　　　「偉人の伝記を読み，自分もそのようになりたいと思う」

■ 退行 regression

発達的に前の段階にもどることです．
（例）「下に弟が生まれて，父母の関心がそちらに向くことに不満が起こり，既にしなくなったおねしょがまた始まる」

■ 置き換え displacement

強い感情や欲求をもっているが，そのままの形で満足させることができない場合に起こります．
（例）「赤ちゃんが母親のおっぱいを得られない時，指しゃぶりをする」
　　　「会社で上司に叱責されても言い返すことができず，家に帰って妻に八つ当たりする」

■ 分離 isolation

ある出来事をめぐって，当然起こると思われる感情的反応がみられず，自分の感情を切り離してしまうことです．
（例）「親が急死した人が，まるで何事もなかったように淡々としている」

以上の防衛機制を知ることは患者や家族ひいては人全般のこころの働きを知るヒントにはなります．しかし，患者などを前にして，「あなたはこのようなメカニズムで対処しようとしていますね」などと述べても何の助けにもならず，かえってその人を傷つけるような場合もあるので注意しなければなりません．

精神療法に伴って生じる心理機制

精神分析療法を行っていくうちに知られるようになった心理機制には以下のようなものがあります．

■ 抵抗 resistance

精神療法が進んで，患者の無意識の中にあるものが徐々に意識化されはじめた時，その意識化を防ぐ機制のことです．例えば，精神療法の途中で患者が，もう話すことはないと言い出すことがあるのですが，その時，抵抗が生じていると解釈します．

■ 転移 transference

患者が過去，特に幼少時に重要な人物との間で経験した感情を，治療の中で治療者への感情として再体験することです．その感情が患者を苦しめてきた無意識的葛藤に根ざしていることが多いとされます．

精神分析療法では患者に転移を生じやすい治療構造を作ることをむしろ目指

しています．転移を向けられている中にあって，患者の病理的防衛や無意識下の葛藤を意識化することを行います．したがって転移を形成することは精神療法の進展にとって大切であると考えるのです．

転移には陽性転移と陰性転移があります．

陽性転移は患者が治療者に肯定的感情（好意，信頼，愛情）を向けることであり，陰性転移は否定的感情（憎悪，非難，攻撃）を向けることです．

また逆転移とは，患者から転移感情を向けられている治療者が患者に対して経験する感情です．治療者も精神療法中に患者に対して肯定的感情をもったり，否定的感情をもったりすることがあります．その時，治療者はなぜ自分が患者にそのような感情をもつのかじっくり吟味する必要があるとされます．そのようなことも治療の進展に重要な役割を演じることがあるとされます．

■ 行動化 acting out

無意識の葛藤が患者本人に気づかれずに衝動的行動に及ぶことです．精神療法中に患者が暴力などの問題行動を起こす時，行動化が生じているという言い方をします．

具体的治療法

患者を寝椅子に仰臥させ治療者は患者の枕元に座って，患者に自由連想（脳裏にうかんだことを取捨選択せずに話させる）を行わせます．（古典的）精神分析療法では1回45〜60分，週4回以上で行います．精神分析的精神療法ではそれ以下の頻度で，対面法（普通の面接）で施行するものです．

精神分析への批判と現状

精神分析はその後，アメリカで非常にさかんになりました．その背景にはアメリカでは既にアドルフ・マイヤー（Meyer, A.）という精神医学者がいて精神障害を心理的反応ととらえる思想が普及していたこと，精神分析家にはユダヤ人が多く，ナチスの弾圧を逃れてアメリカに亡命した学者が多く出たこと，精神分析の一見実用的にみえる側面がアメリカの文化になじみやすかったことなどがあげられます．一時，精神分析およびその思想はアメリカを中心にかなり普及しました．例えば映画にもそのような影響がみられ，古くはヒッチコックのサスペンス映画，最近ではウディ・アレンなどの映画にその影響がみられます．

しかし，現在のアメリカ精神医学では生物学的研究が隆盛となり，精神分析の影響力はかなり低下しています．

ともかくも精神分析はその後の精神療法や精神医学に大きな影響を与えたことは疑いありません．現在に至る精神療法の基礎的な考えや用語の多くは精神

分析に由来するものです．何よりも個々の患者の生活史をも含めて患者の話をよく聞き，理解しようとする態度が精神科医療にとって重要であるとの考えが一般化し常識となったことに関して，精神分析は大きな功績をはたしたといってよいでしょう．現在は，証拠に基づく医療 evidence-based medicine の考えが強調される時代ですが，それと同時に個別の患者の物語りにじっくりと耳を傾けるナラティブ（物語り）に基づく医療 narrative-based medicine の重要性も認識されるようになっています．物語りの中にこそ，多数を集めた統計処理などによっては明らかにされることがない，個々人に特有な真実があるわけです．精神分析こそ，そのような個人の物語りに着目した端緒ともいえます．

　他方で，精神分析の考えにはかなり独特なものがあり，そのことについては伝統的精神医学の立場から，昔も今も強い批判が存在しています．まず，フロイトの元来の考えの中にある，葛藤のもととしての性欲を重視しすぎるとの汎性欲論への批判があります．既にフロイトの直弟子たちの中からもそのような批判を掲げる者があらわれており，現在では肛門期，男根期などの用語も直接的な意味よりも，象徴的な意味として使用されているようです．
　また患者の精神症状を心理的に深く了解していくことについて，ヤスパースは「あたかも・・・であるかのごとき了解」であると強く批判しています．つまり精神分析家は空想をまじえて勝手に患者の心理を根拠もなく推測しているにすぎないとの批判です．
　このように精神分析理論は独断的で非科学的であるとの根強い批判があります．この点についてはフロイト自身が次のように述べている事実があります．「私は心理的現象が，何らの器質的基盤もなく，まるで空気のように浮遊し続けているものだと考えているわけでは全くない．しかし，私は心理的現象を信じることにまさる知識を，理論的にもまた治療的にも，持ち合わせていないのである．したがって，私にはあたかも心理学だけしかないかのようにして自分を押し進めていかなければならない」．

　ところが現在ではフロイトが精神分析を創始した100年前とは比較にならないほどに神経科学が進歩しているにもかかわらず，精神分析家の側から，神経科学と精神分析との統合を図ろうとする意欲には乏しいようにみえます．しかし，そのような研究は精神分析学が学問として生き残っていくためにも，今後の臨床的発展にとっても必要なことでしょう．むしろ最近では既述したようにラマチャンドランのような神経科学者側から，フロイトのアイデアを再評価する動きがあります．

さらに根本的な疑問として，最近では精神分析療法には本当に客観的な治療効果があるのかという疑問まであります．

最近ではさまざまな心理社会療法についても通常診療群を対照群として無作為に患者を割り付けて治療効果を客観的に比較することが行われるようになっています．このような研究によって精神療法関連では認知行動療法や対人関係療法については実際に有効性が示されるとの報告も出ていますが，精神分析療法が通常診療群と比較して明確な有効性があることを示した報告は乏しいのが現状です．

今後，精神分析療法についてもさまざまな精神障害に対して臨床的に真に有効性があることを客観的に示していく必要があるでしょう．

現在では自閉症，統合失調症，双極性障害などには精神分析療法は有効性が乏しいことが認識されるようになり，パーソナリティ障害や神経症圏内の障害へとその適応をしぼるようになっています．特に境界性パーソナリティ障害には精神分析的アプローチの有効性が示されています．

精神分析については過大評価も全くの無視も正しい態度ではありません．適応を選んで施行すれば優れた有用性が認められるものと思われます．

分析的心理学（ユング派精神分析）

ユング（Jung, C.G.）は初めフロイトに傾倒していましたが，その後フロイトと意見を異にして，独自の学派を打ち立てました．フロイト同様に，やはり無意識の存在を重視したのですが，無意識を個人的無意識と集合（普遍的）無意識に分けたことが特徴的です．集合無意識とは人類に普遍的に存在するものです．昔話や神話の中に存在する元型と呼ばれる共通の表象があるとします．この普遍的無意識の内容を意識化し，個人とのかかわりを明らかにすることを治療の目標にします．

具体的には夢の内容を分析することが行われます．夢の内容の分析はフロイトも重視したのですが，夢の中に無意識下に抑圧された願望充足があらわれると考えるのです．しかもその願望充足はそのままの形で夢の中にあらわれることは許されず，さまざまに加工されるので一般に夢の内容は奇妙な内容のことが多いとされます．

これに対し，睡眠研究者のホブソン（Hobson, J.A.）は夢をみている時の脳の状態は，せん妄という器質性精神障害で生じる意識障害と同様のものであるとし，夢の内容の分析によって深層心理を探ることができるとの精神分析家の考えを批判しています．

ロゴテラピー logotherapy，実存分析

フランクル（Frankl, V.E.）はフロイトと同じくユダヤ人精神科医でした．フロイトはナチスの手から逃れイギリスに亡命しましたが，フランクルはナチスによって強制収容所に入れられ凄惨な体験をします．終戦後，どうにか解放されその後，ロゴテラピー，実存分析という精神療法を創始しました．これは人間を自由と責任ある存在としてとらえる思想が基本となっており，自己の苦悩に対する患者の態度を変換させようとする方法です．

逆説的志向（不安の対象から逃れるのではなく，逆にこれを志向する）や，反省除去（自分の人生に意味と価値を与えてくれるものに専心し，症状への過度の注意をそらす）を治療手段とします．ロゴはギリシャ語で「意味」をさしています．

逆説的志向の具体的な例には次のようなものがあります．

人前で緊張して赤面し，汗をかいて困ると悩んでいる人がいる場合，むしろ人前に出て普段以上に発汗するように目指すことを試みさせるものです．そのようにするとかえって緊張が和らぐことがあり治癒につながることがあるのです．

非指示的精神療法（ロジャーズ法）

来談者中心療法ともいいます．

ロジャーズ（Rogers, C.R.）以前のカウンセリングでは権威的カウンセラーが能動的・指示的態度で来談者に働きかけていました．ロジャーズはこれを批判し，来談者の自発性を尊重し，カウンセラーは指示を出さず，来談者の話を傾聴することにとどめることとしたのです．そのようなことを繰り返すうちに来談者が自分自身で洞察を得るように導くものです．来談者に元来備わっている成長への動機づけを全面的に信頼し，これを開放しようとするものです．

D. 訓練療法

実生活における行動の仕方を治療者が積極的に指導，矯正していく方法です．

森田療法

森田正馬によって創始された神経症（特に森田神経質）を対象とした精神療法です．

森田神経質とは生来的に心身の状態に過敏な人（ヒポコンドリー基調）のことをいいます．そのような人が，偶然のきっかけから心身の不調を自覚するようになると，これに注意が固着し，苦痛になるとますます注意が集中するとの悪循環におちいります．これを精神交互作用といいます．ヒポコンドリー基調の背景には「より良く生きたい」などの生の欲望があると考えます．それが何らかのきっかけで自分の心身の変調に浪費されることになったものが神経症です．

そのような自己の神経症的な症状を「あるがまま」に受け入れさせ，自己治癒力を発揮させることを目標にします．治療者は症状不問という基本的態度を保ち，症状はいじらず，やるべきことを目的本位に行わせるようにします．

具体的治療法は前に述べました．比較的閉鎖された状況で患者を刺激飢餓状態におくことで，患者の自然治癒力を発現させ，とらわれを打破することを目指すものが森田療法です．

内観療法

徹底的内省により自己洞察を深めさせるもので，浄土真宗の一派が行としていた「身調べ」に由来します．

自分が過去に身近な人（父母など）から，「してもらったこと」「して返したこと」「迷惑をかけたこと」の3項目について繰り返し想起することを行わせます．これを2時間ごとに指導者に報告させます．こうした徹底した内省によって自らのこれまでのあり方を反省させ自己洞察を深めさせます．患者は指導者に自らの内省を全て話す必要はありません．しかし，このような自己洞察を行うことによって他罰から自罰に変わり，被愛の自覚が起こるようになります．当初，非行の矯正に優れていることが注目され，さらに今では神経症等さまざまな精神障害を対象として行われています．

自律訓練法

ドイツのシュルツ（Schultz, J.H.）が考案したものです．

一種の自己催眠状態となり，心身のリラックスした状態を作り出します．詳細については「心身症」の項で既述しました．

行動療法 behavior therapy

行動療法とは何か

　誤った学習によって生じた不適切な行動を除去し，適応行動を伸ばすことを目標とするものです．精神障害の異常な行動は不適切な条件づけによって成立しており，その異常行動は正しい強化報酬があると正常な行動に再形成されうるというのです．

　他の精神療法は個人の内面に働きかけるものであるのに対し，行動療法は行動そのものに直接，焦点をあてるものであって，患者の過去の体験や洞察は強調しないという特徴があります．

　そもそも行動療法の起源はロシアの生理学者パブロフ（Pavlov, I.P.）の条件反射の発見にさかのぼります．パブロフは犬の消化の研究をしていました．食物を与えると唾液や消化液が分泌されます．これを無条件反射といいます．食物が無条件刺激です．ところが犬の世話係が腰に鈴をつけながら餌を与えていたところ，犬は鈴の鳴る音を聞いただけで唾液を出すようになりました．本来，無関係の鈴の音（中性刺激）と唾液分泌が犬の脳の中で結びついたわけです．これを条件反射といい，鈴の音が条件刺激です．この反応は受動的に生じるものであって，これを古典的条件づけないしレスポンダント条件づけ respondent conditioning といいます．パブロフのこの発見により動物の行動を科学的に研究する道筋が開けました．

　次いでスキナー（Skinner, B.F.）らはオペラント（道具的）条件づけ operant conditioning を開発しました．これは，ネズミを箱に入れバーを押すと餌が出るような装置を利用します．ネズミはやがてバーを押すと餌が出ることを学習します．次いで箱の中の明かりがついた時にのみ餌が出て，明かりが消えると餌が出ないようにしておきますと，ネズミは明かりがついた時にのみバーを押し，暗くなるとバーを押さないようになります．つまりネズミが明暗弁別の学習を行うようになります．これは動物が随意的に（ネズミの意志で）環境に働きかけ，環境を操作するタイプ（これをオペラントという）のものですのでオペラント条件づけといいます．

　このような動物における行動実験を人に応用したものが行動療法というものです．行動療法では神経症症状を誤った学習の産物と考えます．嫌悪刺激（罰）による望ましくない行動の抑制，あるいは強化刺激（報酬）を与えて適応行動を増加させるなどの治療を行うものです．

レスポンダント条件づけを利用した行動療法

次のような治療法がレスポンダント条件づけを利用した行動療法です．

■ 系統的脱感作療法 systematic desensitization

ウォルピー（Wolpe, J.）により開発された，学習された恐怖反応の消去を目的とした技法です．

これは不安とリラクゼーションは拮抗することに基づいています．

まず患者にリラクゼーション訓練（筋弛緩訓練）をさせておきます．また不安を起こしやすい状況についてその強さの程度に応じて階層表（不安階層表）を作成させます．

筋弛緩（リラクゼーション）のもとで，不安惹起状況の軽いものから想像させ，不安が生じないことを自覚させながら，徐々に強い不安惹起状況の想像に移っていくものです．このようにして最も強い不安惹起状況からも脱却させます．

これは恐怖症の治療に多く使用され，有効性があるとされます．

具体例として，死への恐怖心の強い患者に，「救急車をみる」「病院をみる」などの比較的不安惹起作用の弱い場面から，最終的には「棺の中の死者をみる」といった最高度の不安を生じさせる場面までの不安階層表を作成させ，この順番で訓練を実施していき，最終的に死への不安から脱却させるものです．

■ アバーシブ（嫌悪）条件づけ aversive conditioning

望ましくない行動を根絶するための罰によるコントロール法です．不適切な行動に，不快な事物をペアリング（同時に呈示すること）させます．例えばアルコール依存症者に抗酒薬（シアナマイド）を投与しておくと，飲酒のたびに気分が悪くなることが条件づけられるので，断酒の手助けとなります．

■ フラッディング flooding，暴露療法

患者が不安を感じる場面にあえて患者を置き，実際には何の危険もなかったことを認識させるものです．例えば，強迫症で不潔恐怖のある患者には，その人が汚いと思うものに実際に触ってもらいます．このように患者に強迫を引き起こすような刺激にあえてさらしながらも，その時に強迫儀式を行わないように強いるのです．しかし，そのような状況にあっても，我慢して触り続けていると当初の苦痛や不安が徐々に減っていくことを体験させていきます．それが「暴露法」です．またその後，手を洗うという強迫行為をさせないことを「反応妨害法」といいます．暴露によって苦痛や恐怖の感情に慣れさせ，そのような感情が自然に減少していく「馴化，馴れ」を起こさせることを目指すのです．このように恐怖刺激からの回避反応や逃避反応を起こさせないようにしながら刺激呈示をする治療法ですので，暴露反応妨害法 exposure and response prevention と名付けられています．

　この方法は通常の精神療法では治療困難とされていた強迫症にも有効性が示されました．

　また不安惹起刺激に段階的にさらしていく方法を段階的暴露 graded exposure といいます．段階的暴露を行う場合にも，系統的脱感作療法のところで述べた不安階層表を作成し，それにのっとって実行していきます．

　このような治療法は強迫症以外のさまざまな精神障害の治療に有効です．広場恐怖とパニック症を合併した症例にもこのような段階的暴露法が有効なことは前述しました．

オペラント（道具的）条件づけを利用した行動療法

　好ましい行動をした時に賞賛，報酬を与えて，適応行動を強化していくものです．

　これにはトークン（代用貨幣）エコノミー token economy という治療法があります．例えば，患者が「作業療法に予定どおりに出る」「他の患者と穏やかに会話をする」などの，社会的に適応した行動をとれた時に，その都度患者にトークンを与えます．そのトークンを貯めた後，ビデオ鑑賞，タバコ，おやつ等患者が欲しいものと交換するものです．人格荒廃の進んだ統合失調症，自閉症などの重度の精神障害の行動改善を目指して行われることが多く，かなりの治療効果があることが認められています．

モデリング（お手本）modeling

　他者の行動を実際に，あるいは映像によって観察し，それを模倣して学習するプログラムです．

　例えば，犬への恐怖のある患者に対し，他の人が犬を怖がらずに交流している様子を示し，次いでその行動を模倣させ，最終的に犬への恐怖を克服させるようにします．

　モデリングを含むものに，ロールプレイやリハーサル（予習）があります．患者が普段行っている行動パターンよりも，さらに効果的な手本を治療者が患者に示し，次いで患者がそれを模倣し練習していくものです．

　例えば，患者が休暇願いを上司に頼むことができない場合に，治療者が効果的なやり方を演じてみせ（モデリング），次いで患者はロールプレイによって練習していきます．模倣や練習を重ねていくことにより患者に新しいスキル（技能）を身につけさせていきます．

SST（social skills training, 生活技能訓練）の実施はこのような技法の応用です．SSTとは対人関係における視線，表情，姿勢のような基本的態度から，日常生活で出会う問題の対処法などについて練習し，好ましい生活技能を習得させるもので，主に統合失調症の生活障害の改善に使用されています．今ではSSTは適応の範囲が広がり自閉症などさまざまな精神障害の治療法として有効性があるとされています．

認知療法 cognitive therapy，認知行動療法 cognitive behavioral therapy

人は過去の知識や経験の篩（ふるい，filter）を通して，現在の複雑な状況を解釈しています．現時点でふりかかるさまざまな情報を，既に蓄積してある知識，見方のスキーマ schema に合わせて解釈しようとします．このような認知のスキーマ（物の見方，とらえ方）は幼い頃からの体験を通じて作り出された自己，社会，人間関係，将来の事象などをみる物の見方です．これはこころの中にできあがってしまったその人のクセのようなものです．このような物の見方ないし認知の仕方のゆがみが精神症状を引き起こすという説が現在，広く認められるようになっています．

学習理論は元来，行動のみに関心をよせていたのですが，近年，このように認知についての学習にも関心をよせるようになり，ここに認知行動療法 cognitive behavioral therapy：CBT の成立をみるようになりました．

「心理現象の生物学的基礎」の項で述べたように，心理機能の基盤は神経回路網ですが，さらにその神経回路網の基盤となっているシナプス結合は決して固定したものではなく可塑性をもっており，さまざまな外部刺激によって変化することが明らかになっています．シナプス結合に関与している蛋白質を作り出す遺伝子の発現は生涯を通して環境因子によって調節され続けています．人間や動物の学習過程が認知や感情のスキーマ（物の見方，とらえ方）の形成を調節しているのですが，おそらくその背景には学習という外部刺激によって生じるシナプス形成が関係しているのです．精神療法もある種の学習であるならば，その精神療法の過程が遺伝子発現を変化させ，シナプス結合に影響を与えて，認知のスキーマをよい方向に変化させて精神障害への治療効果を発揮しているのかもしれません．

ベック（Beck, A.T.）は，抑うつ気分は認知の歪みが原因となって生じるものであるとして，非合理的な認知を修正することによりうつ病が心理療法的に治療可能であることを示しました．うつ病の患者では，ものごとがうまくいかな

い時はすべて自分の責任であると受けとめて悲観的になります．あるいは「何事も完璧でなくてはいけない，ものごとはこのようにあるべきだ」などと決めつける思考が出現しがちです．このようにある状況で自動的にわき起こってくる思考を自動思考といいます．この自動思考を明らかにして，その誤りを修正し，より合理的な思考に置き換えていくことを訓練していくものです．自分の考えを現実にそって具体的に検討していく作業を繰り返していけば，自分特有の考え方や物の見方のパターンに気づけるようになるのです．そして問題を客観的に把握し，現実的で理論的な考えができるようになります．また何かを行動する時は，その前にあらかじめこころの中でリハーサル（予習）をしておくようにすることで，スムーズに行動することが可能になります．

このような精神障害の原因となっていると考えられる思考パターンを変化させようとする認知療法は，うつ病以外にもその適応を拡大しています．

次にうつ病への認知療法としてよく使用される認知再構成法（コラム法）のやり方を示します．（**図12**）

これは認知行動療法の専門家である大野裕の著書を参考にしています．

第1欄に，ある具体的な出来事が起きた状況，第2欄にその時の気分（数値化するとよい），第3欄にその時の自動思考（状況に応じて自動的に発生する考え），第4欄にそれに代わる適応的な思考，第5欄に最終的な気分と考え方の変化を書き込みます．

例：第1欄，仕事の上でミスをおかし上司に叱責された．
　　第2欄，落ち込み（80％），焦り（70％）
　　第3欄，自分は仕事に向かない．（90％）
　　　　　　上司に嫌われている．（80％）
　　　　　　会社から解雇される前に会社を辞めた方がいい．（80％）
　　第4欄，まだ仕事を始めたばかりで，慣れていない．（90％）
　　　　　　上司は自分ばかりでなく誰にでも厳しい．（80％）
　　　　　　この会社は温情主義でめったに解雇される人はいない．（70％）
　　第5欄，落ち込み（50％），焦り（30％）

それに加えて，自動思考に対してはその根拠と反証を検証していきます．そして視点を変えて，自動思考がどの程度，現実と食い違っているかを検証し，より適応的な新しい考えを思いついてもらうのです．このような訓練を行うことによってより合理的なバランスのよい思考パターンを身につけていくことができます．

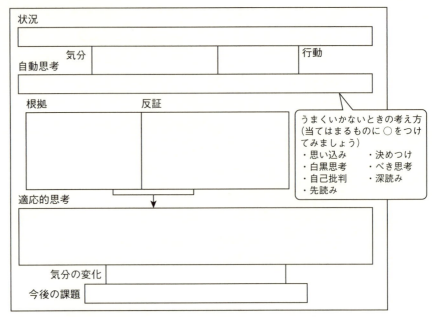

図12 非機能的思考記録表（コラム，思考バランスシート）
（大野裕：はじめての認知療法-こころが晴れるメソッド入門．講談社；2011より）

　次に特徴的な認知の偏りと，それに対するもっと適応的な思考の例をあげます．

① 思い込み．決めつけ

　私はいつも失敗ばかりしている．

　　　→そう考える根拠はどこにあるのだろう．

② 白か黒かの思考

　ものごとはすべてよいか悪いかのどちらかである．

　　　→現実社会は白か黒かでわりきれず，あいまいな部分が多い．

③ べき思考

　何事もこうあるべきである．

　　　→ほかの人もそのように考えているのだろうか．

④ 自己批判

　よくないことは，何でも自分の責任である．

　　　→具体的に誰に責任があるのか書き出してみる．

⑤ 深読み

　相手の気持ちを一方的に推測する．

　誰かが不機嫌な顔をしていると，その人に自分は嫌われていると思う．

　　　→直接，その人に気持ちを確認してみる．

⑥ 先読み

　悲観的な予測をたてる．これから先，何事もうまくいかないだろう．

→失敗するかもしれない要因について現実的に検討し，具体的な対応策を考える．

　つまり，認知療法とは，固い頭（思考）を柔らかくして気持ちを楽にさせる方法ということになります．認知療法は日常の具体的出来事を対象として治療を進めていくもので，実存的ないしスピリチュアルな事柄を扱っているものではありません．
　詳細はうつ不安ネット（http://www.cbtjp.net/）などを参考にすることができます．

　認知行動療法はさまざまな精神障害に対して科学的な無作為比較対照試験が行われ，有効性のエビデンスの高い治療法として近年の精神科医療において，大きな注目を集めるようになっています．
　なおここで述べた認知療法で使用されている"認知"という言葉の意味は，神経心理学的検査に反映されるような知的能力といった意味の認知や認知症とは異なっています．両者を混同しないほうがよいでしょう．

E. その他の精神療法

遊戯療法（プレイセラピー）

　主に児童を対象とするものです．遊びを介して感情を発散させ小児の精神療法として行われます．

箱庭療法

　自由に箱庭を作らせることによって，内的世界を表現させるものです．ユング派の精神療法家によって児童の精神障害の治療として行われています．

催眠療法

　誘導操作により被暗示性が亢進した特殊な意識状態の中で暗示にかけることによって，症状の除去をはかるものです．フロイトは神経症の治療に当初はこの催眠を行っていましたが，その限界を感じ，後に自由連想法に移行しました．

III 精神科リハビリテーション，社会療法と生活療法

A. 統合失調症と社会療法

　「統合失調症」の項で前述したように，統合失調症の病因に関しては，現在，脆弱性・ストレスモデルに基づき，生物学的アプローチと心理社会的アプローチの統合が模索され始めています．すなわち環境側から個人に及ぼすストレスと本人の生物学的な発病脆弱性との相互作用が重視され，社会的支持と本人の対処能力から成る防御因子を超えるストレスがかかると代償不全におちいって発病や再発が生じるものとされています．したがって，統合失調症からの回復においては，社会的支持や本人の対処能力を向上させるための心理社会療法が重要なものとなってくるのです．

　精神障害に対するリハビリテーションとは精神障害に罹患した結果として生じる日常生活能力低下からの回復を図り，さらに社会的不利を克服して，精神障害者を社会に統合することにあります．その手段として既述の精神療法をも含む心理社会的治療法があるのです．

　その中に環境療法 milieu therapy ないし社会療法 social therapy と呼ばれる心理社会療法があります．

　人間は社会的環境と相互作用を営みながら生活しています．精神障害の発生やその経過は，当然のことながら環境としての社会からの影響を強く受けます．環境という現実の場や，社会的な日常的事柄を治療的に利用して精神障害者の精神症状の改善，社会適応のための生活技能の獲得，社会復帰の促進，生活の質 quality of life：QOL の向上を図る治療法を環境療法ないし社会療法と呼んでいます．以前は精神科病院における入院環境が主な対象だったのですが，近年，障害者が健常者と同等に生活し，活動する社会を目指すノーマライゼイションの理念が強調されるようになり，それとともに，地域社会におけるリハビリテーション諸活動と同じような意味に用いられるようになってきました．

　この背景にはわが国における精神科医療の欠陥として従来の入院偏重が指摘され，社会的入院患者（精神症状は消退しているにもかかわらず，社会や家庭での受け入れが整わないためやむなく入院を継続している状態の患者）の退院と社会復帰を目指し，脱施設化 de-institutionalization を推進しようという動きがあります．閉鎖的で管理的な長期入院が意欲・感情障害など統合失調症の陰

性症状に類似した施設症候群 institutionalism を生じるとの反省もありました．

　精神科リハビリテーションにおいては医師，看護師，保健師，作業療法士，臨床心理士，精神保健福祉士などの多職種によるチーム医療が必要となってきます．

　精神保健福祉士 psychiatric social worker：PSW とは精神障害者およびその家族を対象にして，対象者の環境的，法律的諸問題の解決のために助力する職種です．医学的治療を円滑に行えるよう条件を作り，社会復帰の援助を行います．既に国家資格となっています．

　臨床心理士 clinical psychologist は精神障害者の心理的側面の判定を行い，精神療法を行う職種です．

B. 生活療法

　わが国では環境療法ないし社会療法に類似した用語として，生活療法という言葉がありました．これは入院精神障害者への生活指導，レクリエーション療法，作業療法をまとめた包括概念として 1956 年に小林八郎医師が提案したものです．生活療法は入院患者のあらゆる生活場面を治療として利用していこうとする当時としては画期的なものでしたが，後に主に反精神医学の立場から，管理的すぎる，使役的であるとの批判をあびることになりました．しかし，生活療法にはいささかの問題はあったとしても，やはり時代の先取りをした有意義な実践であったとする考えもあります．どのような思想や活動もその時代の背景や制約というものを考える必要があります．現在の時点で当時の活動をあれこれと批判することは容易なことかもしれませんが，生活的働きかけによって難治の精神障害者を何とか治療しようと試みた先人の労苦に思いをいたすことも必要なことでしょう．

　反精神医学とは統合失調症などの機能性精神障害を医学的モデルからとらえる見方に反対し，精神障害とは社会的，政治的な抑圧によって生じる人間の一つの生き方であるとするものです．1960 年代から 70 年代の新左翼運動と連動しあい，一時は学会をも席捲する勢いでした．この運動は伝統的精神科医療や生物学的研究を敵視，攻撃しその面ではネガティブな影響を及ぼしました．しかし，その反面，患者の人権擁護を推し進め，一部の悪質な精神科病院の医療を改善させる方向に作用したことも否めません．今日から振り返ってみると功罪相半ばする影響を精神医学に及ぼしたことになります．

　反精神医学的視点から作成された映画にジャック・ニコルソンが主演した『カッコーの巣の上で』があります．パーソナリティ障害と思われる主人公が精

表46　作業療法の種目

日常生活に関連した活動；金銭管理，買い物，調理，整容など
生産的作業；木工，金工，園芸，動物飼育など
創作的作業；絵画，陶芸，皮細工，手工芸など
レクリエーション的なもの；スポーツ，ゲーム，音楽など

神科病院内で抑圧されていき，ついには懲罰的にロボトミー手術まで行われるというストーリーでした．このような事態は人権が重視される現在では起こりえないでしょうが，精神科医療の有するある危険な側面が描かれていることも確かです．

かつて旧ソ連では反体制活動家が精神障害者として精神科病院に収容されていたという事実もありました．今後も精神医学の悪用が起こらないように注意し続けることは必要です．

C. 治療共同体

イギリスのマクスウェル・ジョーンズ（Jones, M.）の提唱した治療共同体 therapeutic community と呼ばれる概念は，病院内において患者の生活上の決定を，可能な限り患者自身が行えるように主張したことで有名です．このような考えは，患者自身が積極的に治療に参加し，問題を自ら克服し対処していくという現在の当事者中心のリハビリテーションの流れにつながっているものです．

D. 作業療法

作業療法 occupational therapy は作業療法士 occupational therapist が各種の作業活動を用いて，精神障害者の日常生活や社会生活上の障害（不自由さ）を予防，軽減することを目的とするものです．

わが国では巣鴨病院（都立松沢病院の前身）で呉秀三により明治35年（1902年）に始められました．その後，松沢病院の加藤晋佐次郎らにより広められました．

1966年からは国家資格を得た作業療法士が参画するようになりました．

各種の作業活動には**表46**のようなものがあります．

作業療法は作業活動を介して場や集団を共有するため，集団になじみにくい対象者も参加しやすいという利点があります．

統合失調症が最もよい適応となります．その他，パーソナリティ障害，気分障害，アルコール・薬物依存，老年期認知症，知的障害などを対象に行われて

います．

院内作業の他，作業の場を院外に求める試みもあります．院外作業には社会復帰活動とのつながりの面があります．

E. 芸術療法

芸術療法とは何か

芸術療法 art therapy は絵画や音楽などの芸術を治療手段とする療法です．
これは芸術作品を作ることや，芸術性を表現することが目的ではありません．芸術を作る過程の中で手技（技工）や手法（様式）を利用して人間関係を醸成させながら言葉の再交流を甦らせ日常生活指導を導入し，病気を側面的に治し，予防し，残存している健康な部分をより健康に維持するための治療法であると定義されています．

芸術は人間しか行わない活動です．動物が芸術活動を行うとは聞いたことがありません．現生人類に最も近いネアンデルタール人は死者の周囲を花で飾るという行動をとった痕跡があるそうですので，あるいは花という美を愛で，死者を弔うというスピリチュアルな感情をもっていたのかもしれません．現生人類はクロマニヨン人の時代から見事な絵画を描いています．したがって芸術とは現生人類の精神活動と関連のある行動様式の可能性が大きいと思われます．

「芸術療法は人間の本質的な営みにかかわるものであり，創造活動は患者の全生命的かつ精神的エネルギーを沸き立たせるものである」との精神病理学者の荻野恒一の言葉が残っています．

絵画療法

絵画を治療手段として使うものです．欧米では絵画療法士という専門家が存在しているとのことです．わが国では資格制度はなく，作業療法などの一環として絵画療法が行われることがあります．

精神科病院では慢性期統合失調症の言語的疎通性の得られにくい状態の人たちに働きかけていくことにより，再びコミュニケーションを取り戻すことができることを目指しています．絵画活動によって精神機能の賦活化と言葉の交流を取り戻すことに役立つことがあると考えられています．また老年期認知症にも機能回復訓練として役立つことが期待されています．

芸術療法の結果として多くの作品が生み出されてきます．そのような患者の作品を特異なものとして一方的な私見で世に誇張して発表したり，理論づけたりしてはなりません．精神障害者の作品の一端をかいまみただけで，全体を理解し説明しようとする態度は誤解と偏見を生むことになると思われます．

また患者の自己決定を無視して強行してはならないことはいうまでもありません．「自ら行う」という自発的，主体的行為であるべきです．

しかしその一方，芸術療法の成果としての作品は精神医学的資料として十分に役立ち，また美術作品として十分鑑賞に耐えうる作品も数多く制作されることがあります．そのような作品は世間に発表し，報告する責任が出てきます．作品の展示会などを開くことによって施設と周囲の住民との交流を促進することもできます．

音楽療法

歴史的に音楽は広く人の健康を維持増進するための営みであったのでしょう．いやなことがあった時，いらいらした時に音楽を聞くと気持ちが安定してくることはほとんどの人が体験していることです．

わが国では音楽療法学会が設立され，音楽療法士の資格認定も行われるようになっています．

理論

精神分析理論

精神分析的には音楽は意識を迂回して無意識に直接作用するとされます．

生理作用との関係

音楽は危険に満ちた原始生活の中で，危険が去り安堵が生じた時，その安らぐこころを喜ぶ行為として発展していったものであり，したがって音楽は副交感神経的なくつろぎの環境から生まれたとの説があります．好きな音楽を聞いていると生理的に副交感神経系が優位になり，リラクゼーションが得られるとの報告が多いようです．

種類

能動的音楽療法

演奏が主体であり，音楽療法士が関与します．楽器演奏や歌唱があります．歌唱はわが国で最もポピュラーで，精神科病院や老人ホームでの音楽療法で最も多く行われています．

老年期認知症への音楽療法では，馴染みの歌唱がもたらす回想の促進と感情の高揚が，精神機能の一過性の改善をもたらすとされます．

■ **受動的音楽療法**

音楽鑑賞が主体です．心療内科などで心身症，うつ病などにその疾患向けの特別な音楽が処方されることがあります．

詩歌療法

俳句療法という言葉があります．俳句は最も短い詩歌として世界的にも有名で Haiku という用語で通用するようです．句作を通じて自己の葛藤が処理されるとの報告があります．

F. デイケア

デイケアの目標は，在宅の精神障害者に対して，通常の外来診療では十分に行えない心理社会的治療を週数日，1日に数時間以上，提供することです．

一般的に入院患者の急性症状が落ち着いた時点でデイケアに慣れさせ，退院後の治療へと継続させていきます．

集団を単位として社会生活機能の回復を図っていきます．日常的に社会で生活する技術と知識を身につけ，社会参加を容易にしていくことを目的とします．

プログラムの内容には茶道，音楽，園芸，映画鑑賞，演劇グループ，スポーツなどの趣味的内容，生活技能訓練（SST）や問題解決型のミーティングなどがあります．

対象は主に統合失調症です．統合失調症ではその病気の結果，人間関係や適応機能に障害を生じるため，その回復が必要とされます．デイケアはその助けになります．デイケアは統合失調症以外にも適応は広がっています．最近は，うつ病患者の職場復帰を目指す，リワークプログラム（復職支援プログラム）が設置されるようになりました．

精神科デイケア施設は，デイケア専門施設，病院付設型，診療所付設型，精神保健福祉センター，保健所，リハビリテーションセンターなどに設置されています．

利用者のニーズに合わせて，精神科ショートケア3時間／日，精神科デイケア6時間／日，精神科ナイトケア4時間／日，精神科デイ・ナイトケア10時間／日に参加することができます．

表47　地域生活支援サービス

① 居住支援
  a. 共同生活援助（グループホーム）
    世話人のもとで4〜6人で共同生活を営み，日常生活での援助を受けられる．
  b. 福祉ホーム
    退院後すぐに住まいを見つけることが困難な精神障害者が対象で利用期限は2〜3年．
② 居宅支援
  a. 居宅介護（ホームヘルプ）
    居宅で日常生活を送ることに手助けが必要な人にホームヘルパーが居宅を訪問して世話をするもの．
  b. 短期入所（ショートステイ）
    自宅療養中の精神障害者が介護者の都合によって一時的に7日以内の期限で施設入所できるもの．
  c. 重度障害者包括支援
    重度の精神障害者に複数のサービスを包括的に提供して地域での生活を可能にする．
③ 自立訓練
    単身生活に向けてさまざまな生活技術を身につける場所のこと．通所，入所，訪問がある．利用期限は2〜3年．
④ 就労移行支援
    一般企業に就労できるように企業で訓練を行う．
⑤ 就労継続支援（雇用型A型，非雇用型B型）
  a. 雇用型A型
    一般企業への就職の難しい障害者を対象にして就労に向けた訓練を行う．最低賃金が保障される．
  b. 非雇用型B型
    雇用型A型の利用が困難な者に福祉的就労の機会を与える．
⑥ 地域活動支援センター
    地域で生活する精神障害者に自立した社会生活が営めるように創作・生産活動，社会交流の促進の場を提供する．

G. 地域生活支援サービス

　昔，アメリカで入院中心主義への反省から脱施設化を一気に推し進めたことがありました．アメリカでは精神科病院は州立病院などの公立病院が主であったので政府の方針変更によって入院病棟を閉鎖し，収容されていた患者を退院させることが即座に可能であったのです．ところが社会での受け皿を整備しないままに退院させられた多くの患者たちが街の中でホームレスとして暮らすようになったという別の問題を生じたのです．慢性期の統合失調症は認知機能障害や陰性症状に基づくさまざまな生活障害をもっている場合が多いので，退院後も前述のデイケアなどを含めたきめ細かい支援体制を整備する必要があるのです．わが国でもさまざまな社会資源の整備がなされつつあります（**表47**）．

　わが国の障害者総合支援法では，利用者に対して個別に給付される「自立支援給付」と，自治体が行う「地域生活支援事業」とがあります．自立支援給付には介護給付費と訓練等給付費があり，支援に要する費用を国や都道府県が負担します．地域生活支援事業は市町村が実施します．

H. 就労支援

　精神障害者への支援は単に病状を安定化して再発予防を目指すだけであっては不十分です．障害者であっても，市民としての普通の生活，つまり家族を持ち，普通に働くことを目標とすべきでしょう．そのためにはさまざまな就労支援が必要になります．

　精神障害者が働きたいとの意欲を示した場合，従来，ややもすると医療者側が慎重すぎるきらいがあり，就労にブレーキをかける傾向があったことはいなめません．しかし，最近では，働きたいとの当事者の希望に向き合い，「働くストレス」にのみ焦点をあてるのではなく，「働けないストレス」に焦点をあてるべきであるとの認識が広まりつつあります．

　事実，雇用促進法による法定雇用率には精神障害者の雇用も加えられています．法定雇用率とは，職場で一定の割合以上の障害者を雇用するという事業主に課せられた義務のことです．現在は身体障害者，知的障害者および精神障害者は必ず雇用することが義務化されています．

　最終的にはこのような努力を通じて一般企業における精神障害者の雇用を目指していく必要があります．

Ⅳ 法と精神医学

A. 刑法と精神医学

精神障害と犯罪

「精神科医療の歴史」の項で述べたように，過去には精神障害者への偏見と迫害の歴史が存在し，現在でも精神障害者を色眼鏡でみる傾向は残っています．例えば，精神障害者の社会復帰施設を地域に建設する時など必ずといってよいほど，その地域住民からの反対運動が起こりスムーズに建設することが今でもむずかしいことがあります．

そのような場合，住民の方々に精神障害者が現に利用している既存の施設を見学していただくと，大多数の精神障害者は健常者とほとんど変わらず，むしろ控え目でおとなしい方々であるという事実を認識していただくこととなり，施設建設に理解を得られることがあります．

したがって，精神障害者と犯罪との関連については，やや述べにくい面があります．そのことを強調すると精神障害者の社会復帰にブレーキがかかりかねない面があるからです．

しかし，精神障害者がその症状が原因となって犯罪を起こすという事実は存在しますし，そのことを精神科医療に携わる人は知っている必要はあるでしょう．あることをないといったり，目をそむけてみないようにしたりするという態度は誤りだと思います．

一般に健常者と比較して精神障害者の犯罪発生率が高いということはないといわれます．しかし，殺人や放火という重罪については精神障害者のほうが健常者よりも発生率が高いという現実があります．統合失調症の場合，その被害妄想に基づいて，傷害や殺人を起こすことがあります．その場合，被害者となる人は身近にいる家族のことが多いのです．しかし，全くの他人が被害者となることもあります．

表 48　グルーレの精神障害者の責任能力の基準

① すべての大精神病［進行麻痺，統合失調症，躁うつ病（双極性障害），てんかんのもうろう状態］においては，すべての行為に対して責任無能力である．
② 頭部外傷，動脈硬化，老年変化などでは，その程度によって責任能力は異なる．知的障害でも同様である．
③ 精神病質（パーソナリティ障害），神経症では特別の場合のほかは完全な責任能力が認められる．

精神障害者の責任能力

　精神障害者がその症状が原因となって犯罪を行った場合，罪が問えないことがあります．

　刑法 39 条には，「心神喪失者の行為は，罰しない．心神耗弱者の行為は，その刑を減軽する」との規定があります．

　心神喪失とは，精神の障害により理非善悪を判断する能力がなく，またこの弁識に従って行動する能力を欠く状態であり，責任無能力とされ，刑法によって罰せられることから免れます．

　心神耗弱とは精神の障害により事物の理非善悪を弁識する能力を欠如するまでには至らないが，その能力が著しく減退した状態であり，限定責任能力とされ，刑罰が軽くなります．

　精神障害者らしい人物が犯罪をおかした場合，精神鑑定が行われることがあります．精神鑑定では被告人が犯行当時，① 精神障害であったかどうか，② 精神障害があった場合，責任能力をどのくらい損なうものであったか，が問われるのが普通です．

　この基準としては表 48 に記した昔のドイツのグルーレ（Gruhle, H.W.）という精神医学者が提唱した原則が今でも参考にされますが，現在わが国では彼の基準よりも精神障害者の責任能力をより認めるようになってきているようです．

　統合失調症の場合，犯行時の行為が疾患それ自体の症状に基づけば（例えば被害妄想から発した犯行など）責任無能力になるのですが，寛解状態，軽度欠陥状態にあるものについては限定責任能力とする傾向があります．双極性障害（躁うつ病）の病相期で比較的軽症の場合も同様で限定責任能力とされます．双極性障害（躁うつ病）の寛解期は完全責任能力ありとみなされます．最近は統合失調症でも寛解期に行った犯罪は完全責任能力ありとみなされるようです．

　近年，若年者の犯罪とアスペルガー症候群との間に関連があるか否かについて議論されることがあります．

現在の問題点

　精神鑑定については，時に診断が異なり，そのことについて裁判所がどのように判断するのか注目されることがあります．1988年から1989年にかけて東京，埼玉で幼女を4人も殺害した宮﨑勤という犯罪者の精神鑑定で3種類の異なった診断が出されました．1つは人格障害（パーソナリティ障害）としたもの，2つめは統合失調症としたもの，3つめは解離性同一症（多重人格）としたものです．結局，最高裁判所は人格障害（パーソナリティ障害）の診断を採用し，宮﨑勤の死刑が確定しました．このあたり，いまだに客観的診断方法に乏しい精神科診断学の弱点があらわれているともいえるでしょう．

　なお，犯罪を行った精神障害者の罪を問わないことは，逆差別であって，そのような場合にも健常者と同様の裁判を行い，刑罰に服させるべきとの意見があるようです．しかし，精神障害の症状として犯罪が生じた場合は，やはり健常者とは異なる処遇を行うべきであると思います．

　他方，刑罰を免れた精神障害者は精神科病院で入院治療を受けることになるのですが，かつてはそのような患者を引き受けた病院側にも困難な問題が突きつけられていました．殺人のような重罪を行った障害者は寛解した場合でも家族の引き取りなども困難なため長期にわたり入院収容を行わざるをえない場合もあれば，病院によっては厄介な患者ということで早期に退院させてしまうところもあったようで処遇が首尾一貫しない面がありました．また数は少ないものの，殺人などを繰り返す精神障害者も存在します．そのような患者は欧米などでは特別の保安施設に収容してintensiveな処遇を行っているのですが，わが国では人権上，問題があるとの反対があって，そのような施設が長いことありませんでした．

　しかし，2003年にようやく心神喪失者等医療観察法という法律ができ，殺人などの重大な犯罪行為を行ったが心神喪失で刑事責任を問えない人の入院，通院などの治療を行える医療機関が整備されるようになりました．裁判官と精神科医の合議により入院，通院なども決定され必要な治療を受けさせる制度です．指定入院医療機関における医師，看護師，作業療法士，臨床心理技術者，精神保健福祉士などのスタッフは一般精神科医療におけるよりも，手厚く配置されており，多職種チームからなる本格的チーム医療が行われます．

　勤務する医療従事者の心構えとして，精神症状と触法行為との関連については，これを避けるのではなく，そのことについて患者とよく話しあうべきであるとされています．

　また精神障害者から医療従事者が暴力を受ける可能性については十分な考

慮・対策が必要とされることは言うまでもありません．今後，このような制度がさらに充実し，障害者の治療と人権の確保とともに社会の安全も保証できる方向に進んでいって欲しいものだと思います．

B. 精神障害と運転免許

道路交通法では，統合失調症，てんかん，双極性障害（躁うつ病），重度の眠気を起こす睡眠障害，アルコール・薬物の中毒者には運転免許を与えないとされています．

しかし，統合失調症，てんかん，双極性障害（躁うつ病）では症状が軽快していて自動車運転の操作に支障のない者は免許が取得できます．

C. 成年後見制度

正常成人は売買や契約など法律上有効な行為をする能力をもちます．精神上の障害の場合，この能力が存在するか否かについて鑑定が行われることがあります．

精神上の障害により判断能力が欠ける常況が続いている者には後見人，判断能力が著しく不十分な者には保佐人が家庭裁判所によってつけられ，本人の法的能力を保管，代行します．本人の判断能力の程度については裁判所から依頼された医師が鑑定書を作成します．

判断能力が欠ける常況にある者とは精神的能力が7歳以下の児童に相当する程度の者です．植物状態，統合失調症の認知機能障害の著しい場合，頻回に病相を繰り返して寛解しない双極性障害（躁うつ病）などがこれに相当します．

判断能力が著しく不十分な者とは，自己の行為の結果について判断は可能だが普通成人レベルの利害打算まではできない程度の能力の者です．中等度の知的障害や認知症，慢性的に思考障害の続いている統合失調症や，経過の長い双極性障害（躁うつ病）などがこれに相当します．

最近，特に認知症の高齢者をねらって，いんちき商品を売りつける詐欺事件などが後を絶ちません．後見や保佐の制度はそのような方を保護するために必要なものです．

D. 精神保健福祉法

入院患者の人権保護と社会復帰の促進が主眼の法律です．「精神科医療の歴

史」の項で述べたように，国の内外を問わず精神障害者への人権侵害の例は後を絶ちませんでした．そのためこの法律では特に入院患者の人権について細かい規定が定められています．

精神保健指定医

　これは5年以上診断治療の業務経験のある医師で，3年以上の精神科実務経験と厚生労働省の定める研修を修了し，さらに提出したケースレポートが適切と認められた者に与えられる法的資格です．この医師に患者の人権を制限することにかかわる権限をもたせるようにしています．

精神科入院

　精神障害者の入院であっても原則的には本人の同意に基づくものとなるよう努力するとされています．

　しかし，精神科入院については一般科とは異なる入院の形態が定められています．身体疾患の場合，例えばがん患者の場合に入院治療の必要があっても，医師が強制的に入院させるようなことはできません．手術しなければ死ぬ患者であっても，その人が「自分は手術よりは，民間で売られているキノコの粉末を飲んで治療することを選びます」と主張された場合はその人の意向に背いての入院治療は行えません．これは身体疾患の診療では，その患者の精神状態は正常で，判断力が損なわれてはいないという前提があるからでしょう．

　ところが精神障害者の多くは自分に治療すべき病気があるということを理解していないという面があります．つまり病識がないわけです．そのような場合，患者が入院治療の必要がないからと主張して治療を拒否することを認めていては，結局その患者の利益にはなりません．そこで，精神科の場合にはどうしても非自発的（強制）入院という制度が必要なのです．

　精神科入院には次のような種類があります．

■ 任意入院

　これは一応，患者自身の意向によって入院するものです．これには精神保健指定医の診断は必要がありません．ところがこの任意入院は一般病床への自由入院とは異なった面を有しています．任意入院は患者の意思で入院しているのですから患者が退院したいといい出した時には原則として退院させるべきものです．しかし，精神保健指定医が精神症状を考慮した結果，まだ退院は早すぎると判断した時には72時間に限って退院をストップすることができます．これ

が一般病床への自由入院とは違う点です．その 72 時間の間にさらに総合的な判断をして患者の希望どおりに退院させることもあるし，あるいは病状を考えて下記の医療保護入院という非自発的（強制）入院の形に切り替えることもできるのです．任意入院の患者は原則として開放病棟（鍵のかからない病棟）に入院します．

■ 医療保護入院

これは患者自身の同意が得られなくても，精神保健指定医 1 名の診断によって家族等（配偶者，親権者，扶養義務者，後見人ないし保佐人，市区町村長のいずれか）の同意のもとに非自発的（強制的）に入院させる制度です．

医療保護入院の問題点は，患者に「自分は入院したくなかったのに，家族に入院させられた」との思いを抱かせる危険性があることです．

■ 措置入院

これは患者や家族の同意がなくても，自傷他害の恐れのある場合には精神保健指定医 2 名の診断が一致すれば，都道府県知事の命令の形で非自発的（強制的）に入院させる制度です．

■ 緊急措置入院

これは患者や家族の同意がなくても，自傷他害の恐れのある場合には精神保健指定医 1 名の診断により 72 時間に限って非自発的（強制的）に入院させる制度です．夜間や休日などで精神保健指定医 2 名の確保が困難な状況下でこの制度が行われます．

■ 応急入院

上記のいずれにもあたらないが，緊急を要する場合，精神保健指定医 1 名の診断により 72 時間に限って非自発的（強制的）に入院させる制度です．

入院に際して，患者および家族が退院と処遇改善の要求ができることを書面で告知します．要求の相手は都道府県知事であり，その求めにより精神医療審査会が審査するとされています．

ところで今，精神科病院では外来窓口まで患者が来院された場合にはその病状をみて医療保護入院という非自発的入院を行えます．また自傷他害の恐れがあるような大きな問題行動を起こした患者は警察などを経て，措置入院という形で入院治療を行います．ところが，自傷他害ほどの問題行動は生じないものの，その精神症状のために家族や他人へのかなりの迷惑行為がある一方で，病識がなくて来院を拒否している患者が多数います．そのような患者の家族は困り果てているのですが，病院からそのような患者を迎えにいくことは現在，行

われていません．昔は精神科病院がそのようなことを行っていたのですが，患者の人権侵害につながる恐れがあるとの批判から行われなくなったのです．今は困った家族が，民間の会社でそのような移送サービスを行っているところに頼っている現状があります．これはかなり問題のあるやり方ですので，今後きちんとした法整備が行われるべきものでしょう．実は精神保健福祉法にはそのような患者の移送制度が記されているのですが，なぜか現状では空文化しており機能していません．これは見方によっては患者の治療を受けて改善する権利を奪っているともいえます．

入院中の行動制限

通信・面会

通信・面会は原則として自由です．

信書（手紙，葉書）の発受の制限はしてはなりません．これは憲法に検閲をしてはならないと明記されているからです．精神障害者の中には一方的に自分の妄想などを書いた内容の手紙を多くの人に送付することがあり，客観的にはた迷惑になっていると思われることがあります．昔，私が研修の一環として赴任した精神科病院では患者の信書についてその内容をチェックして送付可の信書と不可のものとを分ける仕事を医師がやっていました．当時，私には何となく違和感はあったのですが，他方これも精神科医の仕事かもしれないとの思いもありました．しかし，今から考えると憲法違反にあたることを行っていたわけで内心忸怩たる思いがあります．

行政機関の職員との面会や，患者ないし保護者が依頼した弁護士との面会は制限してはなりません．

都道府県および人権擁護機関に関する行政機関の職員・患者の弁護士との電話の制限はしてはなりません．精神科病棟にはそのために公衆電話も設置されています．

隔離と拘束

保護室に12時間を超える隔離（収容）をする場合には，指定医の指示がなければ行ってはなりません．12時間を超えない収容の場合も医師の指示を要します．隔離中は1日1回の医師の診察が必要です．

身体拘束は指定医の指示がなければ行ってはなりません．

隔離や身体拘束は当然のことながら必要最小限に抑える必要があります．病院には行動制限最小化委員会の設置が義務付けられています．

　非自発的（強制）入院や閉鎖病棟における環境，行動制限などは，そのような処遇自体が患者の恐怖感を増し，それが患者に心理的苦痛を与えている面があることは否めません．

　他方，閉鎖病棟で働く看護師などの病院職員も，患者から心理的，物理的暴力を受ける危険性が存在します．隔離室入室時は，職員は複数で入室するなど，患者からの暴力行為に備える工夫も必要です．

V 病跡学
pathography

　精神医学の分野で病跡学という学問分野があります．過去の偉大な芸術家や著名人の中に明らかな精神障害者であったと思われる人たちがいるのですが，彼らが罹患した精神障害がその人の業績にどのように影響したのかを研究する学問を病跡学といいます．

　画家ではゴッホやムンクが精神障害者であったことが知られています．ゴッホは自分の耳を切り落とすという自傷行為があり，最後は自殺しました．ムンクも精神科入院歴があります．ゴッホについてはその診断について学者間での論争がありました．ミンコフスカ（Minkowska, F.）という学者はてんかん説をとり，ヤスパースは統合失調症であったと主張しました．結論はむずかしいのですが，ミンコフスカの説を支持する人たちが多いようです．またムンクについては統合失調症説やアルコール依存症説があります．

　彼らの精神障害がその作品にどのような影響を与えたのかは興味深い点です．ゴッホについては精神症状の悪化した状況がその作品に影響を与え，独特な迫力を生み出している可能性があります．ムンクは人間のもつ不安感や孤独感をその作品に見事に描き出していますが，彼の患った精神障害がやはりその主題に顕著な効果を及ぼしているのでしょう．

　わが国に関連した芸術家では草間彌生がいます．彼女は若い頃から体感幻覚がありその症状を作品に表しているとのことです．

　文学方面ではロシアの作家ドストエフスキーにはてんかんの持病があり，てんかん発作の自覚症状が彼の小説の『白痴』や『悪霊』の中に表現されています．

　わが国の文豪，夏目漱石には被害念慮が出た時期があったようですが，診断は確定していないようです．芥川龍之介や太宰治も精神医学的にはいろいろと問題があったようで，睡眠薬などの薬物依存におちいっていました．ノーベル文学賞受賞作家の川端康成にも睡眠薬依存がありました．これら近代日本文学の代表的作家である芥川，太宰，川端はいずれも自殺しました（太宰は心中）．人生について深く悩み，考察しないような人はそもそも小説など書こうとは思わないでしょうから，多くの作家が神経症的であったとしても不思議ではないでしょう．彼らが作品中に書き記した人生の苦悩や不安，敏感で傷つきやすい

心情などは，多数の人が日常感じていながらも表現しえないでいる事柄を文学的才能と優れた感性によって巧みに描き出したものなので，世の人のこころをとらえてはなさない魅力があるのでしょう．

　ところで自衛隊に乱入して割腹自殺した三島由紀夫という作家をどうとらえたらよいのでしょうか．彼の行動は常識的観点からみると明らかに異常なのですが，それが精神障害に起因すると判断することは困難なように思えます．三島独自の主義思想に殉じての行動であって，そこには精神障害的なところはあまりみられないように思われます．しいて診断するとすればパーソナリティ障害でしょう．

　ドイツの作家，ゲーテは双極性障害（躁うつ病）の可能性が高いとされています．双極性障害圏の人は生産性が高い傾向があります．医学部の教授を勤められた方々の中に明らかな双極性障害が何人もおられるという話を耳にしています．重い病状の時は別として，軽い躁状態の時には仕事がとてもはかどり，結果として業績の数も多くなるからではないかと推測されます．具体的実名をあげるのははばかられますので言及しないでおきます．

　昔から「狂気と天才は紙一重」という言葉があり，統合失調症と科学的業績との関連については興味がもたれるところです．統合失調症の患者は当然のことながら生存競争の面では不利であるにもかかわらず，いつの時代でもどの地域でも一定数の患者が存在しているのは，何か生存に有利な側面も有しているからではないかとの説があります．例えば統合失調症患者の風変わりな思考が人類の進歩に貢献するような大発見をする能力と関連しているのではないかとの考えです．しかし，統合失調症慢性期の陰性症状は創造性を妨げる方向に作用するので，それほどの関係はないとの考えも成立します．

　大科学者ニュートンは一時，精神変調を生じた時期があったようで統合失調症であったとの説がありますが，水銀中毒による器質性精神障害であったとの別の説もあります．彼は錬金術の実験（現在の化学実験）をさかんに行っていた時期があり，その時，高濃度の水銀に曝露されて精神症状をきたしたというのです．ちなみにルイス・キャロルの書いた『不思議の国のアリス』という物語の中に，頭のおかしな帽子屋という人物が登場します．これはかつてイギリスの帽子製造業で水銀を帽子の固め剤として使用し，その結果水銀中毒になった帽子製造労働者が精神症状を生じた事実がもとになっているそうです．

　1994年度ノーベル経済学賞受賞者の天才数学者ジョン・ナッシュは明らかに統合失調症で，『ビューティフル・マインド』という映画にもなりました．しかし，受賞の対象となったゲーム理論は発病以前の若い頃の研究に負うところ

が大きいとのことです．ところでジョン・ナッシュの息子も統合失調症だそうです．相対性理論で有名な物理学者アインシュタインは本人は病気ではなかったものの，彼の息子は統合失調症であったとのことです．統合失調症を発病させる遺伝的背景が，天才的発想と関連している可能性はあり，興味がつきません．

文献

- Amenson, Christopher S クリストファー・S・エイメンソン（松島義博ほか訳）．家族のための精神分裂病入門．東京：星和書店；2001．
- Andreasen, Nancy C ナンシー・C・アンドリアセン（武田雅俊ほか監訳）．脳から心の地図を読む──精神の病いを克服するために．東京：新曜社；2004．
- 米国精神医学会治療ガイドラインコンペンディアム（佐藤光源ほか監訳）．東京：医学書院；2006．
- Brenner, Charles チャールズ・ブレンナー（山根常男ほか訳）．精神分析の基礎理論──社会科学者のために．東京：誠信書房；1965．
- Dixon LB, et al. The 2009 schizophrenia PORT psychosocial treatment recommendations and summary statements. *Schizophrenia Bull* **36**：48-70, 2010.
- DSM-Ⅳ-TR 精神疾患の分類と診断の手引，新訂版（高橋三郎ほか訳）．東京：医学書院；2003．
- DSM-5 精神疾患の診断・統計マニュアル（高橋三郎ほか監訳）．東京：医学書院；2014．
- 江畑敬介．脱入院化時代の地域リハビリテーション．東京：星和書店；2003．
- Erikson, Erik H エリク・H・エリクソン，Erikson, Joan M ジョウン・M・エリクソン（村瀬孝雄ほか訳）．ライフサイクル，その完結，増補版．東京：みすず書房；2001．
- Eysenck, Hans J ハンス・J・アイゼンク（宮内勝ほか訳）．精神分析に別れを告げよう──フロイト帝国の衰退と没落．東京：批評社；1988．
- 長谷川和夫，清水信（編）．老年精神医学マニュアル．東京：金原出版；1991．
- 林幸司．ドキュメント精神鑑定．東京：洋泉社；2006．
- 樋口輝彦ほか（編）．今日の精神疾患治療指針．東京：医学書院；2012．
- Hobson, J Allan アラン・ホブソン（冬樹純子訳）．夢の科学──そのとき脳は何をしているのか？．東京：講談社；2003．
- 保崎秀夫．心の病気とは何か．東京：医歯薬出版；1975．
- ICD-10 精神および行動の障害（融道男ほか監訳）．東京：医学書院；1993．
- 飯田真，中井久夫．天才の精神病理──科学的創造の秘密．東京：中央公論社；1972．
- 井上俊宏．触法精神障害者の再犯についての多角的研究──触法精神障害者946例の11年間に亘る追跡調査結果の分析．*Acta Crim Japon* **62**：161-184, 1996.
- Jaspers, Karl カルル・ヤスペルス（内村祐之ほか訳）．精神病理學總論 上巻．東京：岩波書店；1953．
- Jaspers, Karl カルル・ヤスペルス（内村祐之ほか訳）．精神病理學總論 中巻．東京：岩波書店；1955．
- 上島国利，立山萬里（編）．精神医学テキスト．東京：南江堂；2000．
- 上島国利，上別府圭子，平島奈津子（編）．知っておきたい精神医学の基礎知識──サイコロジストとメディカルスタッフのために，第2版．東京：誠信書房；2013．
- 上島国利，渡辺雅幸，榊恵子（編）．ナースの精神医学，改訂4版．東京：中外医学社；2015．
- 神田橋條治．精神療法面接のコツ．東京：岩崎学術出版社；1990．
- Kandel ER. Biology and the future of psychoanalysis：A new intellectual framework for psychiatry revisited. *Am J Psychiatry* **156**：505-524, 1999.
- 笠原嘉（編）．正視恐怖・体臭恐怖──主として精神分裂病との境界例について．東京：医学書院；1972．
- 笠原嘉．精神科における予診・初診・初期治療．東京：星和書店；2007．

- 春日武彦．援助者必携―はじめての精神科．東京：医学書院；2004．
- 河合隼雄．臨床心理学ノート．東京：金剛出版；2003．
- Klawans, Harold L ハロルド・L・クローアンズ（加我牧子ほか訳）．ニュートンはなぜ人間嫌いになったのか―神経内科医が語る病と「生」のドラマ．東京：白揚社；1993．
- Malson, Lucien ルシアン・マルソン（中野善達ほか訳）．野生児―その神話と真実．東京：福村出版；1977．
- Maurer, Konrad コンラート・マウラー，Maurer, Ulrike ウルリケ・マウラー（新井公人監訳）．アルツハイマー―その生涯とアルツハイマー病発見の軌跡．東京：保健同人社；2004．
- 三浦岱栄，塩崎正勝（保崎秀夫改訂）．現代精神医学，改訂第7版．東京：文光堂；1971．
- 村上宣寛．「心理テスト」はウソでした―受けたみんなが馬鹿を見た．東京：日経BP社；2005．
- 中井久夫．精神科治療の覚書．東京：日本評論社；1982．
- 中井久夫．西欧精神医学背景史．東京：みすず書房；1999．
- 中井久夫，山口直彦．看護のための精神医学，第2版．東京：医学書院；2004．
- 中川保孝．「実践」芸術療法．東京：牧野出版；1993．
- 西丸四方．精神医学彷徨記．東京：金剛出版；1976．
- 西丸四方．精神医学入門，第23版．東京：南山堂；1992．
- 野村進．救急精神病棟．東京：講談社；2003．
- 岡野憲一郎ほか（編）．特集ボーダーライン（境界性人格障害）．こころのりんしょう a・la・carte **25**：5-114．2006．
- 小此木啓吾．フロイト―その自我の軌跡．東京：日本放送出版協会；1973．
- 小此木啓吾，河合隼雄．フロイトとユング．東京：思索社；1978．
- 大熊一夫．ルポ・精神病棟．東京：朝日新聞社；1973．
- 大熊輝雄．現代臨床精神医学，改訂第10版．東京：金原出版；2005．
- 大野裕．「うつ」を生かす―うつ病の認知療法．東京：星和書店；1990．
- 大野裕．はじめての認知療法―こころが晴れるメソッド入門．東京：講談社；2011．
- 大月三郎．精神医学，第4版．東京：文光堂；1994．
- Penfield, Wilder ワイルダー・ペンフィールド（塚田裕三ほか訳）．脳と心の正体．東京：文化放送開発センター出版部；1977．
- Ramachandran, V. S ヴィラヤヌル・S・ラマチャンドラン，Blakeslee, Sandra サンドラ・ブレイクスリー（山下篤子訳）．脳のなかの幽霊．東京：角川書店；1999．
- 坂口正道ほか（編）．精神医学の方位―松下正明先生古稀記念論文集．東京：中山書店；2007．
- 澤明（編）．脳神経疾患病態の分子生物学―精神疾患と神経疾患の新たな理解のために．東京：南山堂；2005．
- Seeman, Neil ニール・シーマン，Seeman, Philip フィリップ・シーマン，渡辺雅幸．抗精神病薬受容体の発見ものがたり―精神病の究明を目指して．東京：星和書店；2011．
- Schneider, Kurt クルト・シュナイダー（平井静也ほか訳）．臨床精神病理学，改訂増補第6版．東京：文光堂；1968．
- Torrey, E. Fuller E・フラー・トーリー（南光進一郎ほか訳）．統合失調症がよくわかる本．東京：日本評論社；2007．
- 塚田裕三．脳の神秘をさぐる―科学は脳をどこまで解明できたか．東京：河出書房新社；1983．
- 内村祐之．わが歩みし精神医学の道．東京：みすず書房；1968．
- 内村祐之．精神医学の基本問題―精神病と神経症の構造論の展望．東京：医学書院；1972．

- 上野武治（編）．標準理学療法学・作業療法学専門基礎分野　精神医学．東京：医学書院；2001．
- 臺　弘．精神医学の思想―医学の方法を求めて．東京：筑摩書房；1972．
- 渡辺雅幸．こころの病に効く薬―脳と心をつなぐメカニズム入門．東京：星和書店；2004．
- 渡辺雅幸．統合失調症の管理・治療―薬物療法．最新医学別冊 新しい診断と治療のABC 32 統合失調症（上島国利編）．東京：最新医学社；2005．pp. 113-124．
- 渡辺雅幸．向精神薬概説．精神看護エクスペール 18 精神科薬物療法と看護（坂田三允ほか編）．東京：中山書店；2006．pp. 2-20．
- 渡辺雅幸．うつ病の脳を科学する．こころのりんしょうa・la・carte **30**：71-76，2011．
- 渡辺利夫．神経症の時代―わが内なる森田正馬．東京：TBSブリタニカ；1996．
- Wilson, Colin コリン・ウィルソン（安田一郎訳）．ユング―地下の大王．東京：河出書房新社；1993．
- Wilson, John Rowan ジョン・R・ウィルソン（宮城音弥訳）．心のはたらき．ライフ／人間と科学シリーズ．東京：タイムライフブックス；1973．
- 山本健一．脳とこころ―内なる宇宙の不思議．東京：講談社；1996．
- 吉益脩夫ほか（編）．日本の精神鑑定．東京：みすず書房；1973．

索引

和文は五十音順，欧文はABC順に配列した

和文索引

あ

アカシジア	208
アカンプロサート	156, 220
悪性症候群	209
アクセルロッド（Axelrod, J.）	14
芥川龍之介	260
アゴラ	43
亜昏迷	81
アシクロビル	138
アステリキシス	144
アスペルガー症候群	174
アセチルコリン	12
アダルト・チルドレン	180
アテトーゼ	185
アドヒアランス	86
アトモキセチン	177, 220
アドルフ・マイヤー（Meyer, A.）	232
アバーシブ条件づけ	238
アヘン	158
アミロイドベータ	127
アメリカ精神医学会	24
アリセプト	221
アリピプラゾール	106, 206, 215
アルコール依存者匿名禁酒会	155
アルコール依存症候群	152
アルコール幻覚症	154
アルコール性コルサコフ精神病	154
アルコール認知症	154
アルコール妄想症	154
アルツハイマー（Alzheimer, A）	128
アルツハイマー型認知症	117, 127
アルツハイマー病	127
アルファシヌクレイン	134

い

アレキシサイミア	59
アンフェタミン型依存	159
イクセロン	221
意識障害	114
遺伝子	14
遺尿症	180
易疲労感	102
意味記憶	50
イミプラミン	109
意欲障害	72
医療保護入院	257
インスリンショック療法	221
陰性フィードバック	13
インターフェロン	145
インパルス	11
インフォームドコンセント	27
インフルエンザ脳症	185

う

ウイリアムズ症候群	189
ウィルソン病	145
ウェクスラー（Wechsler, D.）	29
ウェクスラー法（知能テスト）	29
ウエスト症候群	165
ウェルニッケ失語	124
ウェルニッケ脳症	147
ウォルピー（Wolpe, J.）	238
牛海綿状脳症	141
内田・クレペリン精神作業検査	30
うつ状態	100
宇都宮病院事件	7
うつ病	101
うつ病性仮性認知症	102, 169
うつ病の身体症状	102
運動失語	124
運動性焦点発作	164

運動性チック	177
運動皮質	121
運動野	121

え

エイズ脳症	141
栄養障害	147
エス（id）	225
エピジェネティクス	15
エピソード記憶	50
エリクソン（Erikson, E. H.）	182, 226
エリクソンのライフサイクル論	226
エンドルフィン	158

お

応急入院	257
大川周明	138
置き換え	231
汚言症	178
オピウム	158
オピオイド関連障害	158
オペラント条件づけ	237, 239
オランザピン	106, 206, 215
オレキシン	198
音楽幻聴	170
音楽療法	248
音楽療法士	248
音声チック	177
穏和精神安定剤	215

か

外因性精神障害	19, 113
下位運動ニューロン	121
絵画統覚検査	30
絵画-欲求不満テスト	30
絵画療法	247

概日リズム睡眠障害	199	観念奔逸	98	緊張病症候群	81
ガイジュセック（Gajdusek, D. C.）	140	感応精神病	74	筋肉醜形恐怖	46
		感応性精神障害	74		
回転ドア現象	86	カンバーグ（Kernberg, O. F.）	194	**く**	
回避・制限性食物摂取症	180	ガンマアミノ酪酸	12		
買い物依存	201			空笑	75
解離症	50	**き**		クエチアピン	147, 206
解離性健忘	50			クリューバー・ビューシー症候群	138
解離性昏迷	51	記憶障害	79		
解離性同一症（解離性同一性障害）	50	危険ドラッグ	160	クールー	140
		器質性精神障害	19, 20, 113, 127	グルタミン酸	12
解離性遁走	50	記述的精神病理学	4	グループホーム	250
解離性もうろう状態	51, 115	偽性球麻痺	121	呉秀三	6, 246
過換気症候群	62	季節性感情障害	111	クレッチマー（Kretschmer, E.）	69, 97
学習障害	173	吃音	172		
覚せい剤	220	拮抗薬	13	クレペリン（Kraepelin, E.）	4, 64, 111
覚せい剤依存	159	キッチンドリンカー	154		
覚せい剤取締法	159	機能性神経症状症	52	クロイツフェルト・ヤコブ病	140
隔離	258	気分安定薬	105, 214		
過去の心理的生活史の重視	225	気分障害	21, 95	クロザピン	205
我執	38	気分変調症	53, 104	クロルプロマジン	8, 205
仮性球麻痺	121	逆説的志向	235		
家族否認妄想	74	キャッテル（Cattell, R. B.）	119	**け**	
可塑性	15	ギャバ	12		
カタレプシー	82	ギャンブル依存症	161	警告うつ病	144
葛藤	37	ギャンブル障害	201	芸術療法	247
活動電位	11	急性ジストニア	208	系統的脱感作療法	238
家庭内暴力	181	急性ストレス障害	53	軽度知的障害	184
カナー（Kanner, L.）	173	吸入剤関連障害	160	軽度認知障害	117
仮面うつ病	110	球麻痺	121	刑法	252
空巣症候群	110	休養	106	刑法39条	253
ガランタミン	131, 221	共依存	155	けいれん発作重積	163
カールソン（Carlsson, A.）	13	境界性パーソナリティ障害	192	ケイン（Kane, J.）	205
カルバマゼピン	215	狂牛病	141	欠陥症候群	209
川端康成	260	狂犬病	139	月経前不快気分障害	104
がん	148	強硬症	82	欠神発作	163
感覚失語	124	恐水病	139	血統妄想	74
環境療法	244	強制入院	27	ゲーテ	261
関係妄想	74	強直間代発作	163	ケネディ教書	7
ガンザー症候群	51, 102	強迫症（強迫性障害）	44	ゲール巡礼	3
感情障害	95	強迫神経症	45	幻覚	75
感情鈍麻	70	強力精神安定剤	204	幻覚剤型依存	160
感情不調和	70	虚偽性障害	48	幻覚妄想状態	170
感情両価性	70	拒絶症	82	幻覚薬関連症候群	160
肝性脳症	144	緊急措置入院	257	衒気	82
感染後脳炎	139	近赤外線スペクトロスコピー	33	限局性学習症	173
カンナビス	159	近代精神医学	4	限局性恐怖症	41
観念運動失行	126	緊張型統合失調症	81	言語症	172
観念失行	126	緊張病	81	言語新作	72

幻視	75, 134	コラム法	241	思考途絶	72
現実感消失症	52	コルサコフ症候群	139, 147	自己視線恐怖	41, 92
幻声	75	コンサータ	177, 220	自己臭恐怖	93
幻聴	75	コンサルテーション・リエゾン		自己受容体	13, 206
見当識障害	114, 129	精神科	142	自殺	100
健忘	50	昏睡	114	支持的精神療法	87, 107
健忘失語	124	コンピュータ断層撮影	33	思春期妄想症	92
		コンプライアンス	86	視床	122
こ		昏迷	51	自助グループ	155, 160
				支持療法	224
抗NMDA受容体脳炎	141	**さ**		ジスルフィラム	220
行為障害	178			肢節運動失行	126
抗うつ薬	13, 96, 212	サイケデリック体験	160	持続睡眠療法	221
交感神経	58	罪業妄想	100	持続性抑うつ障害	53, 104
拘禁反応	51, 102	サイコオンコロジー	148	私宅監置	6
抗血小板薬	133	サイコパス	191	疾患	17
膠原病・	146	再摂食症候群	61	失感情症	59
高次脳機能障害	113, 119, 125	催眠療法	243	失語	119, 123
抗酒薬	156, 220	作業記憶	123	失行	119, 125
構成失行	126	作業せん妄	153	実存分析	235
抗精神病薬	13, 204	作業療法	246	失認	119, 124
向精神薬	8, 204	作為症	48	疾病利得	49
考想化声	75	作為体験	76	質問紙法（性格テスト）	29
考想吹入	76	錯語	124	児童虐待	179
考想奪取	72, 76	座敷牢	6	児童・青年期の精神障害	171
考想伝播	76	させられ体験	76, 85	シナプス	11
拘束	258	作動薬	13	シナプス小胞	11
拘束衣	8	サバン症候群	176	自閉症	72
交代勤務睡眠障害	199	サリバン（Sullivan, H. S.）	25	自閉スペクトラム症	174, 175
抗てんかん薬	166, 219	残遺型統合失調症	82	下田光造	97
行動化	232	三環系抗うつ薬	212	シモン（Simon, T.）	28
行動様式	59	産後うつ病	146	シモンズ病	143
行動療法	38, 237			社会療法	244
抗認知症薬	221	**し**		社交恐怖	41
更年期うつ病	110			社交不安症（社交不安障害）	
広汎性発達障害	173	ジアゼパム	55, 216		19, 41
抗不安薬	55, 215	シアナマイド	156, 220	ジャーゴン	124
合理化	229	詩歌療法	249	シャルル・ボネ症候群	170
コカイン型依存	159	自我（ego）	225	周期性四肢運動障害	200
黒質線条体	211	自我意識障害	76	宗教妄想	74
小阪憲司	134	磁気共鳴画像	33	醜形恐怖症	46, 93
個人精神療法	223	視空間失認	125	集団精神療法	223
誇大妄想	74, 98	軸索	11	執着性格	97
コタール症候群	100, 110	思考化声	75	重度障害者包括支援	250
ゴッホ	260	思考障害	72	重度ストレス反応	53
言葉のサラダ	72	思考吹入	76	自由連想法	37, 225
コノリー（Conolly, J.）	4	思考制止	100	就労移行支援	250
コミュニティ強化アプローチと		思考奪取	72, 76	就労継続支援	250
家族トレーニング	156	思考伝播	76	就労支援	251

樹状突起	11
術後精神障害	146
術後せん妄	147
出生前診断	190
受動的音楽療法	249
シュナイダー（Schneider, K.）	77, 191
シュナイダーの一級症状	78
受容体	12
シュルツ（Schultz, J. H.）	62, 236
上位運動ニューロン	121
昇華	230
障害	17
症候性てんかん	162
症状精神病	142
症状性精神障害	20, 113, 142
象徴化	230
常同症	82
衝動制御障害	201
小動物幻視	153
小児期発症流暢症	172
小児自閉症	173
小児症	51
小児統合失調症	83
小脳失調	122
食欲減退	102
書痙	61
ショートステイ	250
初老期うつ病	110
ジョン・ナッシュ	261
自律訓練法	62, 236
自律神経	58
自律神経発作（てんかん）	164
思路の障害	72
心因	36
心因性精神障害	18
人格障害	191
人格テスト	29
人格変化	130
新型うつ病	111
心気症	47
心気妄想	100
神経回路網	11
神経細胞	11
神経遮断薬	204
神経終末	11
神経症	19, 36
神経心理学的症状	113
神経性過食症	61

神経性大食症	61
神経性無食欲症	60
神経性やせ症	60
神経線維	11
新興宗教	74
進行性核上性麻痺	136
進行麻痺	137
心身症	58
心神喪失者等医療観察法	254
振戦せん妄	153
深層心理	5
身体依存	151
身体因性精神障害	19, 113
身体醜形障害	46, 93
身体症状症	47
身体的治療法	204
身体表現性障害	47
心的外傷	53
心的外傷後ストレス障害	19, 53
心的構造論	225
人道療法	4
シンナー遊び	160
心理教育	87
心理社会的治療法	223
心理・性的発達論	226
心理テスト	28
心療内科	63
心理療法	223

す

遂行機能	123
遂行機能障害	79, 123
髄鞘	11
錐体外路系	122
錐体外路性副作用	208
睡眠時無呼吸症候群	198
睡眠障害	180, 197
睡眠発作	197
睡眠薬	217
スキナー（Skinner, B. F.）	237
スキーマ	16, 240
ステロイド精神病	143
ストラテラ	177, 220
ストレス	36
ストレス因関連障害	53
ストレス関連障害	36
スピロヘータ	137
スプリッティング	193

スペクトラム障害	65

せ

性格	36
性格テスト	29
生活技能訓練	240
生活療法	245
静座不能症	208
脆弱性・ストレス仮説	69
正常圧水頭症	136
精神依存	151
精神運動制止	101
精神衛生法	7
精神科医療の歴史	2
精神科リハビリテーション	244
精神現象の因果的決定論	225
精神交互作用	38
精神刺激薬	220
精神刺激薬関連障害	160
精神腫瘍学	148
精神障害者の責任能力	253
精神障害と運転免許	255
精神障害と犯罪	252
精神障害の定義	17
精神障害の分類	17, 22
精神症状評価尺度	31, 32
精神遅滞	183
精神薄弱	183
精神病	18
精神病院法	6
精神病後抑うつ	79, 82
精神病質	191
精神病者監護法	6
精神分析への批判	232
精神分析療法	194, 225
精神分析理論	37
精神保健指定医	256
精神保健福祉法	7, 17, 255
精神発作（てんかん）	164
精神療法	223
性同一性障害	200
成年後見制度	255
性別違和	200
性欲減退	102
生理的知的障害	184
生理的脳老化	118
接枝統合失調症	83
接種後脳炎	139

摂食障害	60	多因子遺伝	67	**つ**	
セロトニン	12	ダウン症候群	189	通過症候群	113
セロトニン・ドーパミン拮抗薬		宅間守	195	通電療法	221
	206	多系統萎縮症	134	ツングの自己記入式抑うつ評価	
セロトニン・ノルアドレナリン		太宰治	260	尺度	31
再取込み阻害薬	107, 212	多重人格障害	50		
宣言的記憶	50	脱施設化	7	**て**	
全失語	124	脱力発作	164	帝銀事件	139
染色体異常	188	田中・ビネー式知能テスト	28	デイケア	249
全身性エリテマトーデス	146	タバコ関連障害	160	定型抗精神病薬	205
選択性緘黙	41, 179	多発梗塞性認知症	132	抵抗	231
選択的セロトニン再取込み阻害		ためこみ症	47	ディックス（Dix, D. L.）	4
薬	55, 94, 107, 212	ダルク	160	ディメンジョナルモデル	65
全般不安症（全般性不安障害）	44	単一光子放出コンピュータ断層		適応障害	55
全般発作	162	撮影	33	テグレトール	215
せん妄	115, 146	単一精神病論	112	手続き記憶	50
		短期記憶	50	デパケン	215
そ		単極型うつ病	21, 95	デメンチア・プレコックス	71
躁うつ病	95	単極型うつ病の治療	106	テレンバッハ（Tellenbach, H.）	97
双極性障害	21, 95	炭酸リチウム	8, 215	転移	231
双極性障害の感受性遺伝子	96	単純ヘルペス脳炎	138	てんかん	162
双極性障害の治療	105	タンドスピロン	216	転換性障害	52
喪失体験	98	断眠療法	109	てんかん性不機嫌状態	166
躁状態	98			てんかん単純部分発作	164
早発性痴呆	64, 71	**ち**		てんかん発作重積	165
相貌失認	124	地域生活支援サービス	250	電気けいれん療法	91, 109, 221
素行症（素行障害）	178	知覚性焦点発作	164	転写	15
底つき体験	155	地誌的障害	125	点頭てんかん	165
措置入院	257	チック	45		
疎通性	25	チック症（チック障害）	177	**と**	
		知的障害	116, 183	同一化	230
た		知的能力障害	183	同一性拡散症候群	182
大うつ病性障害	103	知的発達症（知的発達障害）	183	投影（投射）	230
体感幻覚	75	知能指数	28, 183	投影法（性格テスト）	29
退行	231	知能テスト	28	頭蓋内感染症	137
退行期うつ病	110	遅発性ジスキネジア	208	統合失調症	21, 64
退行期パラフレニー	81	遅発性ジストニア	208	統合失調症家族	68
胎児性アルコール症候群	155	着衣失行	126	統合失調症患者への接し方	87
対人関係療法	108	注意欠如・多動症（注意欠如・		統合失調症の遺伝研究	66
対人恐怖症	19, 42, 93	多動性障害）	176	統合失調症の陰性症状	78
耐性	151	注意障害	79	統合失調症の基本症状	77
体性感覚	122	中脳辺縁	211	統合失調症の再発阻止	90
大脳基底核	122, 208	チューク（Tuke, W.）	3	統合失調症の診断基準	83
大麻型依存	159	長期記憶	50	統合失調症の心理社会的治療法	
大麻関連障害	159	超自我（super-ego）	225		88
代理人によるミュンヒハウゼン		直面化	156	統合失調症の生活障害	79
症候群	48	治療共同体	246		
		陳述的記憶	50		

統合失調症のドーパミン仮説 220	認知機能障害 79	パーソナリティ障害 191
統合失調症の病前性格 69	認知行動療法 240	パーソナリティ障害の種類 192
統合失調症の陽性症状 78	認知再構成法 241	抜毛症 47, 201
統合失調症のリハビリテーション 88	認知症 116	パニック症（パニック障害） 42
統合失調症様障害 84	認知症検査スケール 118	羽ばたき振戦 144
洞察療法 224	認知症の原因となる病気 116	パブロフ（Pavlov, I. P.） 237
ドゥレイ（Delay, J.） 8	認知症の行動・心理症状 130	ハーマン（Herman, J. L.） 194
トゥレット症（トゥレット障害） 178	認知症の周辺症状 119	ハミルトンうつ病評価尺度 31
特異的発達障害 172	認知症の中核症状 119	バルビツール酸型依存 157
独語 75	認知リハビリテーション 89	バルプロ酸 215
特殊感覚 123	認知療法 108, 240	ハロペリドール 205
特発性てんかん 162		汎下垂体機能低下症 143
特別支援学級 190	**ね**	反響症状 82
特別支援学校 190	ネグレクト 179	反抗挑発症（反抗挑戦性障害） 178
ドストエフスキー 260	熱性けいれん 165	反社会性パーソナリティ障害 195
ドネペジル 131, 134, 221		反射てんかん 165
ドーパミン 12	**の**	半側空間無視 125
ドーパミン仮説 67	ノイローゼ 19	ハンチントン舞踏病 135
トランス 51	脳血管性認知症 117, 132	反動形成 230
トランスポーター 12	脳室周囲白質軟化症 187	反応性愛着障害 55, 179
トリアゾラム 197	脳神経 121	反応性アタッチメント障害 55, 179
取り入れ 230	脳性麻痺 185, 187	晩発性統合失調症 80
取り消し（打ち消し） 230	脳卒中後うつ病 133	反復性過眠症 198
トルエン 160	能動的音楽療法 248	
	脳波 32	**ひ**
な	脳由来神経栄養因子 15	ビアーズ（Beers, C. W.） 5
内因性精神障害 21	野口英世 138	被害妄想 73
内観療法 236	ノックビン 220	光治療 222
内分泌精神症候群 143	ノーマライゼイション 190	光トポグラフィー 33
ナチスドイツ 5	ノルアドレナリン 12	光療法 111
夏目漱石 260	ノルアドレナリン作動性・特異的セロトニン作動性抗うつ薬 212	非指示的精神療法 235
ナルコレプシー 197		非自発的入院 27
		ヒステリー 48
に	**は**	ヒステリー球 52
二元論 14	徘徊 129	ピック病 135
ニコチン依存 160	バウムテスト 30	非定型抗精神病薬 86, 106, 205
ニコチン置換療法 160	破瓜型統合失調症 81	非定型精神病 91
日本脳炎 138	パーキンソン症状 208	否定妄想 100
入院中の行動制限 258	パーキンソン病 134	ビネー（Binet, A.） 28
ニュートン 261	迫害妄想 73	ビネー法（知能テスト） 28
ニューロレプチカ 204	暴露反応妨害法 238	ピネル（Pinel, P.） 3
ニューロン 11	暴露療法 238	皮膚寄生虫妄想 94
尿毒症 145	箱庭療法 243	ヒポクレチン 198
任意入院 256	長谷川式簡易知能評価スケール 118	ヒポコンドリー基調 38
		『ビューティフル・マインド』 261

憑衣障害	51		**へ**		宮﨑勤	254	
病気不安症	47	閉所恐怖	44	ミュンヒハウゼン症候群	48		
表現型	15	ベタナミン	198	ミラーニューロン	175		
病識	27	ベック（Beck, A. T.）	240	ミンコフスカ（Minkowska, F.）	260		
病識の欠如	76	ペモリン	198				
病跡学	260	ペラグラ	147	**む**			
病態失認	125	ヘロイン	158	無意識の存在	225		
病名告知	27	ペロスピロン	206	むずむず脚症候群	199		
平沢貞通	139	変換症	52	夢遊症	180		
ビリルビン脳症	185	弁証法的認知行動療法	194	ムンク	260		
広場恐怖症	43	ベンゼン	160				
ヒロポン	159	ベンゾジアゼピン系薬剤		**め**			
貧困妄想	100		8, 55, 215	メジャー・トランキライザー			
ビンスワンガー病	132	ベンゾジアゼピン受容体	217		204		
		ペンタゾシン依存	157	メタンフェタミン	159		
ふ		ペンフィールド（Penfield, W.）	14	メチルフェニデート			
不安	78				177, 198, 220		
不安症（不安障害）	40	**ほ**		滅裂思考	72		
フェニルケトン尿症	187	防衛機制	229	メマリー	221		
フェンシクリジン	67, 160	傍腫瘍性辺縁系脳炎	141	メマンチン	131, 221		
賦活症候群	212	ホガティー（Hogarty, G. E.）	89	メランコリー親和型性格	97		
フーグ	50	保続	129	面会	258		
副交感神経	58	ボーダーライン	192	面接	25		
復職支援	108	ホブソン（Hobson, J. A.）	234				
副腎白質ジストロフィー	187	ホームヘルプ	250	**も**			
物質依存症	151			妄想	73		
物質関連障害	20, 113, 151	**ま**		妄想型統合失調症	80		
不登校	181			妄想気分	73		
不眠	197	マイナー・トランキライザー		妄想性障害	91		
フラッシュバック	159		215	妄想知覚	73		
フラッディング	238	マクスウェル・ジョーンズ		妄想着想	73		
フランクル（Frankl, V. E.）	235	（Jones, M.）	246	もうろう状態	51, 115		
プリオン	140	魔女狩り	3	燃え尽き症候群	110		
プルシナー（Prusiner, S. B.）	141	『魔女への鉄槌』	3	モダフィニル	198, 199, 220		
プレイセラピー	182, 243	マタニティブルーズ	145	モディオダール	198, 220		
プレコックス感	70	的外れ応答	51	モデリング（お手本）	239		
フロイト（Freud, S.）	4, 37, 225	麻薬依存	158	モニス（Moniz, E.）	222		
フロイトの心理・性的発達論	226	マリファナ	159	物盗られ妄想	130		
ブロイラー（Bleuler, E.）	64	慢性硬膜下血腫	136	物忘れ	129		
ブロイラーの4つのA	77			モラトリアム	182		
ブローカ失語	124	**み**		森田神経質	236		
フロム−ライヒマン（Fromm−		ミオクロニー発作	163	森田正馬	38, 56		
Reichmann, F.）	68	三島由紀夫	261	森田療法	38, 235		
文章完成テスト	30	身調べ	236	モルヒネ	158		
分析的心理学	234	水中毒	210	モルヒネ型依存	158		
分離	231	ミネソタ多面人格テスト	30	モンスターペイシェント	195		
分離不安症（分離不安障害）							
	41, 179						

門脈大循環短絡性脳症	144

や

夜間せん妄	115, 168
夜驚症	180
薬物療法	204
ヤスパース（Jaspers, K.）	4
矢田部・ギルフォード性格検査	30

ゆ

有機溶剤型依存	160
遊戯療法	243
優生思想	5
ユング（Jung, C. G.）	234
ユング派精神分析	234

よ

陽電子放出断層撮影	33
抑圧	229
抑うつ	78
抑うつ神経症	53
抑うつ性昏迷	101

ら

ライフサイクル論	226
ラポール	25
ラマチャンドラン（Ramachandran, V. S.）	125
ラミクタール	215
ラメルテオン	217
ラモトリギン	215

り

離人感	52
離人神経症	52
リストカット	182, 194
リスペリドン	206
離脱症状	158
リタリン	198, 220
リチウム	8, 215
リバスタッチ	221
リバスチグミン	131, 221
リビドー	226

リープマン現象	153
リーマス	215
了解可能	4
了解不能	4
リワークプログラム	108

る

ルイス・キャロル	261

れ

レグテクト	156, 221
レストレスレッグス症候群	199
レスポンダント条件づけ	238
レセプター	12
レッシュ・ナイハン症候群	188
レビー小体	134
レビー小体型認知症	117, 134
レビー小体病	134
レミニール	221
レム睡眠行動障害	200
恋愛妄想	74
連合弛緩	72, 77
レンノックス-ガストー症候群	165

ろ

老人斑	127
老年期うつ病	169
老年期精神障害	168
老年期の認知症	118
ロゴテラピー	235
ロジャーズ（Rogers, C. R.）	235
ロジャーズ法	235
ロボトミー	222
ロールシャッハ（Rorschach, H.）	29
ロールシャッハ・テスト	29
『ロレンツォのオイル』	188

わ

ワイアー（Weyer, J.）	3
『わが魂に会うまで』	6
ワーキングメモリー	123
ワグナー・ヤウレッグ（Wagner-Yauregg, J.）	137

欧文索引

A

A 型性格（タイプ A）	59
AA（alcoholics anonymous）	155
absence	163
acting out	232
action potential	11
activation syndrome	212
acute stress disorder	53
adherence	86
adjustment disorder	55
adrenoleukodystrophy	187
agnosia	124
agonist	13
agoraphobia	43
alexithymia	59
Alzheimer's disease	127
ambivalence	70
anorexia nervosa	60
antagonist	13
anti-NMDA receptor encephalitis	141
antianxiety drug	215
antipsychotic drugs	204
anxiety	78
anxiety disorders	40
aphasia	123
apraxia	125
art therapy	247
Asperger's syndrome	174
atonic seizure	164
attention-deficit hyperactivity disorder（ADHD）	176
atypical psychosis	91
auditory hallucination	75
autism	72
autism spectrum disorder	174
autogenic training	62
autoreceptor	13, 206
aversive conditioning	238

B

behavior therapy	237
behavioral and psychological symptoms of dementia（BPSD）	130

bipolar disorder	95	
blocking of thought	72	
blunted affect	70	
body dysmorphic disorder	46	
bovine spongiform encephalopathy (BSE)	141	
brain-derived neurotrophic factor (BDNF)	15	
Brief Psychiatric Rating Scale (BPRS)	31	
bulimia nervosa	61	
burnout syndrome	110	

C

catalepsy	82
catatonia	81
cenesthetic hallucination	75
cerebral palsy	187
cerebrovascular dementia	132
Charles Bonnet syndrome	170
childhood autism	173
chronic subdural hematoma	136
CMI (Cornell Medical Index)	30
cognitive behavioral therapy (CBT)	240
cognitive impairments	79
cognitive therapy	240
coma	114
Community Reinforcement Approach and Family Training (CRAFT)	156
compliance	86
conduct disorder	178
conflict	37
consultation-liaison psychiatry	142
Creutzfeldt-Jakob disease	140
CT (computed tomography)	33

D

defense mechanism	229
delirium	115
delirium tremens	153
delusion	73
delusion of guilt	100
delusion of poverty	100
delusional disorder	91
dementia	116

dementia praecox	64, 71
dementia with Lewy bodies (DLB)	134
depersonalization	52
depression	78, 97, 100
disorientation	114
displacement	231
dissociative amnesia	50
dissociative fugue	50
dissociative identity disorder	50
dissociative stupor	51
domestic violence (DV)	181
Drug Addiction Rehabilitation Center	160
DSM-IV	24
DSM-5	24, 39, 85, 93, 171, 183, 191
DSM-5によるうつ病の診断基準	103
dysthymia	53

E

eating disorders	60
electroencephalogram (EEG)	32
EMDR (eye movement desensitization and reprocessing)	54
encephalitis japonica	138
enuresis	180
epilepsy	162

F

factitious disorder	48
flight of ideas	98
flooding	238

G

GABA	12
Ganser's syndrome	51
gender dysphoria	200
gender identity disorder	200
general paresis	137
generalized anxiety disorder	44
generalized seizure	162
Global Assessment of Functioning Scale (GAF)	31

H

hallucination	75
hallucinogen-related disorders	160
Hamilton Rating Scale for Depression (HAM-D)	31
herpes simplex encephalitis	138
high EE 家族	69
hoarding disorder	47
HTP テスト	30
Huntington's chorea	135
hypochondriacal delusion	100
hypochondriasis	47
hysteria	48

I

ICD-10	24, 39, 171, 191
ICU 精神病	146
identification	230
illness anxiety disorder	47
impulse-control disorders	201
incoherence	72
inhalant-related disorders	160
inhibition of thought	100
introjection	230
IQ (intelligence quotient)	28, 183
isolation	231

J

Japan Coma Scale	114
jargon	124

K

Klüver-Bucy syndrome	138
Korsakov syndrome	139

L

learnig disability (LD)	173
Lennox-Gastaut syndrome	165
Lesch-Nyhan syndrome	188
libido	226
logotherapy	235
loosening of association	72
LSD	160

M

major neurocognitve disorder	116
major tranquilizers	204
mania	98
manic-depressive psychoses	95
mannnerism	82
maternity blues	145
melancholia	97
milieu therapy	244
Mini Mental State Examination (MMSE)	118
Minnesota multiphasic personality inventory (MMPI)	30
minor neurocognitive disorder	117
minor tranquilizers	215
modeling	239
moral treatment	4
morphine	158
motor aphasia	124
MRI (magnetic resonance imaging)	33
multiple personality disorder	50
myoclonic seizure	163

N

narcolepsy	197
negative feedback	13
negativism	82
neologism	72
neuroleptic malignant syndrome	209
neuroleptics	204
neuron	11
Neuropsychological and educational approach to cognitive remediation (NEAR)	89
neurosis	19
night-terrors	180
nihilisitic delusion	100
NIRS (near-infrared spectroscopy)	33
noradrenergic and specific serotonergic antidepressant (NaSSA)	212
normal pressure hydrocephalus	136
normalization	190

O

obsessive-compulsive disorder (OCD)	44
occupational therapy	246
opium	158
oppositional defiant disorder	178

P

panic disorder	42
paraneoplastic limbic encephalitis	141
pathography	260
pellagra	147
persisitent depressive disorder	53
personality disorders	191
pervasive developmental disorders	173
PET	33
PF スタディ	30
phenotype	15
phenylketonuria	187
Pick's disease	135
Positive and Negative Syndrome Scale (PANSS)	31
possession disorder	51
post-stroke depression	133
postpsychotic depression	82
progressive supranuclear palsy	136
projection	230
psychoanalysis	225
psychomotor retardation	101
psychooncology	148
psychotropic drugs	204
psychpath	191
PTSD (post-traumatic disorder)	19, 53

R

rapport	25
rationalization	229
reaction formation	230
reative attachment disorder	179
receptor	12
refeeding syndrome	61
regression	231
repression	229
residual schizophrenia	82
resistance	231
restless legs syndrome	199

S

savant syndrome	176
Scale for the Assessment of Negative Symptoms (SANS)	31
Scale for the Assessment of Positive Symptoms (SAPS)	31
schema	16, 240
schizophreniform disorder	84
schizophrenogenic mother	68
SCT (sentence completion test)	30
selective mutism	41, 179
selective serotonin reuptake inhibitor (SSRI)	55, 94, 107, 212
sensory aphasia	124
separation anxiety disorder	41, 179
serotonin-dopamine antagonist (SDA)	206
serotonin noradrenaline reuptake inhibitor (SNRI)	107, 212
Simmonds' disease	143
sleep apnea syndrome	198
social anxiety disorder	41
social phobia	41
social therapy	244
somatic symptom disorder	47
somatofrom disorder	47
somnambulism	180
spcific learning disorder	173
specific phobia	41
SPECT	33
splitting	193
SST (social skills training)	240
stereotypy	82
stuttering	172
sublimation	230
substance dependence	151
symbolization	230
synapse	11
syptomatic mental disorders	113
systematic desensitization	238
systemic lupus erythematosus (SLE)	146

T

TAT (thematic apperception test)	30
therapeutic community	246
thought echoing	75
thought withdrawal	72
tonic-clonic seizure	163
total aphasia	124
Tourette disorder	178
trance	51
transcription	15
transference	231
transporter	12
trichotillomania	47
twilight state	115

U

undoing	230

V

visual hallucination	75

W

WAIS (Wechsler adult intelligence scale)	29
Wernicke's encephalopathy	147
West syndrome	165
WHODAS 2.0	24
Wilson's disease	145
WISC (Wechsler intelligence scale for children)	29
word salad	72
working memory	123
WPPSI (Wechsler preschool and primary scale of intelligence)	29

Y

Y-G 検査	30

Z

Zung Self-Rating Depression Scale	31

渡辺雅幸(わたなべまさゆき)
1948 年生まれ
1972 年　　　　慶應義塾大学医学部卒業
　　　　　　　同医学部精神神経科入局
1979 年　　　　医学博士学位取得
1982-1985 年　 カナダ・トロント大学医学部薬理学教室博士研究員
1986 年　　　　防衛医科大学校精神科講師
1992 年　　　　米国・デュポンメルク中枢神経系疾患研究部門客員研究員（1 年間）
1995 年　　　　東京都精神医学総合研究所精神薬理研究部門室長
1999 年　　　　昭和大学附属烏山病院副院長・精神科助教授
2002-2013 年　 昭和大学保健医療学部教授（精神医学）
2013-2017 年　 東京医療学院大学教授（精神医学，神経内科学）
2015-2019 年　 大正大学客員教授
2016-2019 年　 横浜創英大学特任教授

中山書店の出版物に関する情報は、小社サポートページをご覧ください。
https://www.nakayamashoten.jp/support.html

本書へのご意見をお聞かせください．
https://www.nakayamashoten.jp/questionnaire.html

専門医がやさしく語る はじめての精神医学 改訂第2版

2007年10月10日	初版第1刷発行	〔検印省略〕
2014年 4月30日	初版第9刷発行	
2015年 8月20日	改訂第2版第1刷発行	
2016年 3月10日	第2刷発行	
2017年 4月 1日	第3刷発行	
2020年 2月28日	第4刷発行	
2022年 8月15日	第5刷発行	
2024年 6月 5日	第6刷発行	

著 者　渡辺雅幸

発行者　平田　直

発行所　株式会社 中山書店
　　　　〒112-0006　東京都文京区小日向4-2-6
　　　　TEL 03-3813-1100（代表）　振替 00130-5-196565
　　　　https://www.nakayamashoten.jp/

本文デザイン　藤岡雅史（プロジェクト・エス）

装丁　花本浩一（麒麟三隻館）

印刷・製本　中央印刷株式会社

©2015 WATANABE Masayuki

Published by Nakayama Shoten Co., Ltd.　　　Printed in Japan

ISBN 978-4-521-74257-1

- 本書の複製権・上映権・譲渡権・公衆送信権（送信可能化権を含む）は株式会社中山書店が保有します．
- JCOPY ＜出版者著作権管理機構 委託出版物＞
  本書の無断複製は著作権法上での例外を除き禁じられています．複製される場合は，そのつど事前に，出版者著作権管理機構（電話 03-5244-5088, FAX 03-5244-5089, e-mail: info@jcopy.or.jp）の許諾を得てください．

本書をスキャン・デジタルデータ化するなどの複製を無許諾で行う行為は，著作権法上での限られた例外（「私的使用のための複製」など）を除き著作権法違反となります．なお，大学・病院・企業などにおいて，内部的に業務上使用する目的で上記の行為を行うことは，私的使用には該当せず違法です．また私的使用のためであっても，代行業者等の第三者に依頼して使用する本人以外の者が上記の行為を行うことは違法です．